社区中医卫生诊断理论与技术

施永兴 贾 杨 主编

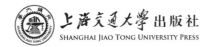

上海交通大学出版社
SHANGHAI JIAO TONG UNIVERSITY PRESS

内容提要

本书全面介绍社区中医卫生诊断基本理论和相关技术。全书共分四篇 16 章。第一篇总论篇,介绍社区中医卫生诊断的现状及进展;第二篇理论篇,论述中医学理论、社会医学和流行病学基本概念;第三篇技能篇,介绍基本公共卫生服务中医药知识与技能,社区卫生诊断知识与技能;第四篇应用篇,介绍社区中医卫生诊断应用及详细指标,特别是介绍了上海市青浦区金泽镇社区卫生诊断报告的典型案例。

本书具有科学性、系统性、有效性、针对性、实用性和可操作性。可供从事中医药学术理论工作者、卫生行政部门中医药管理人员、尤其适宜医学院校师生作为参考用书以及培训教材。

图书在版编目(CIP)数据

社区中医卫生诊断理论与技术/施永兴,贾杨主编.—上海:上海交通大学出版
社,2016
ISBN 978-7-313-14816-2

Ⅰ.①社… Ⅱ.①施…②贾… Ⅲ.①中医诊断学 Ⅳ.①R241

中国版本图书馆 CIP 数据核字(2016)第 077652 号

社区中医卫生诊断理论与技术

主　　编:施永兴　贾　杨
出版发行:上海交通大学出版社　　　　　　　　地　　址:上海市番禺路 951 号
邮政编码:200030　　　　　　　　　　　　　　电　　话:021-64071208
出 版 人:韩建民
印　　制:上海宝山译文印刷厂　　　　　　　　经　　销:全国新华书店
开　　本:787mm×1092mm　1/16　　　　　　印　　张:23.25
字　　数:519 千字
版　　次:2016 年 4 月第 1 版　　　　　　　　　印　　次:2016 年 4 月第 1 次印刷
书　　号:ISBN 978-7-313-14816-2/R
定　　价:78.00 元

编　委　会

主　　编： 施永兴　贾　杨
副主编： 陆超娣　顾竞春　苏红梅
编　者：（按姓氏笔画为序）

马文欢　上海市静安区中医医院
王巧飞　浙江省宁波市江东区明楼街道社区卫生服务中心
孙春霞　上海市静安区北站街道社区卫生服务中心
刘　登　上海市静安区卫生事业管理中心
朱　瑜　上海市静安区临汾路街道社区卫生服务中心
苏红梅　上海市嘉定区中医药发展办公室
陆超娣　上海市卫生和计划生育委员会
宋慧君　上海市黄浦区淮海中路街道社区卫生服务中心
施永兴　上海中医药社区卫生服务研究中心
贾　杨　上海市卫生和计划生育委员会
徐　民　上海市浦东新区周家渡社区卫生服务中心
顾竞春　上海市静安区芷江西路街道社区卫生服务中心
顾怡勤　上海市静安区芷江西路街道社区卫生服务中心
曹　红　上海市青浦区金泽镇社区卫生服务中心
秘　书： 陈文文　上海市宝山区淞南镇社区卫生服务中心
张梦娇　上海市长宁区虹桥街道社区卫生服务中心

前 言

　　社区卫生服务是城市卫生工作的重要组成部分,是实现人人享有初级卫生保健的基本环节,社区卫生服务越来越受到党和政府的高度重视。中医药融入和参与社区卫生服务,在服务过程和环节充分发挥其特色优势,特别是在国家基本公共卫生服务中发挥着越来越重要的作用。

　　社区卫生诊断是以社区人群为对象,促进现有卫生资源充分发挥作用,提高社区卫生服务质量和水平,满足居民基本卫生服务需求为目的,对于保障和促进社区卫生服务健康可持续发展具有十分重要意义,同时还是评论社区卫生服务工作实施效果的主要手段之一。社区中医卫生诊断则是社区卫生诊断的延伸和不可缺少的基本内容。

　　为落实社区卫生服务基本医疗和基本公共卫生服务深入规范开展,提高社区医务人员中医药基本公共卫生服务能力和水平,上海市中医药发展办公室委托上海中医药社区卫生服务研究中心组织中医药领域专家、公共卫生领域专家、中医药行政管理人员、社区卫生服务机构管理人员和中医药从业人员编写这本《社区中医卫生诊断理论与技术》。

　　本书按照社区卫生服务综合性、连续性和主动性的全科医学理念,以国家基本公共卫生服务中医药技术规范为基础,以社区卫生诊断报告为框架,以中医基本理论为指导,以社区中医卫生诊断为目标,全面介绍社区中医卫生诊断基本理论和相关技术。

　　本书编写人员在广泛吸取国内外社区卫生诊断和技术基础上,结合上海市基层中医药先进单位建设及上海市特色示范中医药社区卫生服务中心的社区卫生诊断报告进行内容组织,努力体现我国社区中医卫生诊断新动态和新技术。作为社区医务人员公共卫生方面指导书,因此编写过程注重科学性、系统性、有效性、针对性和实用性,特别是可操作性。本书可供从事中医药学术理论工作者、卫生行政部门中医药管理人员、医学院校师生尤其适宜。

　　本书共分四篇16章。第一篇总论篇,介绍社区中医卫生诊断的现状及进展,由曹红、苏红梅负责;第二篇理论篇论述中医学理论、社会医学和流行病学基本概念,由顾竞春、朱瑜、马文欢、宋慧君负责;第三篇技能篇,介绍基本公共卫生服务中医药知识与技能,社区卫生诊断知识与技能,由陆超娣、徐民负责;第四篇应用篇,介绍社区中医卫生诊断应用及详细指标,特别是介绍了上海市青浦区金泽镇社区卫生诊断报告的典型案例,由刘登、王巧飞、曹红孙春霞负责。本书学术秘书由陈文文,张梦娇负责。限于编者的经验,疏漏错误处恳请专家和同行指正。

施永兴　贾 杨

2016年1月

目 录

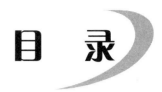

第一篇 总 论

第二篇 理论篇

第三篇 技能篇

第一篇

总　论

第一章

社区服务

社区是若干社会群体或社会组织聚集在某一个领域里所形成的一个生活上相互关联的大集体,是社会有机体最基本的内容,是宏观社会的缩影。社区发展和社区参与是健康促进的重要战略措施。社区服务为社区成员提供物质生活和精神生活的各种服务,是为满足社区成员多种需求的一项社会福利,了解社区的定义、分类、功能、发展等是为进一步掌握和开展社区卫生服务工作奠定基础。

第一节 概 述

社区

1. 社区的定义

"社区"一词源于拉丁语,意思是团体,有共性且有亲密的关系。20 世纪 30 年代,我国著名社会学家费孝通引入国内翻译为"社区",并将之定义为"若干社会群体(家庭、氏族)或社会组织(机关、团体)聚集在某一地域里所形成的一个生活上相互关联的大集体"。

2. 社区的类型

通常将社区可分为两种类型,即功能型社区和生活型社区。功能型社区是由不同的个体因某种共同特征产生相互联系而形成的,如学校、医院、企事业单位、军队、非政府组织等;生活型社区是由不同的个体和家庭生活在相邻的区域产生相互合作和依存关系而形成的,如市、县、街道、乡镇、居委会和村等。

3. 社区构成要素

社区的构成要素主要包括五个方面:

(1)地域要素。即地理位置、交通、气候、资源、经济等,是社区开展各项活动的自然基础,也是影响社区人群活动性质和特点的重要因素。

(2)人群要素。构成社区的主体是一定数量的以社会关系为纽带共同生活的人群,他们既是社区的生产者和消费者,也是社会关系的承担者。

(3)特有的文化背景、认同意识和生活方式。一般同一社区的人群具有相似的文化背景、价值观念,社区文化是在一定的历史传统和社会条件下形成的,较易形成相似的社会意识、生活方式,而且社区人群拥有在情感上和心理上的认同感及对社区的归属感。

（4）相对完备的生活服务设施要素。社区的设施建设情况是衡量社区发展程度的重要标志,是社区存在的物质基础。社区设施主要包括医疗卫生、教育、娱乐、商业、交通等机构,满足社区人群基本物质需要的生活服务设施。

（5）适合社区生活的制度和相应的管理机构要素。我国社区的基层管理机构为村委会、居委会、派出所等,联合管理户籍、治安、环境卫生等,规范社区人群的行为、协调人际关系。管理机构和制度是维持社会秩序的基本保障,能够起到协调和调解各种社会关系的作用。

4. 社区的功能

社区是多功能的集合体,主要有以下功能:

（1）服务功能。社区人群可以在社区进行生产、消费等活动,社区具有满足社区居民需求的生产、消费功能。

（2）文化教育功能。人群在不同的成长阶段都会受到所生活社区的影响,社区的风土人情、文化认同会对人群产生重要的影响,不同社区人群身上往往具有共性的地域烙印,社区在人的社会化过程中发挥着社会化的功能,并能有效提高社区成员的文明素质和文化修养。

（3）管理功能。社区具有居委会、派出所等管理机构,社区内部也具有道德规范、社会舆论等要素对人们的行为进行制裁、规范。社区具有基本的管理和约束功能。

（4）组织功能。社区可以成立各种组织、团体,如老年人协会、社区活动中心等,通过组织活动,广大社区人群可以广泛参与社区活动。

（5）互助功能。政府的民政、社会福利部门、社区慈善团体,邻居、亲朋好友都可以在居民处于困难时,提供一定的援助,帮助社区居民解决困难。

（6）安全稳定功能。社区居民由于交往形成一定范围内的稳定社会关系,这种关系有利于化解各种社会矛盾,保证居民生命财产安全。

5. 社区发展

20 世纪 70 年代世界卫生组织(WHO)于阿拉木图召开的国际初级卫生保健大会上,阿拉木图宣言中指出:要把社区发展和社区参与作为健康促进的重要战略措施,并深刻认识到要改善人民的健康状况,不仅是改变个体的行为,更重要的是改变对人民生活起到重要影响的组织机构。

社区发展的目标是密切联系政府,突出政策支持,充分利用现有资源,完善组织管理机构,通过部门间的协调,积极动员社区人群参与到社区的规范、发展、执行当中。

第二节　社区服务

一、社区服务的概念

社区服务最早起源于 19 世纪 80 年代的英国,作为社会福利的一种形式,目的是为了解决因工业革命的发展所引起的社会失业和贫困问题。社区服务的本义应该是福利服务,公益性服务,是一种社会服务。西方国家很少有人直接使用"社区服务"(community service)这一词,用得最多是这样一些词语,如"社会服务"(social service)、"社会福利服务"(social welfare service)、"社区照顾"(community care)或"社区照顾服务"(community care service)、"志愿服务"等。这些都可以纳入社区服务的内容。在我国,1987年初民政部第一次公开提出"社区服务"的概念,以此代替"街道社会福利网络"的概念,赋予社区服务以基本特征和属性,即区域性、福利性、服务性和互助性。1989年12月26日第七届全国人民代表大会常务委员会第十一次会议通过的《中华人民共和国城市居民委员会组织法》中正式采用了"社区服务"的概念,提出"居民委员会应该向居民提供社区服务"。总之,社区服务是指在党和政府的主导下,动员社区力量,利用社区资源为社区成员,提供福利性、公益性服务和便民生活服务,以不断满足社区成员日益增长的物质文化生活需要的过程。做好社区服务工作对于提高居民生活质量、扩大就业、化解社会矛盾,促进和谐社会建设都具有重要意义。

二、社区服务的特征

社区服务作为构建和谐社区的重要举措,它有不同于其他服务的基本特征,主要包括以下几个方面:

(1)福利性。福利性是社区服务最基本、最本质的特征。社区服务首先以维护、确保社会弱势群体,如老年人、残疾人、失业人员及其他特殊群体的最基本生活为出发点和归宿,这是社区服务的福利性最明显的体现。

(2)公益性。社区服务除了以维护社区弱势群体以外,还要有针对非弱势群体及社区一般居民的公益性服务活动,使社区居民都有享受社区卫生保健、环境保洁、文化体育等公益性服务和公共空间,公共生态等公共设施服务的机会和权力。

(3)群众性。社区服务从本质上说,就是一种群众性的自助互利服务,既要依靠群众,又服务于群众。依靠群众,获得巨大的力量和资源;服务于群众,真正为他们解决实际的困难,使广大群众得到实惠,吸引居民积极参与到社区服务活动中,形成"人人为我,我为人人"的风气。

(4)互动性。即要提倡社区居民的生活互动和精神互动,尤其通过开展帮助弱势群体的活动,传递爱心和温暖。居民既是服务的参与者,又是服务的受益者,形成互助风尚。同时,这种互动服务也可以填补国家或政府、各种社会机构以及社区组织所无法或不能充分做到的服务空白。

(5)地域性。社区服务的地域性主要指社区服务所具有的"地方性"特征。社区服务的地域性特征要求我们在开展社区服务时要做到因地制宜,立足于本社区的客观实际,形成具有本社区特色的服务体系。

三、社区服务的功能

社区服务的功能主要包括以下几个方面：

（1）保障功能。保障社区弱势群体的基本生活，对优抚对象提供抚恤。社区服务的保障作用是由福利性服务这一社区服务的本质特征所决定的。

（2）服务功能。通过社区服务，方便居民群体的生活。社区服务就是依靠动员和组织各方面的人力、物力、财力，为居民谋利益，改善居民的生活条件，创造良好的社会环境。

（3）福利功能。通过社区服务，推进公共福利事业的社会化。社区服务能调动居民群众的积极性，经济而覆盖面宽，有利于筹集社会福利事业的资源，优化福利资源的有效配置，推进公共福利事业的社会化。

（4）稳定功能。通过社区服务，有利于调节社会矛盾，通过社区服务调节人们的社会关系，把不稳定因素消解在社区之内的萌芽状态中，增强基层组织的凝聚力，稳定社区，进而稳定了社会，较好地发挥了社会调节和社会预防的作用。

（5）文化功能。通过社区服务，提高精神文明建设的水平。社区服务的开展可以培养和增进人与人之间的亲情、友情、乡情，塑造社区的认同感和归属感，改善人际关系，净化社会风气，为促进社会主义精神文明建设发挥积极作用。

第三节　家　庭

家庭是构成社会的基本单位，也是人们生活的重要场所。家庭健康与个人健康密切相关，家庭环境直接影响家庭成员的健康理念、健康行为。家庭中每一位成员的心理、行为和生活方式在很大程度上受到家庭结构、功能和关系等的影响。因此，社区医务人员提供家庭社区卫生服务，应该了解家庭的结构、功能以及家庭关系等情况，充分利用家庭资源，提供可及性的家庭医生服务。

一、家庭的定义

关于家庭的定义很多，有"家庭是社会的最小单位""家庭是由姻缘和血缘关系组成的社会组合""家庭是独立的经济单位"等。马克思、恩格斯认为夫妻之间的关系，父母和子女之间的关系就是家庭。美国社会学家伯吉斯和洛克 1953 年在《家庭》一书中提到，"家庭是被婚姻、血缘或收养的纽带联合起来的人的群体，各人以其作为父母、夫妻或兄弟姐妹的社会身份互相作用和交往，创造一个共同的文化"。中国社会学家费孝通在 20 世纪 80 年代认为家庭是父母子女形成的团体，家庭是以婚姻和血缘为纽带的社会组织形式，是最基本的生活单位，是最基本的社会组织形式，是受特定道德和法律约束的生活共同体，是社会生活有机体的细胞。

二、家庭的定义

一般认为家庭是指以婚姻关系、血缘关系、收养关系为基础的小型社会单位,它具有独立的经济单元,以人本身的再生产为其基本职能。这一定义包含以下几层意思:

(1) 家庭成员之间具有婚姻关系、血缘关系或收养关系并由此产生依赖。

(2) 家庭同社会保持一定关系、是社会的一份子、并努力适应社会。

(3) 一个家庭具有独立的经济。包括占有共同的财产、有共同的收支预算。

(4) 家庭区别于其他任何社会组织的职能是人本身的再生产。

三、家庭的基本类型

我国传统家庭的基础上,存在着如下几种家庭形式:

(1) 核心家庭。核心家庭是指已婚男女和其未婚子女所组成的家庭。它最普遍的形式是家庭中由父母、子女组成的三角形式。核心家庭中也包括仅由夫妻两人组成的夫妻家庭和仅有夫或妻一方与其子女组成的单亲家庭。

(2) 主干家庭。主干家庭是指在一个家庭中有两代人以上,而每代人只有一对夫妻(包括一方去世或离婚者)组成的家庭。主干家庭也是比较普遍存在的人类社会的家庭结构之一,由于不同国家、民族、不同历史时期,存在的多少就不一样,一般在东方国家存在比较多。

(3) 联合家庭。联合家庭是由血缘关系,集父母子女或兄弟姐妹之多个核心家庭而成,或同居于一个大住宅内,或分居于各个小住宅而聚于一处,服从于相同的权威或接受一个家长的领导。也就是指一个家庭里,在同一代中有两对以上夫妻(包括一方去世或离婚)的家庭,这是理想中的中国传统家庭模式。

(4) 单身家庭。单身家庭是指只有一个人单独生活的家庭,按照传统的家庭来说它似乎不是一个家庭。因为它没有家庭最明显的特征——姻缘关系、血缘关系及其他关系。但是,我们不能否认这种现象的存在:一个人在结婚以后,由于配偶的死亡或者离婚,本人无子女,或者有子女而子女不与其共同生活,这种单独生活的个人由于他们已形成一个独立的经济单位,并且社会文化以及人们的观念已把他们当作家庭接纳。

四、家庭的本质

家庭本质是按血缘和婚姻关系建立起来的经济组织,家庭是建立在一定经济基础之上的人类情感的一定的物质体现。

五、家庭的功能

家庭功能是指家庭成员在家庭生产和社会生活中所发挥的有效作用。其主要功能是通过满足家庭成员的需求,维护家庭的完整性,实现社会对家庭的期望。随着社会的快速发展,家庭的功能也在发生变化。家庭具有以下五种功能:

(1)情感功能。家庭成员以婚姻、血缘、情感关系为纽带,通过相互理解、关爱进行情感互动,家庭成员获得归属感和安全感,情感功能是家庭的核心功能,是形成和维护家庭的重要基础。

(2)社会化功能。主要指家庭成员受家庭环境的影响,形成一定的人生观和价值观以及一些生活习惯等,社会化有助于家庭成员适应社会环境。

(3)生殖赡养功能。家庭可以生殖养育下一代,同时下一代有赡养老人的责任和义务。婚姻也为男女两性相爱提供了合法的形式和保障。

(4)经济功能。是指维系家庭生活需要的经济资源,包括物质、金钱等,以满足家庭成员衣食住行、教育、医疗、娱乐等方面的需要。

(5)健康照顾功能。指通过家庭成员间的互相照顾,保护和促使家庭成员的健康,为患病家庭成员提供各种照顾和支持。

六、家庭关系

1. 家庭关系的定义

家庭关系是基于婚姻、血缘或法律拟制而形成的一定范围的亲属之间的权利和义务关系。家庭关系存在于家庭成员之间,而其成员又分血缘、姻缘和拟制血亲(收养等)关系,同时还有代际、代内之别。

2. 家庭关系的功能

家庭关系的功能包括以下五个方面:

(1)家庭义务关系的功能。家庭义务关系是具有血缘、姻缘和收养关系的成员在法律约束下彼此为对方所应作出的价值付出。不履行义务者会受到法律干预乃至被惩处。这种义务关系主要存在于夫妇之间和亲子之间。

(2)家庭责任关系的功能。家庭责任指夫妇和不同代际成员为满足彼此需求所应作出的贡献。一般家庭代际责任关系更多地受民俗、习惯、宗规族训约束,而不受或较少受法律干预。

(3)代际权利关系的功能。按照现代婚姻法律规定,夫妇之间的权利关系表现为:夫妻在婚姻关系存续期间所得财产归夫妻共同所有;夫妻对共同所有的财产有平等的处理权;夫妻有相互继承遗产的权利。亲子之间的权利关系主要表现为亲子享有继承对方财产或遗产的权利。

(4)家庭交换关系的功能。交换关系主要存在于亲代和子代之间。它指有行为能力的亲子及其配偶之间在生产经营、日常生活中所发生的互助、合作关系。

(5)家庭亲情关系的功能。家庭亲情关系体现为夫妇和亲子之间所形成的生活关心、情感沟通与精神慰藉等关系。不在一地居住者相互探视、经常问候也是亲情关系的体现形式。

七、家庭动力学

1. 定义

家庭动力学的研究起始于 20 世纪 50 年代左右,是随着对家庭治疗的研究而发展起来的。2001 年我国学者赵旭东认为家庭动力学是一门研究家庭内部的心理过程、行为沟通以及家庭和外部环境间交互作用的科学。

2. 家庭动力学的类型

家庭动力学将家庭作为一个互动的系统,分析以家庭为背景的个人健康问题,解析家庭成员之间的相互作用。家庭动力学有关模型主要包括 Murray Bowen(默里·波文)系统家庭理论、Beavers(比弗斯)的家庭系统模型、McMaster(麦克马斯特)家庭功能模型、Barnhill(巴恩希尔)的健康家庭周期的系统理论模型、Olson(奥尔森)的环状模式理论、德国海德堡学派家庭动力学理论。

国内家庭动力学研究范围主要涉及不同人群的家庭动力学特征、家庭动力学的影响因素及相关因素、家庭动力学对特定人群的影响,以及对不同精神疾患家庭治疗前后家庭动力学特征的评定等方面。

八、家庭生命周期

家庭生命周期(family life cycle)是反映一个家庭从形成到解体呈循环运动过程的范畴。美国学者 P. C. 格里克最早于 1947 年从人口学角度提出比较完整的家庭生命周期概念,并对一个家庭所经历的各个阶段作了划分。一般把家庭生命周期划分为形成、扩展、稳定、收缩、空巢与解体六个阶段。

九、家庭保健

(1) 定义。家庭保健(family care)是指以家庭为单位,由社区保健人员为帮助家庭成员预防、应对、解决各发展周期的健康问题,适应家庭发展任务,获得健康的生活周期所提供的帮助。

(2) 家庭健康档案。是家庭成员健康管理(疾病防治、健康促进、疾病治疗等)过程的规范、科学记录。是以居民个人健康为核心,贯穿整个生命过程,涵盖各种健康相关因素,实现信息多渠道动态收集、满足居民自我需要和健康管理的信息资源。建立家庭健康档案是社区卫生服务和家庭医生制度的依据,也是对社区居民进行动态管理的最好工具。家庭健康档案主要内容包括:

1. 家庭基本资料

包括家庭名称、住址、电话、家庭环境、每位家庭成员的基本情况、家庭经济状况、家庭健康生活等。

2. 家系图(genogram)

是医学遗传学中做家系分析时,将家庭中各世代成员的数目、各成员之间的血缘关系以及某种基因所表达的性状或疾病在家庭成员中的分布情况,按一定的形式,用一定的符号绘制而成的一种示意图(见图1-1)。

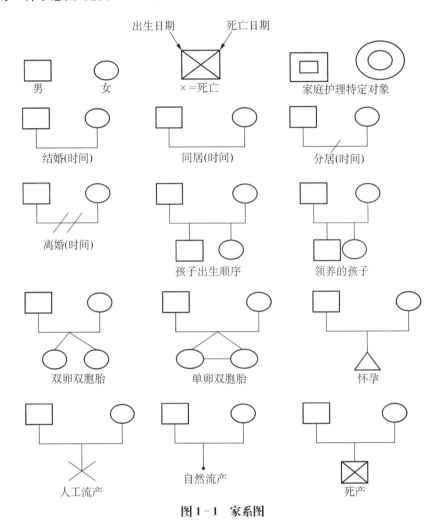

图 1-1 家系图

3. 家庭主要问题目录及描述

多采用 SOAP 病例(美国临床药师协会推荐的药历书写格式)的方式进行描述。

4. 家庭成员健康资料

如既往史等,对于高血压、糖尿病、肿瘤患者以及妇女、儿童、老年人等重点人群建立专项资料。

(曹　红)

第二章

社区卫生服务

社区卫生服务是卫生工作的重要组成部分,是社区建设不可缺少的内容,也是实现人人享有初级卫生保健的目标的基础环节。了解社区卫生服务的概念、特征、功能、内容等对于做好社区卫生诊断中医专题工作非常重要。

第一节　概　述

社区卫生服务是世界卫生组织(WHO)根据对世界卫生状况和有关社会经济问题及其发展趋势进行系统分析后提出的一个预示全球卫生服务发展方向的全新概念。社区卫生服务是解决看病难、看病贵问题的有效途径,是满足居民基本医疗服务需求的最佳方式,在提供安全、有效、经济、方便、连续、综合的卫生服务方面具有不可取代的地位。

一、概念

卫生部办公厅于 1999 年 7 月印发了由卫生部等十部委联合起草的《关于发展城市社区卫生服务的若干意见》中指出:"社区卫生服务是社区建设的重要组成部分,是在政府领导社区参与上级卫生机构指导下,以基层卫生机构为主体,全科医师为骨干,合理使用社区资源和适宜技术,以人的健康为中心、家庭为单位,社区范围需求为导向,以妇女、儿童、老年人、慢性病人、残疾人等为重点,以解决社区主要卫生问题满足基本卫生服务需求为目的,融预防、医疗、保健、康复、健康教育、计划生育技术服务功能等一体的,有效、经济、方便、综合、连续的基层卫生服务。"

二、社区卫生服务的意义

社区卫生服务是满足群众卫生服务需求,提高健康水平的重要保障;是深化医疗卫生体制改革,建立与社会主义市场经济体制相适应的城市卫生服务体系的重要保障;是缓解看病难、看病贵,完善基本医疗保险制度的有效途径;是加强精神文明建设,密切联系党群、干群关系及维护社会稳定的重要途径。

三、社区卫生服务特征

社区卫生服务以满足社区居民基本医疗和公共卫生服务需求,解决社区主要健康问题,提高居民健康水平和生活质量,其特征主要包括以下几个方面:

（1）综合性。社区卫生服务以生物-心理-社会医学模式作为理论指导,具有综合、全方位服务特性,具体表现为针对各类不同的人群,社区卫生服务的内容由预防、保健、医疗、康复、健康教育和计划生育技术服务等综合而成。

（2）连续性。社区卫生服务始于生命的准备阶段直至生命结束的全过程,覆盖生命的各个周期以及疾病发生、发展的全过程。

（3）可及性。社区卫生服务应从多方面满足服务对象的各种需求,如时间、地点、内容及价格等,从而达到促进和维护社区居民健康的目的。

（4）协调性。社区卫生服务不仅为患者提供医疗服务,同时为社区居民提供预防保健服务等一系列健康促进和健康教育活动。作为医疗卫生系统的"守门人",社区卫生服务提供者需根据服务对象的不同需求,充分利用和协调社区卫生资源。

（5）合作性。社区卫生服务机构与各级医疗保健部门及该社区所在的政府部门,乃至社区内个人、家庭、团体密切合作,提供各种健康服务。

四、社区卫生服务的对象

社区卫生服务的对象是社区内的全体人群。可分为以下五大类:

（1）健康人群。世界卫生组织（WHO）指出:"健康不仅是没有疾病和虚弱现象,而且是一种躯体上、心理上和社会适应方面的完好状态。""要使世界上所有的人都达到社会、经济生活两方面都富有成效的那种健康水平。"因此,健康人群应该是躯体健康,即躯体的结构完好和功能正常;心理健康又称为精神健康,即正确认识自我、正确认识环境、及时适应环境;和具有良好的社会适应能力,其能力能在社会系统内得到充分的发挥,有效地扮演与其身份相适应的角色,其行为与社会规范相一致。

（2）亚健康人群。在生理、心理、社会三维健康和有明显疾病两类人群之间还存在一种介于两者之间的人群,虽然他们没有明显的疾病,但呈现体力降低、反应能力减退、适应能力下降等,这类人群称为亚健康人群。

（3）高危人群。高危人群是存在明显的对健康有害因素的人群,其发生疾病的概率明显高于其他人群。包括:①高危家庭成员。凡是具有以下任何一个或更多标志的家庭即为高危家庭:单亲家庭;吸毒、酗酒家庭;精神病患者、残疾者、长期重病者;功能失调濒于崩溃的家庭;受社会歧视的家庭。②具有明显的危险因素的人群。危险因素是指在机体内外环境中存在的与疾病发生、发展及死亡有关的诱发因素。

（4）重点服务保健人群。重点服务保健人群是指由于各种原因需要在社区得到系统保健的人群,如儿童、妇女、老年人、疾病康复期人群、残疾人等需要特殊保健的人群。

（5）病人。患有各种疾病的病人包括常见病病人、慢性病病人、需急救病人等。

五、社区卫生服务的基本内容及方式

1. 社区卫生服务的基本内容

主要为基本公共卫生服务和基本医疗服务。

（1）基本公共卫生服务主要包括：①城乡居民健康档案管理服务；②健康教育；③预防接种；④0～6岁儿童健康管理；⑤孕产妇健康管理；⑥老年人健康管理；⑦慢性病健康管理；⑧2型糖尿病患者健康管理；⑨重性精神疾病患者管理；⑩传染病及突发公共卫生事件报告和处理；⑪卫生监督协管；⑫中医药健康管理服务。

（2）基本医疗服务主要包括：①社区医疗服务；②社区护理；③社区康复；④舒缓疗护；⑤家庭病床；⑥家庭医生服务；⑦区域医疗联合体；⑧远程医疗服务；⑨社区中医药服务。

2. 社区卫生服务的方式

社区卫生服务的方式、方法是在实践中不断总结形成的，与社区卫生服务发展所处的阶段、社区的具体情况、卫生资源的状况和居民的需求等有密切的联系。主要服务方式分为院内服务和院外服务两大类。

（1）院内服务：门急诊；日间照顾；老年护理；康复服务；机构临终关怀；电话、网络咨询服务；分级诊疗、双向转诊等。

（2）院外服务：出诊；家庭病床；家庭访视；居家护理；居家临终关怀；健康促进等。

六、社区卫生服务的模式

目前的社区卫生服务模式，主要包括四级网络模式（整合网络式）、三级网络模式（医院派出式）、家庭病床网络模式（直通式）、资源互补网络模式（互补模式）、信息网络模式（信息式）、社区卫生服务集团模式（集团模式）等六种模式。

第二节　国内外社区卫生服务

一、国外社区卫生服务的现状

随着社会的发展和科学技术的巨大进步，影响社区人群健康的因素越来越多，越来越复杂，老龄化问题、慢性非传染病问题、环境污染问题日益加重，社区人群死因谱发生改变。医学模式的转变必然推动社区卫生服务的发展。西方发达国家中较有代表性的卫生制度包括：以社区卫生服务为导向的英国卫生服务制度；以管理型医疗保健为主的美国卫生制度。亚洲包括以多类医院竞争共存的新加坡卫生制度。

1. 英国社区卫生服务

（1）英国于1984年起实施国民卫生保健(national health service，NHS)制度，该制度是具有社会福利性质的公费医疗制度，社区首诊制在其中发挥了极其重要的作用。

（2）家庭医生通过家庭医生协会与地方卫生局签订合同，可单独行医、合作行医或集体行医。每一名家庭医生负责1 800～2 500个居民的医疗和预防，居民患病时首先到家庭医生处就诊，遇有疑难病或需要住院治疗的必须经家庭医生的介绍，才能转到专科医院或上一级医院继续治疗。

（3）个人医疗服务(personal medical services，PMS)。PMS制度将全科医生从标准的契约式安排中解放了出来，允许他们根据当地居民的需要而制订相应的服务契约。PMS提高了全科医生的工作满意度。

2. 美国社区卫生服务

20世纪60年代，美国率先在全球推出了管理型医疗保健的做法。管理型医疗是按人头预算实行对医疗服务提供方进行定额补偿，以"固定的人口范围，给予固定的经费开销"，特点是保险组织直接参与医疗服务机构的管理。每个医疗保险机构雇有一定数量的家庭医生，在固定的人口范围内，向社区人群公布他们的信息，让人群充分了解家庭医生。同时，也要求社区人群向家庭医生提供自己的信息，在双方互相充分了解的情况下，以自愿形式选择自己满意的家庭医生签约。然后，保险机构按照每个家庭医生的签约人数将保险费用一次性或几次性拨到家庭医生的账户上，如果病人需要二级及以上医疗机构的服务，则由家庭医生从自己的账户上掏钱付费。到年底，保险公司会和家庭医生统一结账，并从结余部分中拿出一定比例作为对家庭医生的奖励。

3. 新加坡社区卫生服务

在新加坡，政府鼓励各类医院并存，同时也保护竞争，既不给予非营利性医院以任何的特殊优惠政策，也不给予各种营利性医院各种不公平的限制，让病人拥有自由择"医"的充分权利。根据所有制不同，社区医疗保健机构分四大类：①公立医院、专科中心或政府综合诊所；②私立医院或专科中心；③私人诊所；④慈善义务机构，包括老人院、社区卫生服务中心、康复中心、终端疾病医院、慈善医疗义务中心等。新加坡的医疗服务大都以收费价格作杠杆，把病人分类引导到最适合的医疗机构中进行诊治，从而促使当地医疗事业全面健康发展。

二、国内社区卫生的现状

社区卫生服务是深化医疗卫生体制改革，有效改善群众医疗问题的重要途径，是实现人人享有初级卫生保健的基础环节。1997年全国卫生工作会议作出的《中共中央、国务院关于卫生改革与发展的决定》提出在我国开展社区卫生服务，1999年国家十部委出台了《关于发展城市社区卫生服务的若干意见》。据统计，近90%的地级城市开展了社区卫生服务工作，截至2013年底，全国已设立社区卫生服务中心(站)33 965个，其中：社区卫生服务中心8 488个，社区卫生服务站25 477个，使得社区卫生服务项目不断扩展，社区卫生服务的设备与设施条件得到显著改善。随着 21 世纪科学技术的不断深入与发展,人口老龄化愈发显现,疾病谱发生了重要改变,医学模式也发生了更适应于社会的相应转变,群众卫生服务需求的日益增加与扩大,使得社区卫生服务在不断发展与壮大的过程中逐渐暴露出一些问题与弊端,亟待解决和完善。在发展过程中主要存在对社区卫生服务认识不到位、社区卫生服务人才匮乏等问题。

三、社区卫生服务机构

卫生部在《关于修订〈医疗机构管理条例实施细则〉第三条有关内容的通知》中指出,为进一步贯彻落实国务院《关于发展城市社区卫生服务的指导意见》精神,推动社区卫生发展,经研究决定,在医疗机构类别中增加社区卫生服务机构。

(1) 定义。社区卫生服务机构,是指在城市范围内设置的、经区(市、县)级政府卫生行政部门登记注册并取得《医疗机构执业许可证》的社区卫生服务中心和社区卫生服务站。

(2) 性质。根据《城市社区卫生服务机构设置和编制标准指导意见》,社区卫生服务机构以社区、家庭和居民为服务对象,以妇女、儿童、老年人、慢性病患者等为服务对象,开展"六位一体"及一般常见病、多发病的基本医疗服务,属于非营利性机构。

(3) 主要功能。国务院办公厅印发的《全国医疗卫生服务体系规划纲要(2015—2020年)》,社区卫生服务机构的主要职责是提供预防、保健、健康教育、计划生育等基本公共卫生和常见病、多发病的诊疗服务以及部分疾病的康复、护理服务,向医院转诊超出自身服务能力的常见病、多发病及危急和疑难重症病人。

第三节　全科医学和家庭医学

社区卫生服务是将全科医学的理论应用于病人、家庭和社区照顾,以解决社区常见健康问题为主的一种基层医疗,是全科医疗的具体体现。

一、全科医学的定义

全科医学是面向社区和家庭,整合临床医学、预防医学、康复医学以及人文社会科学相关内容于一体的综合性医学专业学科。

全科医生是全科医疗的执行者,其所受的训练和经验使他们能从事内外妇儿等若干领域的服务。建立全科医生制度,发挥好全科医生的作用,有利于充分落实预防为主方针,使医疗卫生更好地服务人民健康。2011 年国务院发布的《关于建立全科医生制度的指导意见》中指出全科医生是综合程度较高的医学人才,主要在基层承担预防保健、常见病多发病诊疗和转诊、病人康复和慢性病管理、健康管理等一体化服务,被称为居民健康的"守门人"。顾湲教授曾提出,全科医师是为个人、家庭和社区提供优质、方便、廉价的,预防、治疗、保健、康复一体化的初级医疗保健服务,对健康进行全程承包的医生,同时指出全科医生所需要特定的专业素质,强烈的人文情感,出色的管理意识,执著的科学精神。

二、家庭医学的定义

家庭医学发源于美国,是在早期全科医学实践的基础上对住院医生进一步规范化培训,延长培训时间充实全科临床实践内容,严格毕业考察制度等而建立起来的一门综合性医学专科,由于其独特的以综合性基础医疗卫生服务为核心的学科特征,家庭医学在发达国家得到了积极的认可和充分发展,成为各国医药卫生服务的主体,在改善和提高各国居民健康水平,降低医药卫生服务成本等方面取得了广泛成功。我国政府通过制定2009年新医改方案和建立全科医生制度使我国的医药卫生体制更迈进一步。一般认为家庭医学的概念等同于全科医学。

三、全科医疗服务团队

在管理学和组织行为学中,团队是组织管理的重要内容,也是各类组织不断提高工作效率的一种主要方式。凯特森伯奇(Katzenbach)和史密斯(Smith)都将团队定义为"由少数有互补技能,愿意为了共同的目的,设立业绩目标和工作方法、相互承担责任的人们组成的群体"。团队构成是有效团队的关键成分之一,包括团队成员的能力和特点、角色配置、团队规模、成员的工作偏好等主要变量。对于社区卫生服务而言,全科团队不仅仅是人的集合,更是对团队成员专长的合理配置、成员之间技术和知识的有效整合。只有在团队内部人员结构配置合理、职责明确、共同协作和交流的基础上,才可能实现为社区居民提供综合、连续和协调的高质量服务。

随着社会经济发展和健康需求的不断提高,人口老龄化进程的加快以及慢性病负担的增加,开展全科医生服务已成为社区卫生发展的必然选择和基本趋势,全科团队对社区居民的有序就医、疾病预防与控制,以及良好医患关系的建立等均起到积极作用。

开展以全科医生为核心的全科团队服务已经逐步成为共识,这也与英国、澳大利亚等初级卫生保健发展比较成熟国家的普遍做法相一致。全科团队在建设和开展服务过程中应结合辖区居民的健康状况与自身基础条件等实际情况,因地制宜构建全科团队,并以全科医生为核心,明确团队成员职责分工,实现各自价值最大化;充分利用社区资源,加大全科团队服务模式的宣传,提高社区居民对全科服务团队的知晓率和利用率,同时加强对不同全科团队服务模式的研究,不断完善全科团体建设,提升服务内涵和服务质量。

四、家庭医生制的概念

2013年上海市政府发布的《关于本市全面推广家庭医生制度的指导意见》中指出,家庭医生制度是以社区卫生服务中心为平台,在与社区居民及其家庭建立签约服务关系的基础上，由家庭医生及其服务团队提供防治结合的基本医疗卫生服务，开展以社区卫生诊断为基础的针对性健康管理，实施首诊与转诊，合理控制费用的制度。家庭医生制度(family doctor system)是社区卫生服务建设的重要组成部分，是政府主导、社区参与、上级卫生机构领导，以基层卫生机构为依托，合理使用卫生资源和适宜技术，以健康为中心，家庭为单位，社区为范围，需求为导向，以妇女、儿童、老年人、慢性病人、残疾人和脆弱人群为重点，以解决社区主要问题，满足社区基本卫生需求为目的，融预防、医疗、保健、康复、健康教育、计划生育技术指导为一体的，为家庭提供有效、经济、方便、综合、连续的基层医疗卫生服务的家庭医生制度依靠医疗保障体系，实施社区守门人战略，构建双向转诊体系，开通信息网络服务资源，最终目的是保护居民健康和提高居民生活质量以及降低医疗总费用。

五、家庭医生的定义

上海市《关于本市全面推广家庭医生制度的指导意见》对家庭医生的内涵进行了界定，即是指在社区卫生服务机构执业，具有良好的专业素养和人际沟通能力，并与居民建立签约服务关系的注册全科医师(临床类别或中医类别)。

家庭医生是社区群众健康状况的管理者，是社区居民的"健康管家"，扮演着社区居民健康"守门人"和"代理人"的角色。家庭医生可为社区居民提供预防、医疗、保健、康复、健康教育、计划生育技术指导六位一体的基本医疗卫生服务，是社区卫生服务建设的重要组成部分。

自2013年起，全市均开展家庭医生制度工作，同时建立到2020年实现每个家庭与一名家庭医生签约的目标，实现家庭医生首诊和卫生经费的有效管理，建立起与家庭医生制度相适应的运行模式。建立全科医师制度是促进医疗卫生服务模式转变的重要举措，建立分级诊疗模式、实行全科医生签约服务、优化卫生资源整合等，利于为群众提供连续、协调、方便、可及的医疗服务。

（曹　红）

第三章

社区中医药服务

在中华民族的发展历史上,中医药在维护人民健康、疾病防治等方面发挥了极其重要的作用,是世界医药宝库重要组成部分。当前中医药在社区卫生服务中具有得天独厚的优势,已渗透社区卫生服务全过程,融入社区基本医疗和基本公共卫生服务各环节中,与现代医学共同保障和促进人民健康。

第一节　概　述

一、基本概念

1. 中医药概念

中医药,是包括汉族和少数民族医药在内的我国各民族医药的统称,是反映中华民族对生命、健康和疾病的认识,具有独特理论和技术方法的医药学体系。

2. 社区中医药概念

随着城市社区卫生服务体系的逐步建立,中医药有机地融入社区卫生服务中,为群众提供了简、便、验、廉的医疗保健服务,并深受欢迎。社区中医药是中医药工作的网底,主要包括在社区卫生服务中所涉及的中医药知识、理论、基本技能、中医药养生保健方案与中医体质辨识、社区常见病症的中医诊疗、社区慢性病中医药健康管理、社区中医药康复、社区中医药政策等。

3. 社区中医药服务的概念

中医药参与社区卫生服务,在医疗、预防、保健、康复、健康教育、计划生育技术指导等方面渗透中医药内容。社区卫生服务的各个环节体现中医药服务,坚持中西医并重,突出中医药特色,充分发挥中医药的优势与作用,以社会需求为导向,不断拓宽中药服务领域,提高中医药服务能力,并在社区卫生服务网络建设中,合理配置和利用中医药资源,完善社区中医药服务功能。同时,把中医药和社区卫生服务在服务理念、服务模式、服务内容等方面给予整合,丰富社区卫生服务的内涵,积极发展中医药,促进中医药的繁荣和发展。

4. 社区中医药工作

社区中医药工作的开展,需要合理配置和充分利用中医药资源。编制社区中医事业发展规划,在加强中医医院建设的同时,加强综合性医院、乡镇卫生院和村卫生室中医药业务建设,包括组织领导、经费投入、基础设施建设、中医药科研和人才队伍建设等,形成一个多层次、多形式的中医药服务体系,为中医药参与社区卫生服务提供网络支持。

二、社区中医药服务的含义

社区中医药服务参与社区卫生服务全过程。充分发挥其在基本医疗服务和基本公共卫生服务中的作用,体现中医药的特点和优势。具体主要在以下四个方面:

(1)运用中医适宜技术为社区卫生服务。社区中医药服务采用经济、实用、安全、易学的针灸、推拿、拔罐、刮痧等中医药适宜技术为人民服务。

(2)运用"不治已病治未病"的"治未病"理念进行预防保健服务。治未病是全面反映了社区中医药预防、保健、健康教育的内容,"既病防变"能有效地指导社区医疗、康复,"未病先防"和"瘥后防复"是社区卫生服务发展方向,也是积极主动的医学实践。

运用中医药理论进行饮食指导。用"药食同源"的理论为社区居民提供饮食指导。

(3)重点人群的中医药服务。随着人口老龄化和高龄化日益增长趋势,老年人的保健知识教育、老年病的预防也成为社区卫生服务的重点。中医药对老年人养生、保健、防治疾病有丰富的服务实践。同时开展对孕妇、儿童等重点人群的中医药健康指导。

(4)主动服务社区和家庭。社区中医药服务主动服务于社区和家庭,全面了解居民和患者情况,能让患者在自己熟悉的环境中接受治疗,有利于患者的康复。

第二节　社区中医药服务原则与目标

一、社区中医药服务的原则

社区中医药服务的原则是:

(1)积极发展中医药,坚持中西医并重,突出中医药特色,充分发挥中医药的优势与作用。

(2)坚持以社会需求为导向,不断拓宽中医药服务领域,提高中医药服务能力。

(3)坚持在城市社区卫生服务网络建设中,合理配置和充分利用中医药资源,完善社区中医药服务功能。

(4)坚持因地制宜,分类指导,点面结合,稳步发展。

二、社区中医药服务的工作目标

社区卫生服务机构能提供中医药服务,中医药服务设施齐全、人员配备合理、服务功能完善、服务水平都有较大的提高,基本满足社区居民对中医药服务的需求。

三、社区中医药服务特色与优势

1. 特色的概念

特色是一个事物或一种事物显著区别于其他事物的风格、形式,是由事物赖以产生和发展的特定的具体的环境因素所决定的,是其所属事物独有的。

2. 优势的概念

优势指比对方有利的形势,即指超过同类事物中其他情况的形势。

3. 社区中医药服务的特色与优势的表现

主要有以下四个方面:

1) 社区中医药与现代社区卫生服务的内涵吻合

社区中医药用于疾病防治和保健的综合功能与现代社区卫生服务的内涵十分吻合。社区的预防与保健是按照我国传统医学的"未病先防、既病防变、病后防复"的预防思想,针对健康与疾病的全过程,提出具有中医药预防保健特色的三级预防的策略。

2) 社区中医适宜技术便于社区应用推广

中医诊疗中一些手段的应用无需昂贵的设备、精密的仪器或其他严格的诊疗条件,器具可随身携带,操作简单,投入人员少,临床疗效明显,具有中医药服务的优势。

3) 社区中医药服务优势病种

在以下疾病的诊治中,中医医疗具有一定的优势。

(1) 内科常见病证:外感发热(急性病毒性呼吸道感染)、咳嗽病(咳嗽)、哮病(哮喘)、头痛、胸痹心痛(冠状动脉粥样硬化性心脏病)、胃脘痛病(慢性胃炎、功能性消化不良、上腹疼痛综合征、消化性溃疡)、泄泻病(肠易激综合征腹泻为主型)、便秘病(肠易激综合征便秘为主型)、痹证(骨关节炎)、眩晕(椎-基底动脉供血不足、高血压病等)、消渴病(糖尿病)、中风病(脑出血、脑梗死)、淋症(尿路感染)、郁病(抑郁症)、不寐(失眠)、面瘫病(周围性面瘫)、耳鸣、耳聋等。

(2) 外科与骨伤科常见病证:肩凝症(肩周围关节炎)、腰痛病(腰椎间盘突出症)、腰股痛(坐骨神经痛)、溃疡、疖肿、项痹病(颈椎病)、乳痈(乳腺炎)、痔病以及膝痹病(膝关节骨性关节炎)、软组织损伤、骨痿(骨质疏松症)等。

(3) 妇科常见病证:经行头痛、绝经前后诸证(更年期综合征)、痛经(子宫内膜异位症等)、乳汁不行、带下病、不孕症等。

(4) 儿科常见病证:哮病(哮喘)、肺炎喘嗽(肺炎/支气管肺炎/支原体肺炎)、小儿泄泻病(小儿腹泻病)、反复感冒(反复呼吸道感染)等。

(5) 皮肤科常见病证:银屑病、白癜风、湿疹、痤疮、带状疱疹、鹅掌风、脚湿气、隐疹、痱子、疥疮、冻疮、油风等。

(6) 眼科与耳鼻喉科常见病证:消渴目病(糖尿病视网膜病变)、白涩症(干眼)、视瞻昏渺(年龄相关性黄斑变性)、慢喉喑病(慢性喉炎)、乳蛾病(扁桃体炎)、鼻鼽病(变态反应性鼻炎)、暴聋病(突发性耳聋)。

（7）传染病常见病证：时疫感冒（流行性感冒）、肝瘟、肝着、瘟黄（病毒性肝炎）、肺痨（肺结核）、痢疾等。

4）中医预防保健（治未病）特色与优势

中医"治未病"理念主要包括"未病先防、既病防变、瘥后防复"三大主题，中医有系统的养生保健理论体系。对亚健康人群，可以运用其特有的体质辨识（阴阳、气血、虚实等），辨证施治、辨证施补、整体调理等方法，使这类人群恢复到健康状态。对已经患病的人进行中医药特色治疗，整体调理，以减少药物的不良反应，预防疾病进展，提高免疫功能，促进疾病康复。对大病初愈者，中医药更可以发挥其整体调理的优势，帮助患者恢复元气。

中医药服务深受社区居民欢迎，其价格低廉、疗效稳定是中医药的特色和优势。主动将中医药融入社区卫生服务，充分发挥传统医学的优势和作用，既能丰富社区卫生服务的内涵，也能拓展中医药服务渠道。

第三节　社区中医药服务的基本模式

一、概念

模式就是解决某一类问题的方法论。即把解决某类问题的方法总结归纳到理论高度，那就是模式。

二、社区中医药服务模式

1. 健康信息服务模式（整合网络的服务模式）

将中医药服务的内容和方法整合到网络中，利用网络的优势，提供中医药服务。

2. 社区卫生机构的中医药独立服务模式

应用中医理论和方法，对社区居民提供中医药的基本公共卫生和基本医疗服务模式。

3. 中西医结合的社区卫生服务互补模式

采用中西医结合的方式，为居民的健康提供多样的中医药服务模式。

4. 医院和社区中医药服务双向转诊模式

借助上级医院的实力，发展社区中医卫生服务。分级诊疗、双向转诊的服务方式，又恰好弥补了中医或全科医疗在处理某些专科疾病或危重病症方面的不足。因此以上述服务模式开展社区卫生服务，受到社区居民的欢迎。

5. 个体化和人性化诊疗模式

中医运用整体观念，通过"望、闻、问、切"结合现代诊断技术，按照中医理论辨证施治，提供个体针对性的诊断治疗模式。

6. 家庭医生制服务模式

在家庭医师团队中，中医药人员参与其中，为居民提供零距离的中医药服务模式。

第四节　　社区中医药服务对象

社区中医药服务的对象涉及生活或者工作于本社区的所有人群。包括健康人群的未病先防、养生保健、健康教育和指导；也包括亚健康人群、高危人群、重点保健人群和病人的健康教育指导、养生保健、中医药诊疗和康复等活动。

第五节　　社区中医药服务基本内容

一、社区中医医疗的概念和服务内容

1. 概念

医疗的概念。医疗指的是医治、疾病的治疗的意思。

社区中医医疗是指在中医基础理论指导下，针对社区常见病、多发病和诊断明确的慢性病，应用中医药方法和适宜技术，在社区开展初级的、连续的中医药防治，满足社区居民对中医医疗服务的需求。

2. 服务内容

在社区开展中医医疗服务，应遵循中医药自身的规律，根据中医对发病机理的认识，结合运用中医整体观念和辨证论治的相关理论，按照"小病在社区，大病进医院，康复回社区"的就医格局，合理界定社区中医医疗的服务内容。服务方式有以下几种：

（1）提供基本的中医医疗服务，在门诊、病房、出诊和家庭病床等工作中运用中医理论辨证论治处理社区常见病、多发病、慢性病。

（2）运用中药、针灸、拔罐、推拿、熏蒸、刮痧、穴位敷贴、中药离子导入等在内的多种中医药治疗方法。

（3）提供中成药和中药饮片品种数量应当满足开展中医药服务需要。

（4）可以通过设立以中医知名专家领衔的社区名中医工作室、开展特色中医专病门诊等形式开展中医特色医疗服务项目。

二、社区基本公共卫生服务（中医药内容）

1. 中医预防保健服务

指以治未病理念为核心，针对个体人健康状态，系统维护和提升个体人整体功能状态，管理个体人健康状态风险，实现"未病先防、既病早治、已病防变、瘥后防复"的目标，达到防病治病、健康长寿的目的。

（1）发挥中医药特色和优势，积极参与传染病的预防工作。

（2）开展常见病、多发病、慢性病中医药防治一体化的服务，运用中医理论和技术，参与健康指导和行为干预。

（3）居民健康档案中体现中医内容。

2. 中医养生

是指在中医理论指导下，研究人类生命规律、衰老机制以及养生原则和方法，以自我调摄为主要手段，达到推迟衰老，延年益寿的目的。

3. 中医预防与养生保健的主要内容

为达到保健防病的目的，中医预防保健在"治未病"和"因人、因时、因地"等原则指导下，通过调气、养神、健形、保精等方法来内养正气；通过预防六淫外邪侵袭、除病虫害等途径来避外邪；通过预防情志过激、预防劳逸过度、预防意外伤害等途径祛不良外因。

中医预防保健具有"重视正气，扶正防邪"、"养防结合，法于自然"、"防重于治，防治合一"的特点。其主要内容有：

（1）制订中医预防与养生保健方案并提供服务。

（2）开展中医药健康教育及实施干预措施。

（3）开展传统中医药养生保健科普活动。

（4）开展季节性、传染性疾病的干预措施。

（5）开展社区中医"治未病"工作。

（6）开展孕产妇中医保健。

4. 常见的中医预防与养生保健措施

中医预防和养生保健的实施，需要采取以下的主要措施：

（1）政府主导，优化政策环境。加强组织领导，落实和明确政府的责任，构建中医预防保健的运行网络。

（2）加大投入，完善补偿机制，保证工作经费的落实。

（3）健全社区中医预防保健服务运行机制。通过政府搭台，市场引导，多方参与，推进工作的开展。

（4）加大中医预防保健队伍建设，提高队伍水平。需要有与工作量相匹配的人员配备，加强人员的培训，提高工作水准。

（5）加强中医预防保健服务传播与推广，优化中医文化环境。

（6）建立中医预防保健服务绩效评价制度，加强督促检查。

三、社区中医康复

1. 概念

是指在中医学理论指导下，组织康复对象（残疾者、老年病、慢性病及急性病恢复者）及家属和社区共同参加，开展群众个体相结合的康复治疗和辅导。

2. 中医康复的开展范围

开展范围有以下三种：

（1）机构中医康复。社区卫生服务中心成立专门的中医康复科室；为二、三级医疗机构术后及急性恢复期病人提供中医康复训练指导。

（2）家庭中医康复。为住家的仍需进一步康复治疗但行动不便的患者，制订个体化的康复干预方案，提供定期上门康复训练指导。包括运用针灸、推拿、按摩、拔罐、中药等中医药适宜技术，对患者进行中医康复方法传授和转介等服务内容，同时做好服务记录，并进行中医康复效果评估。

（3）社区中医康复。与残联、养老、社区等机构协作，社区医生在社区康复站有计划地定期进行社区巡诊，开展健康咨询服务和康复服务。

四、社区中医健康教育

1. 概念

运用中医基本理论，通过有组织、有计划的健康教育活动，普及中医基本知识及养身保健方法及技术的一项工作。

2. 内容和方法

内容有中医四季饮食、起居、体质调养、中医"治未病"等。主要方法有：中医健康教育、知识讲座、咨询等。

3. 开展形式

主要有采取语言方法如口头交谈、健康咨询、专题讲座、医患（或群众）座谈等方法宣传中医药保健知识；文字方法如标语、宣传单、宣传画、宣传册、医药报刊、墙报、专栏、健教处方、运动处方等；图片与实物方法，如图片、照片、中药标本、模型、示范等；多媒体方法如广播、幻灯片、互联网、电视、电影等音像手段；趣味活动形式，如健身表演、知识竞赛、有奖竞猜等。

五、社区中医药适宜技术

1. 概念

中医药适宜技术指安全、有效、经济、便捷、成熟的中医药防治疾病、养生、保健的方法。

2. 开展范围

（1）药物治疗。临床上最常用的治疗方法之一，包括汗、吐、下、和、温、清、消、补八法。

（2）针灸治疗。包括刺法和灸法两种方法。刺法包括毫针刺法，三棱针、耳针、皮肤针、腹针、头针、电针和水针；灸法包括艾炷灸、间接灸和艾条灸等。

（3）推拿疗法。对患者某些部位运用掖、揉、摩、捏、按、压等手法治疗疾病的一种方法。

（4）中医"意疗"。即心理治疗，是一种应用心理学理论和技术治疗情绪、精神障碍以及某些躯体疾病的方法。

（5）其他中医药适宜技术。刮痧疗法、耳穴疗法、点穴疗法、针挑疗法、吹鼻疗法、熏洗疗法、药烫疗法、湿敷疗法、贴敷疗法、敷脐疗法、药膏疗法、正骨疗法等。

六、社区中医家庭治疗（家庭病床）

中医家庭病床和中医家庭治疗,指中医类别执业医师或者经过培训掌握中医药理论和实践的,具备相关中医药工作资质的医师,定期上门对需要连续治疗服务的病人提供上门服务或设立病床,并在特定的病历上记录的服务形式。

七、社区"治未病"服务

1. 基本概念

治未病是采取预防或治疗手段,防止疾病发生、发展的方法。治未病包含三种意义:一是防病于未然,强调摄生,预防疾病的发生;二是既病之后防其传变,强调早期诊断和早期治疗,及时控制疾病的发展演变;三是预后防止疾病的复发及治愈后遗症。

2. 基本原则

坚持以政府主导、以社会效益为第一的原则;以人为本、以健康为中心,服务群众;坚持中医药特色优势、预防保健技术方法的适宜性、公益性和可持续性;坚持治未病工作纳入基本公共卫生服务项目并有效地配置于社区卫生服务的运行中,与社区基本公共卫生服务和基本医疗相结合。

3. 服务的内容

(1) 未病先防:在未病之前,采取各种措施,做好预防工作,以防止疾病的发生。

(2) 既病防变:是在疾病发生的初始阶段,力求做到早期诊断、早期治疗、以防止疾病的发展及传变。

(3) 瘥后防复:疾病治愈后,需要防止复发,除邪务尽。

第六节 社区中医药服务管理

一、管理的基本概念

1. 定义

管理是指一定组织中的管理者,通过实施计划、组织、人员配备、指导与领导、控制等职能来协调他人的活动,使别人同自己一起实现既定目标的活动过程。

2. 含义

(1) 管理是为实现组织目标服务的,是一个有意识、有目的进行的过程。管理是任何组织都不可缺少的,管理的目的在于实现组织的目标。

(2) 管理作为一个过程,是由一系列相互关联、连续进行的活动所构成的。这些活动是通过计划、组织、指挥、协调和控制等职能来实现的。

（3）管理工作要通过综合运用组织中的各种资源来实现组织的目标。

（4）管理工作是在一定的环境条件下开展的。管理必须将所服务的组织看做一个开放的系统，它不断地与外部环境产生相互的影响和作用，必须正视管理环境的存在。

二、社区中医药服务管理的基本概念

1. 定义

社区中医药服务管理，是运用管理学的理论知识，通过社区卫生服务机构对社区中医药相关的组织活动、人事管理、社区中医药服务内容、服务流程、服务效果进行管理的循环过程，其本质与目的是为了建立和强化社区中医药卫生服务的核心发展源，谋取社区中医药卫生服务长期的、稳定的、有序的发展，达到提高社区居民健康水平的目的。

2. 含义

（1）设计和维持一种良好环境，使在这一环境中工作的社区中医药服务工作者能够用尽可能少的支出，合理地进行资源配置，使中医药服务更好地融入社区。

（2）社区中医药服务管理的职能：计划、组织、控制与协调、指导与教育、发展与创新。

（3）社区中医药服务管理的核心：处理社区中医药服务中各种人际关系。

3. 原则

社区中医药服务管理遵循以下原则：科学性原则、有效性原则和公正性原则。

三、管理在社区卫生诊断中的应用

1. 管理内容的运用

（1）制定中医药适宜技术的政策与措施支持社区中医药服务的发展。

（2）采用先进的组织管理方法。

（3）建立社区中医服务管理制度。

（4）改善社区卫生资源的合理配置。

（5）研制和采用新的管理服务模式。

（6）采用能够激发社区中医药积极性的绩效考核体系。

（7）采用先进的信息技术。

2. 工作制度的运用

根据社区卫生服务中心中医药工作的需要制定相应的工作制度，如《中医科工作制度》《针灸室工作制度》《中药房工作制度》等。

3. 社区中医药服务的岗位职责

社区卫生服务中心主任及分管副主任的岗位职责；社区卫生服务中心医务科的岗位职责；社区卫生服务中心中医科的岗位职责，包括中医科负责人、中医师（医士）、中药师（士）的工作职责等。

社区卫生服务中心主任全面负责社区诊断的审核、定稿等工作，分管主任对医疗、预防等条线涉及社区诊断的内容进行收集、整理、撰写等工作。

第七节　社区中医药服务沿革、现状与发展趋势

一、沿革

我国社区卫生中医药服务的发展历程：

1. 社区中医药服务起步期（1997—1999 年）

1999 年卫生部等八部委下发的《关于发展城市社区卫生服务若干意见》明确指出：社区卫生服务机构要积极采用中草药、中西医结合与民族医药的适宜技术，为中医药社区卫生服务提供了政策支持。

2. 社区中医药卫生服务开创期（2000—2005 年）

2000 年 4 月，国务院颁布了《中华人民共和国中医药条例》，依法规定设立的社区卫生服务中心，乡镇卫生室等城乡基层卫生服务机构，应当能够提供中医医疗服务。

2003 年，卫生部、民政部、国家中医药管理局颁发了《创建全国社区卫生服务示范区活动实施方案》，要求到 2005 年在全国共产生 100 个左右的示范区。其中中医药特色的示范区要求符合普通示范区和中医药特色的双重标准，其数量占总额的 20% 左右。

3. 发展期（2005 年—　　）

在《中华人民共和国国民经济和社会发展第十一个五年规划纲要》中明确指出："十一五"期间要"保护和发展中医药，推进中医药标准化、规范化"。

国务院 2006 年下发的《关于发展城市社区卫生服务的指导意见》，和同年下发的《关于在城市社区卫生服务中充分发挥中医药作用的意见》中明确指出：合理配置和充分利用中医药资源，完善社区卫生服务机构的中医药服务功能，加强社区中医药人才培养和队伍建设，加强组织领导和管理。

2009 年《中共中央国务院关于深化医药卫生体制改革的意见》指出，充分发挥中医药（民族医药）在疾病预防控制、应对突发公共卫生事件、医疗服务中的作用。加强中医临床研究基地和中医院建设，组织开展中医药防治疑难疾病的联合攻关。在基层医疗卫生服务中，大力推广中医药适宜技术。采取扶持中医药发展政策，促进中医药继承和创新。同年国务院为进一步扶持和促进中医药事业发展，落实医药卫生体制改革任务，提出《关于扶持和促进中医药事业发展的若干意见》，要求坚持中西医并重，把中医药与西医药摆在同等重要的位置；坚持继承与创新的辩证统一，既要保持特色优势又要积极利用现代科技；坚持中医与西医相互取长补短、发挥各自优势，促进中西医结合；坚持统筹兼顾，推进中医药医疗、保健、科研、教育、产业、文化全面发展；坚持发挥政府扶持作用，动员各方面力量共同促进中医药事业发展。

二、社区中医药服务现状

1. 治未病工作现状

（1）2008年国家中医药管理局大力推进"治未病"健康工程,出台了《"治未病"健康工程实施方案（2008—2010年）》要求增加试点单位的数量,扩大试点单位的范围,逐步向社区卫生服务中心机构拓展。

（2）2009年举办了"治未病"高峰论坛,进一步传播"治未病"理念,推动中医特色预防保健服务体系的构建。

（3）2009年在"十一五"国家科技支撑计划"中医'治未病'及亚健康中医干预研究"项目的相关课题中,提出了中医特色健康保障—服务模式,为"治未病"理念落实于各级医疗机构,特别是社区医疗机构开辟了道路,建立一个既能满足当代人群不断增长的多层次、多元化的健康保障需求,又在经济上可持续发展的社会健康保障体系。

（4）中医"治未病"预防保健服务开展区域性试点,建立健全政府引导、市场主导、多方参与的"治未病"工作运行机制,建立健全"治未病"服务提供、服务技术产品和服务支持的示范体系,初步形成中医特色明显、技术适宜、形式多样、服务规范的"治未病"预防保健服务体系框架。

社区中医药服务的领域不断拓宽,从过去以医疗服务为主转向同时注重预防、保健等"六位一体"的综合服务。

2. 基层中医药服务能力提升工程

2006年卫生部、国家中医药管理局联合印发《城市社区卫生服务中心、站基本标准》后,各地积极开展社区卫生服务机构中医药科室设置和设施设备配备,不断加强社区中医药服务基础设施条件建设。

至2006年,在提供重要服务的基础上,已有90%以上的社区卫生服务中心能够提供针灸、推拿、火罐等服务。中药敷贴、中药熏蒸等一批适合社区中医药服务的适宜技术得到推广。

社区中医药服务队伍建设进一步加强。社区卫生服务机构中医药人员数量明显增加;社区中医药人员岗位培训进一步加强,人员素质得到提高。

中医药适宜技术在农村基层医疗单位得到发展。国家中医药管理局印发《46个基层常见病多发病中医药适宜技术推广目录》和《25个基层常见病针灸推拿刮痧技术推广目录》。编写《农村中医药工作指南》,指导和规范农村中医药工作,研究制定符合我国国情的农村中医药服务工作指南,规范农村中医药中医医疗机构、乡镇卫生院及其中医类别执业医师的专业技术行为。

2012年9月28日,国家中医药管理局、卫生部、人力资源社会保障部、国家食品药品监督管理局、总后勤部卫生部共同制定了《关于实施基层中医药服务能力提升工程的意见》。

3. 全国基层中医药工作先进单位创建工作

为推动基层中医药事业发展,充分发挥典型示范的带动作用,同时营造全社会共同参与和支持基层中医药事业发展的良好氛围,经国务院纠正行业不正之风办公室批准,自 2010年起,国家中医药管理局决定在原全国农村中医工作先进县建设工作和全国中医药特色社区卫生服务示范区创建活动的基础上,开展全国基层中医药工作先进单位建设工作。

根据《全国基层中医药工作先进单位评审命名管理办法》要求,对于获得先进单位荣誉称号满 5 年的县(市、区),省级中医药管理部门要及时开展复审工作。复审标准按照《全国基层中医药工作先进单位建设标准(2013 年版)》和《全国基层中医药工作先进单位评审细则(2014 年版)》(国家级评审)执行,复审对象、方法、程序等参照《全国基层中医药工作先进单位评审方案(2014 年版)》(国家级评审)执行。

此项工作将政府对中医药工作的管理和政策支持纳入到考核评审细则,助推县(市、区)中医药事业的发展,并形成常态机制,持续改进和扶持中医药事业的发展。

三、社区中医药发展趋势

1. 社区中医药将会被更多的人接受

医学概念变化与医学模式转变为中医药发展带来机遇,尽管现代医学迅猛发展,但是其弊端逐渐显现,崇尚自然疗法的心理已日渐普遍。中医药的生命观、辨证观、疾病观、治疗观与新的医学模式更为吻合,颇具科学性,人们在新的中医药实践中看到未来医学的曙光。蕴藏在中国的中医药宝库一旦与现代科学相结合,将会使中医药出现质的飞跃,而广泛造福于人类。正是基于这种认识,将为中医药发展带来机遇。社区中医药也将会被更多的人接受。

中医药工作的基础在基层。中医药院校进一步拓展与社区卫生服务中心的联系,课程教学、中医药人才的培养将会更接地气,通过中医药院校的教学、科研、人才培养,不断提升社区中医药服务的能力,输注基层中医药工作的活力。

中医治未病、中医药适宜技术的推广,惠及到更多的百姓,使其受益,提高其身体素质。

2. 社区中医药工作也将面临严峻的挑战

随着医改政策的推进,中医医院、中医社会医疗机构会相应增加。影响到社区中医药工作的开展和发展,尤其是一段时间内中医药人力资源的缺乏,更是制约社区中医药工作发展的瓶颈。

(苏红梅)

第二篇

理论篇

第四章

中医基本理论

第一节　概　述

中医学是在中国古代的唯物论和辩证法思想的影响和指导下,通过长期的医疗实践,不断积累,反复总结而逐渐形成的具有独特风格的传统医学科学,是中国人民长期同疾病作斗争的极为丰富的经验总结,具有数千年的悠久历史,是中国传统文化的重要组成部分。它历史地凝结和反映了中华民族在特定发展阶段的观念形态,蕴含着中华传统文化的丰富内涵,为中华民族的繁衍昌盛和保健事业作出了巨大贡献,是中国和世界科学史上一颗罕见的明珠。

第二节　中医学的理论体系

一、概念

中医基础理论旨在研究阐发中医学的基本观念、基本概念、基本理论和基本原则,它在整个中医学科中占有极其重要的地位,是中医学各分支学科的理论基础。

二、含义及特点

1. 含义

(1)医学的概念。医学是从人的整体性及其同外界的关系出发,研究生命现象、人体构造、生理功能、病理变化、疾病防治和增进人体身心健康的一门科学。

(2)中医学是研究人体生理、病理、疾病的诊断与防治,以及摄生康复的一门传统医学科学,它有独具特色的理论体系。

从形式逻辑概念划分的角度而言,中医学是医学概念不断被限定的一个属概念。

(3)中国传统医学则由汉医学、藏医学、蒙医学、苗医学、维医学、佛医学等组成。

2．特点

（1）地域特点。中医学是在中国传统文化背景下孕育、成长和发展起来的。在哲学体系、思维模式、表达方式、价值观念等方面始终与中国传统文化一脉相承,因而中医学具有中国传统文化的地域民族特质。

（2）时代特点。中医学具有一定的时代特征。

（3）方法特点。中医学与西医学的研究对象与目的一致。中国古代哲学的元气论有机自然观与古希腊原子论机械自然观及其伴随的不同思维方式,影响着中、西医学的不同研究思路与方法,从而形成了两种不同的医学体系。

（4）对象特点。中、西医学的研究对象都是人。中医学在元气论自然观的指导下,采用系统综合型意象思维方式，侧重辩证逻辑与演绎推理,以唯象模型方法和功能观察方法,研究的是整体层次上的机体反应状态及其运动、变化,其着眼点在功能,着重点在整体;其生理、病理、诊治的思考轴线是人的整体功能的状态变化,病因的探寻方向是影响整体功能状态的各种相互关系与相互作用,治疗的基本途径是通过功能调节以使整体功能恢复到最佳状态。

三、基本内容和结构

1．基本内容

1）哲学基础

中医学直接而大量地引用气、阴阳、五行、形神、天人关系等重要的哲学概念和学说,去阐明医学中的问题,使之成为中医学的重要概念和理论,把哲学理论与医学理论熔铸成为一个不可分割的有机整体,体现出中国古代东方的特殊思维方式。

（1）气一元论。气是物质实体,是构成宇宙天地以及天地万物的最基本元素,具有运动的属性。气的运动是气内部的相互作用,是事物发展变化的源泉,气和形以及两者的相互转化是物质世界存在和运动的基本形式。

（2）阴阳学说。阴阳学说是在"气"的基础上建立起来的,与气一元论紧密地结合在一起,是中国古代朴素的对立统一理论。阴阳是标示事物状态特征的范畴,一是代表两种对立的特定属性,二是代表两种对立的特定的运动趋向或状态。阴阳是宇宙的总规律。

（3）五行学说。五行学说是中国古代朴素的普通系统论。中医学运用五行学说,从系统的整体观点观察事物,认为任何一个(类)事物的内部都包含着具有木、火、土、金、水五种功能属性的成分或因素,并且木、火、土、金、水这五个方面按照一定规律相互联系,形成这一事物的整体功能结构。五行结构系统,通过与反馈机制相似的生胜乘侮关系,保持系统的稳定性和动态平衡,从而论证了人体局部与局部、局部与整体之间的有机联系,以及人与环境的统一,即人体是一个统一整体的观念。

2）脏象经络

（1）概念：脏象、经络、气血精津液等学说是中医学关于正常生命现象的理论知识。其中,脏象学说是中医学理论体系的核心。

（2）脏象学说：是研究人脏腑活动规律及其相互关系的学说。它认为人体是以心、肝、脾、肺、肾五脏为中心，以胆、胃、小肠、大肠、膀胱、三焦六腑相配合，以气、血、精、津液为物质基础，通过经络使内而脏腑，外而五官九窍、四肢百骸，构成一个有机的整体，并与外界环境相统一。

（3）气、血、精、津液：气、血、精、津液，既是脏腑功能活动的物质基础，又是脏腑功能活动的产物。气、血、精、津液学说主要探讨生命的物质组成以及生命活动的物质基础。

（4）体质学说：体质学说是研究人类的体质特征、类型和变化规律，及其与疾病的发生、发展关系的学说。体质是人体在遗传性和获得性基础上表现出来的功能和形态上的相对稳定的固有特征，与健康和疾病有着密切关系。

（5）经络学说：经络学说是研究人体经络系统的组成、循行分布及其生理功能、病理变化以及指导临床治疗的理论。经络是人体运行气血的通道，纵横交贯，网络全身，将人体内外、脏腑、肢节联成为一个有机的整体。

3）病因病机

病因病机学说是中医学关于疾病的理论知识，包括病因、发病与病机三部分内容。

（1）病因学说：病因学说是研究各种致病因素的性质和致病特点的学说。

（2）病机学说：病机学说是研究疾病发生、发展和演变机理的学说。其内容包括发病机理、病变机理和病程演化机理三部分。

4）诊法辨证

（1）概念：诊法，指望、闻、问、切四种诊察疾病的方法，简称四诊。

（2）望诊是对患者的神色、形态、五官、舌象以及排出物等进行有目的地观察，以了解病情，测知脏腑病变。

（3）闻诊是从患者语言、呼吸等声音以及由患者体内排出的气味以辨别内在的病情。

（4）问诊是通过对患者及知情者的询问，以了解患者平时的健康状态、发病原因、病情经过和患者的自觉症状等。

（5）切诊是诊察病人的脉象和身体其他部位，以测知体内变化的情况。

（6）辨证。即分析、辨识疾病的证候，即以脏腑、经络、病因、病机等基础理论为依据，对四诊所收集的症状、体征，以及其他临床资料进行分析、综合，辨清疾病的原因、性质、部位，以及邪正之间的关系，进而概括、判断为何种证候，为论治提供依据。

5）预防治则

（1）中医预防：是采取一定的措施，防止疾病的发生与发展。采取积极的预防或治疗手段，防止疾病的发生和发展，是中医治疗学的一个基本原则。

（2）治则：治则即治疗疾病的法则或原则，是治疗疾病的观念和确定治法的原则，对临床立法、处方具有普遍指导意义。治病求本、知常达变、因势利导和以平为期是中医治疗疾病的基本观念。而正治反治、治标治本、燮理阴阳、调和气血、调理脏腑、形神兼顾、病证相参、因异制宜等则是中医治疗疾病的基本原则。治法是在治则指导下所确定的具体治疗措施。治则指导治法，而治法体现治则。

理、法、方、药是中医学关于诊断与治疗操作规范的四大要素。辨证论治是理、法、方、药运用于临床的过程，为中医学术的基本特色。

6）康复

（1）康复的概念。医学认为康复是身心的康复。其基本观点为整体康复、辨证康复和功能康复。整体康复的思想，称为整体康复观。

（2）根据中医学的恒动观，注重功能训练，运动形体，促进气血流通，以恢复患者脏腑生理功能和生活、工作能力的思想，称之为功能康复观。

2. 中医学学科体系的基本结构

中医学理论体系的学科群，以基础与应用分，可分为基础学科和应用学科两大类；以对疾病的认识、治疗和预防的医疗行为过程分，则可分为基础医学学科、临床医学学科和养生康复医学学科三大类。

1）中医基础医学

（1）中医基础理论：中医基础理论是整个现代中医学科群的基础，其主要内容为中医学的哲学基础，脏象、经络、气血精津液、病因病机，以及预防治则康复等学说。

（2）中医诊断学：中医诊断学是根据中医基础理论研究诊法和辨证的理论、知识和方法的一门学科，是联结理论与临床诊治的桥梁。

（3）中药学：中药学主要研究中药的基本理论和各种中药的来源、炮制、性味归经等，包括中药药理学、中成药学、中药栽培学、中药药材学、中药炮制学、中药制剂学、中药化学等分支。

（4）方剂学：方剂是根据配伍的原则，以若干药物配合组成的药方，是治法的体现，是中医学理、法、方、药的重要组成部分。其内容包括方剂的组成原则、药物的配伍规律、方剂的组成变化、剂型及方剂的用法等。

2）中医临床医学

中医学关于病证的认识及治疗病证的原则、措施和经验等，构成了中医应用学科的主体，并分别组合成为"中医内科学"、"中医外科学"、"中医妇科学"、"中医儿科学"、"中医骨伤科学"、"中医五官科学"、"针灸推拿学"等临床学科。

3）养生康复医学

中医养生学是在中医理论指导下，探索和研究中国传统的颐养身心、增强体质、预防疾病、延年益寿的理论和方法，并用这种理论和方法指导人们保健活动的应用科学。中医康复学是以中医基础理论为指导，运用调摄情志、娱乐、传统体育、沐浴、饮食、针灸推拿、药物等多种方法，针对病残、伤残诸证，老年病证、恶性肿瘤及热病瘥后诸证等病理特点，进行辨证康复的学科，是一门涉及社会学、伦理学、心理学等多个学科的应用性学科。

四、中医学理论体系的基本特点

1. 整体观念

1）整体观念的基本概念

整体就是统一性和完整性。整体观念是关于人体自身以及人与环境、社会之间的统一性、完整性和联系性的认识，是古代唯物论和辩证法思想在中医学的体现，是中医学的基本特点之一，它贯穿于中医生理、病理、诊法、辨证、治疗等整个理论体系之中，具有重要的指导意义。

2) 整体观念的内容

包括以下几个方面：

（1）人是一个有机整体。人体是由若干脏腑器官构成的。这些脏腑器官在结构上是不可分割、相互关联的。每一脏腑都是人体有机整体中的一个组成部分，都不能脱离开整体而独立存在，属于整体的部分。气、血、精、津液是组成人体并维持人体生命活动的基本物质。

（2）人和自然界的统一。自然界是人类赖以生存的必要条件。人体对自然界的适应能力表现在对气候、地理、居住等各方面。

（3）人和社会的统一。人既有自然属性，又有社会属性。社会是生命系统的一个组成部分。人生活在社会环境之中，社会生态变迁与人的身心健康和疾病的发生有着密切关系。

2. 辨证论治

辨证，就是将望、闻、问、切四诊所收集的有关患者的症状和体征等，通过分析、综合，辨清病因、病位、病性等，判明邪正之间的关系，概括、判断为某种性质的证候。辨证的关键是"辨"，辨证的过程是对疾病作出正确、全面判断的过程，分析并找出病变的主要矛盾。所谓论治，又称施治，就是根据辨证的结果，确定相应的治疗原则和方法。

第三节 藏 象

一、概念

藏指藏于体内的内脏，象指表现于外的生理、病理现象。藏象包括各个内脏实体及其生理活动和病理变化表现于外的各种征象。

藏象以脏腑为基础。脏腑是内脏的总称，按照生理功能特点，分为五脏、六腑和奇恒之腑；以五脏为中心，一脏一腑，一阴一阳为表里，由经络相互络属。

人体是一个有机的整体，脏与脏，脏与腑，腑与腑之间密切联系，它们不仅在生理功能上相互制约，相互依存，相互为用，而且以经络为联系通道，相互传递各种信息，在气血津液环周于全身的情况下，形成一个非常协调和统一的整体。

二、五脏

1. 概念

人体内肝、心、脾、肺、肾五个脏器的合称。脏，古称藏。五脏的主要生理功能是生化和储藏精、气、血、津液和神，故又名五神脏。由于精、气、神是人体生命活动的根本，所以五脏在人体生命中起着重要作用。

2. 五脏的生理功能

1) 心

心位于胸腔偏左，膈膜之上，肺之下，圆而下尖，形如莲心，外有心包卫护。心与小肠、脉、面、舌等构成心系统。心，在五行属火，为阳中之阳脏，主血脉，藏神志，为五脏六腑之大主、生命之主宰。心与四时之夏相通应。

心的生理功能：

（1）心主血脉。指心有主管血脉和推动血液循行于脉中的作用，包括主血和主脉两个方面。

（2）心主神志。心主神志，即是心主神明，又称心藏神。

心主神志的生理作用，心藏神，为人体生命活动的中心。其生理作用有二：其一，主思维、意识、精神。其二，主宰生命活动。神明之心为人体生命活动的主宰。

（3）心主神志与主血脉的关系。气、血、津液、精等是人体脏腑功能活动的物质基础。心主神志与脑为元神之府的关系：脑为髓海，髓由精生，精源于五脏六腑之气血。

2）肺

肺，位居胸中，左右各一，呈分叶状，质疏松。与心同居膈上，上连气管，通窍于鼻，与自然界之大气直接相通。与大肠、皮、毛、鼻等构成肺系统。在五行属金，为阳中之阴脏。主气司呼吸，助心行血，通调水道。在五脏六腑中，位居最高，为五脏之长。肺与四时之秋相应。

肺的生理功能：

（1）肺主气。肺主气是肺主呼吸之气和肺主一身之气的总称。

（2）肺主行水。是指肺的宣发和肃降对体内水液输布、运行和排泄的疏通和调节作用。

肺主行水的作用：人体内的水液代谢，是由肺、脾、肾，以及小肠、大肠、膀胱等脏腑共同完成的。肺主行水的生理功能，是通过肺气的宣发和肃降来实现的。

（3）肺主治节。治节，即治理调节。肺主治节是指肺辅助心脏治理调节全身气、血、津液及脏腑生理功能的作用。肺主治节的作用：肺的治节作用，主要体现于四个方面。

肺主呼吸：肺的呼吸运动有节律地一呼一吸，呼浊吸清，对保证呼吸的调匀有着极为重要的作用。

调节气机：肺主气，调节气的升降出入运动，使全身的气机调畅。

助心行血：肺朝百脉，助心行血，辅助心脏，推动和调节全身血液的运行。

宣发肃降：肺的宣发和肃降，治理和调节津液的输布、运行和排泄。

（4）肺主宣肃：宣谓宣发，即宣通和发散之意。肺气必须在清虚宣降的情况下能保持其主气、司呼吸、助心行血、通调水道等正常的生理功能。

肺主宣发：肺主宣发是指肺气向上升宣和向外布散的功能。其气机运动表现为升与出。

肺主肃降：肺主肃降是指肺气清肃、下降的功能，其气机运动形式为降与入。

3）脾

脾位于腹腔上部，膈膜之下，与胃以膜相连，"形如犬舌，状如鸡冠"，与胃、肉、唇、口等构成脾系统。主运化、统血，输布水谷精微，为气血生化之源，人体脏腑百骸皆赖脾以濡养，故有后天之本之称。在五行属土，为阴中之至阴。脾与四时之长夏相应。

脾的生理功能：

（1）脾主运化。脾主运化，指脾具有将水谷化为精微，并将精微物质转输至全身各脏腑组织的功能。运化水谷：水谷，泛指各种饮食物。脾运化水谷，是指脾对饮食物的消化吸收作用。

（2）运化水湿。又称运化水液，是指脾对水液的吸收和转输，调节人体水液代谢的作用，即脾配合肺、肾、三焦、膀胱等脏腑，调节、维持人体水液代谢平衡的作用。

（3）生血统血。脾主生血，指脾有生血的功能。脾主统血，指脾具有统摄血液，使之在经脉中运行而不溢于脉外的功能。

脾主生血：脾运化的水谷精微是生成血液的主要物质基础。经过气化作用生成血液。

脾主统血：脾气能够统摄周身血液，使之正常运行而不致溢于血脉之外。脾统血的作用是通过气摄血作用来实现的。

（4）脾主升清。脾主升清是指脾具有将水谷精微等营养物质，吸收并上输于心、肺、头目，再通过心肺的作用化生气血，以营养全身，并维持人体内脏位置相对恒定的作用。

4）肝

肝位于腹部，横膈之下，右胁下而偏左。与胆、目、筋、爪等构成肝系统。主疏泄、藏喜条达而恶抑郁，体阴用阳。在五行属木，为阴中之阳。

肝的生理功能：

（1）肝主疏泄。是指肝具有疏通、舒畅、条达以保持全身气机疏通畅达，通而不滞，散而不郁的作用。肝主疏泄在人体生理活动中的主要作用如下：

调畅气机：总的是关系到人体全身的气机调畅。气机，即气的升降出入运动。升降出入是气化作用的基本形式。

调节精神情志：情志，即情感、情绪，是指人类精神活动中以反映情感变化为主的一类心理过程。中医学的情志属狭义之神的范畴，包括喜、怒、忧、思、悲、恐、惊，亦称之为七情。肝通过其疏泄功能对气机的调畅作用，可调节人的精神情志活动。

协调脾胃的气机升降：胃气主降，受纳腐熟水谷以输送于脾；脾气主升，运化水谷精微以灌溉四旁。

分泌排泄胆汁：胆汁具有促进消化的作用。胆汁是肝之余气积聚而成，胆汁来源于肝，储藏于胆，胆汁排泄到肠腔内，以助食物的消化吸收。

维持气血运行：肝的疏泄能直接影响气机调畅。

调节水液代谢：水液代谢的调节主要是由肺、脾、肾等脏腑共同完成的，但与肝也有密切关系。

调节性与生殖。调理冲任：妇女经、带、胎、产等特殊的生理活动，关系到许多脏腑的功能，其中肝脏的作用甚为重要。调节精室：精室为男子藏精之处。男子随肾气充盛而天癸至（促进性成熟并维持生殖功能的物质），则精气溢泻，具备了生殖能力。男性精室的开合、精液的藏泄，与肝肾的功能有关。

（2）肝主藏血。肝藏血是指肝脏具有储藏血液、防止出血和调节血量的功能。

储藏血液：血液来源于水谷精微，生化于脾而藏受于肝。

调节血量：在正常生理情况下，人体各部分的血液量是相对恒定的。

5）肾

肾，位于腰部脊柱两侧，左右各一，右微下，左微上，外形椭圆弯曲，状如豇豆。与膀胱、骨髓、脑、发、耳等构成肾系统。主藏精，主水液，主纳气，为人体脏腑阴阳之本，生命之源，故称为先天之本;在五行属水,为阴中之阴。

肾的生理功能:

(1)肾藏精。肾藏精是指肾具有储存、封藏人身精气的作用。

广义之精是维持人体生长发育、生殖和脏腑功能活动的有形的精微物质的统称。广义之精包括禀受于父母的生命物质,即先天之精,以及后天获得的水谷之精,即后天之精。

狭义之精是禀受于父母而贮藏于肾的具生殖繁衍作用的精微物质,又称生殖之精。

就精的来源而言,分为先天之精和后天之精两类。

先天之精:先天之精又称肾本脏之精。先天之精,禀受于父母,与生俱来,是生育繁殖,构成人体的原始物质。

先天之精和后天之精,其来源虽然不同,但却同藏于肾,两者相互依存,相互为用。

(2)肾主水液。水液是体内正常液体的总称。肾主水液,从广义来讲,是指肾为水脏,泛指肾具有藏精和调节水液的作用。从狭义而言,是指肾主持和调节人体水液代谢的功能。

(3)肾主纳气:肾主纳气,是指肾有摄纳肺吸入之气而调节呼吸的作用。

(4)主一身阴阳:①肾阴,又称元阴、真阴、真水,为人体阴液的根本,对机体各脏腑组织起着滋养、濡润作用。②肾阳,又称元阳、真阳、真水,为人体阳气的根本,对机体各脏腑组织起着推动、温煦作用。

3. 相互影响

五脏虽然在生理功能上各有所司,但它们的活动不是孤立的,通过经络的联系,五脏相互协调,相互配合,共同维持人体正常的生命活动。在病理变化上也相互影响。

三、六腑

人体内胆、胃、大肠、小肠、三焦、膀胱六个脏器的合称。六腑的主要生理功能是受纳、腐熟水谷,泌别清浊,传化精华,将糟粕排出体外,而不使之存留。

1. 胆

胆附于肝之短叶,与肝相连,是中空的囊状器官。胆既是六腑之一,又是奇恒之府之一。其主要功能为:

(1)储存和排泄胆汁。胆汁由肝之精气所化,储存于胆,故称胆为"中精之府""清净之府"。胆汁的排泄必须依赖于肝的疏泄功能的调节和控制。

(2)主决断。决断属于思维的范畴。胆主决断,是指胆具有判断事物,并作出决定的作用。

2. 胃

胃位于膈下,上接食管,下通小肠。

胃的主要功能为:

(1)主受纳、腐熟水谷。

(2)主通降通降,是指胃气以通畅下降为顺。

(3)胃主通降就是降浊,降浊是受纳的前提条件。

3. 小肠

小肠位于腹中,上端通过幽门与胃相接,下端通过阑门与大肠相连。其主要功能为:

(1)主受盛、化物受盛:是接受、容纳之意。

(2)泌别清浊泌,分泌;别,分别;清,指水谷精微;浊,指食物残渣。

4. 大肠

大肠位于腹腔,其上口通过阑门与小肠相连,下端与肛门相接。大肠的主要功能为传化糟粕。

5. 膀胱

膀胱位于小腹部,为中空的囊状器官,上有输尿管与肾相通,下通过尿道开口于前阴。膀胱的主要功能为储存和排泄尿液。

6. 三焦

三焦是上、中、下三焦的总称,为六腑之一。具体功能为:

(1)主持诸气,总司人体的气化活动。三焦为人体元气通行的道路。

(2)为人体水液运行的道路。是指三焦具有疏通水道,运行水液的作用。人体水液的代谢,虽有赖于各脏腑的共同作用来完成,但又必须以三焦水道的通畅为条件才能正常进行。

四、奇恒之腑

脑、髓、骨、脉、胆、女子胞,总称为奇恒之府。

1. 脑

脑,又名髓海、头髓。

头为诸阳之会,为清窍所在之处,人体清阳之气皆上出清窍。

脑的生理功能:

(1)主宰生命活动。"脑为元神之府",是生命的枢机,主宰人体的生命活动。

(2)主精神意识。人的精神活动,包括思维意识和情志活动等,都是客观外界事物反映于脑的结果。

脑具有精神、意识、思维功能,为精神、意识、思维活动的枢纽。

(3)主感觉运动。眼耳口鼻舌为五脏外窍,皆位于头面,与脑相通。人的视、听、言、动等,皆与脑有密切关系。

脑为元神之府。脑统领肢体,与肢体运动紧密相关。

2. 髓

髓是骨腔中的一种膏样物质,为脑髓、脊髓和骨髓的合称。髓由先天之精所化生,由后天之精所充养,有养脑,充骨,化血之功。

髓的生理功能:

充养脑髓、滋养骨骼、化生血液。

3. 女子胞

女子胞,又称胞宫、子宫、子脏、胞脏、子处、血脏,位于小腹正中部,是女性的内生殖器官,有主持月经和孕育胎儿的作用。

女子胞的生理功能:

(1) 主持月经。

(2) 孕育胎儿。

4. 脉

在中医学中,脉有多种含义,一指脉管,又称血脉、血府,是气血运行的通道。二指脉象、脉搏。属四诊范畴。三指诊脉法,属切诊、脉诊范畴。四指疾病名称。

脉管,又称血脉、血府,主要指血管,为气血运行的通道。

生理功能:

(1) 运行气血。气血在人体的血脉之中运行不息,而循环贯注周身。血脉能约束和促进气血,使之循着一定的轨道和方向运行。

(2) 传递信息。脉为气血运行的通道,人体各脏腑组织与血脉息息相通。脉与心密切相连。人体气血之多寡,脏腑功能之盛衰,均可通过脉象反映出来。所以,通过切脉来推断病理变化,可以诊断疾病。

5. 骨

骨泛指人体的骨骼。具有储藏骨髓,支持形体和保护内脏的功能。

生理功能:

(1) 储藏骨髓。"骨者,髓之府"。

(2) 支持形体。骨具坚刚之性,为人身之支架,能支持形体,保护脏腑。

五、脏与脏之间的关系

1. 心与肺

心肺之间的关系主要是气和血相互依存、相互为用的关系。

(1) 心主一身之血脉,人身血液的循环由心主宰,有赖于心气的推动。肺气的敷布和调节辅佐心脏推动血行。

(2) 肺主一身之气,但肺的呼吸之气必须要依附于血液的运载才能敷布于周身。只有血液运行正常才能维持肺主气的生理功能。

(3) 因为宗气具有贯心脉而司呼吸的生理功能,加强了血液运行与呼吸之间的协调平衡,所以积于肺中的宗气是联结心和肺的中心环节。

2. 心与脾

心与脾的关系主要表现在血液的生成与运行两方面。

(1) 血液生成方面:心主血脉,脾的运化功能有赖于心血的不断滋养、心阳的推动,并在心神的统率下维持其正常的生理活动;脾为气血生化之源,脾气健运,化源充足,则心血充盈,心有所主。

(2) 血液运行方面:血液在脉中正常运行,既有赖于心气的推动,又依靠脾气的统摄,使血液循脉运行而不溢于脉外。

3. 心与肝

心与肝之间的关系主要表现在血的运行与储藏以及调节精神情两个方面。

(1) 血液方面:心主血,为血液运行的动力;肝主藏血,储藏血液、调节血量。

(2) 精神情志方面:心藏神,主宰人的精神、意识和思维活动。肝主疏泄,调畅气机,也调畅情志。心肝两脏,相互为用,共同维持正常的精神情志活动。

4. 心与肾

心肾的关系主要水火既济、精神互用的关系。

(1) 水火既济:心火必须下降于肾,与肾阳共同温煦肾阴,使肾水不寒;肾水必须上济于心,与心阴共同涵养心阳,使心火不亢。

(2) 精神互用:肾藏精,心藏神。精能化气生神,为神气之本;神能驭精役气,为精气之主。人的神志活动,不仅为心所主,而且与肾也密切相关。

5. 肺与脾

肺与脾的关系,主要表现在气的生成和水液代谢两个方面。

(1) 气的生成方面:肺主气司呼吸,吸入自然之清气,脾主运化而化生水谷精气,两者在胸中结合化为宗气,宗气为后天之气。

(2) 水液代谢方面:津液代谢涉及多个脏腑。肺气宣发肃降,以通调水道,使水液得以正常的输布与排泄;脾主运化水湿,使水液得以正常的生成与输布。肺脾两脏协同,是保证津液正常生成、输布与排泄的重要环节。

6. 肺与肝

肺与肝的关系,主要体现在气机升降的关系。肺气以肃降为顺,肝气以升发为畅,肺与肝密切配合,一升一降,促进全身气机的调畅,气血的调和。

7. 肺与肾

肺与肾的关系,主要体现在水液代谢、呼吸运动、金水相生三个方面的关系。

(1) 水液代谢方面:肺主通调水道,有赖于肾的蒸腾气化;肾为主水之脏,肾气所蒸化及升降的水液,有赖于肺气的肃降作用使之下归于肾。

(2) 呼吸方面:肺主气,司呼吸,肾主纳气。

(3) 阴液方面:肺与肾之间的阴液也是互相资生的。

8. 肝与脾

肝与脾的关系主要体现在消化功能和血液运行方面。

(1) 消化方面:肝主疏泄,调畅气机;肝促进胆汁的分泌与排泄,有助于脾胃消化饮食物。

(2) 血液方面:肝主藏血,储藏血液并调节血流量;脾主统摄血液,使血液在脉中运行,而不逸出于脉外。

9. 肝与肾

肝与肾的关系,主要为"乙癸同源"或"肝肾同源"。

(1) 精血同源:肝所藏之血与肾所藏之精,皆由水谷精微化生和充养,所以说"精血同源"。

(2) 阴阳互相滋养:肝属木,肾属水,水能涵木,所以肾阴能滋养肝阴,肝阴又可资助肾阴。

(3) 疏泄封藏互用:疏泄与封藏,相反相成,从而保证并调节女子月经来潮、排卵和男子泄精功能的正常。

10. 脾与肾

脾肾两者表现为先天与后天和水液代谢方面。

(1) 先天、后天相互资生。

(2) 水液代谢方面：脾主运化水液的功能，有赖肾阳温煦作用。脾肾两脏相互协同，共同完成水液代谢的协调平衡。

六、腑与腑之间的关系

六腑的共同的生理特点都是"传化物"，六腑之间的相互关系体现在饮食物的受纳、消化与排泄等方面。

七、脏与腑之间的关系

脏与腑的关系，是阴阳表里配合关系。脏属阴而腑属阳，阴主里而阳主表，形成了一脏一腑的阴阳表里配合关系。

1. 心与小肠

手少阴经属心络小肠，手太阳经属小肠络心，心与小肠构成了表里相合关系。

2. 肺与大肠的关系

手太阴经属肺络大肠，手阳明经属大肠络肺，肺与大肠构成了表里相合关系。

3. 脾与胃的关系

足太阴经属脾络胃，足阳明经属胃络脾，脾与胃构成了表里相合关系。

4. 肝与胆的关系

足厥阴经属肝络胆，足少阳经属胆络肝，肝与胆构成了表里相合关系。肝与胆的关系，主要体现在气机疏泄和共谋决断两方面。

5. 肾与膀胱的关系

足少阴经属肾络膀胱，足太阳经属膀胱络肾，构成表里相合关系。肾与膀胱的关系，主要表现水液代谢方面。

第四节　气血精津液

一、气

气的学说，是研究人体之气的概念、生成、分布、功能及其与脏腑、精、血、津液之间关系的系统理论，与古代哲学的气学说有着明显的区别。

1. 人体之气的概念

气是人体内活力很强、运行不息的极精微物质，是构成人体和维持人体生命活动的基本物质之一。气运行不息,推动和调控着人体内的新陈代谢,维系着人体的生命进程。气的运动停止,则意味着生命的终止。

中医学的气是客观存在于人体中的具体的气,是在体内不断升降出入运动的精微物质,既是构成人体的基本物质,又对生命活动起着推动和调控作用。

精与气的概念在中医学中是有严格区别的。精是构成人体的最基本物质,也是维持人体生命活动的基本物质。

2. 人体之气的生成

人体之气来源于先天之精所化生的先天之气(即元气)、水谷之精所化生的水谷之气和自然界的清气,后两者又合称为后天之气(即宗气),三者结合而成一身之气,称为"气"。

3. 气与脏腑的关系

从气的来源得知,人体之气的充足与否有赖于全身各个脏腑的综合协调作用,其中与肾、脾胃和肺的生理功能尤为密切相关。

4. 气的功能

人体之气的生理功能可归纳为以下几个方面:推动与调控作用、温煦与凉润作用、防御作用、固摄作用、中介作用。

二、血

血是中医学的一个重要概念。研究血的生成、运行、功能及其与脏腑、经络、精、气、津液相互关系的理论,即是中医学的血学说。

1. 基本概念

血是循行于脉中而富有营养的红色液态物质,是构成人体和维持人体生命活动的基本物质之一。

2. 血的生成

水谷精微和肾精是血液化生的基础。

血液以水谷之精化生的营气、津液以及肾精为其化生之源。

3. 血与相关脏腑

血液的化生是在多个脏腑的共同作用下得以完成的,其中,脾胃的生理功能尤为重要。

4. 血的功能

血主要具有濡养和化神两个方面的功能。

(1) 濡养功能。血液由水谷精微所化生,含有人体所需的丰富的营养物质。

(2) 化神功能。血是机体精神活动的主要物质基础,人体的精神活动必须得到血液的营养。

三、精

中医学的精理论,是研究人体之精的概念、代谢、功能及其与脏腑、气血等相互关系的学说。与古代哲学的精或精气在概念上有着严格的区别。

1. 基本概念

精,是由禀受于父母的生命物质与后天水谷精微相融合而形成的一种精华物质

精与气相对而言,精属阴而有形,藏寓于脏腑之中;气属阳而无形,运行于全身上下内外。

2. 功能

繁衍生命的功能。由先天之精与后天之精合化而生成的生殖之精,具有繁衍生命的作用。

（1）濡养的功能。精能滋润濡养人体各脏腑、形体、官窍。

（2）化血的功能。精可以转化为血,是血液生成的来源之一。

（3）化气的功能。精可以化生为气。

（4）化神的功能。精能化神,精是神化生的物质基础。

3. 精的分类

精,按其来源,可分为先天之精和后天之精;言其分布部位,则有各脏腑之精;以其特殊功能,则有生殖之精。

四、津液

中医学的津液学说,是有关人体内津液的概念、生成、输布、排泄及其与脏腑、精、气、血相互关系的理论。

1. 基本概念

津液,是机体一切正常水液的总称,包括各脏腑形体官窍的内在液体以及其正常的分泌物。津液是构成人体和维持生命活动的基本物质之一。

2. 津液的代谢

津液在体内的代谢,是一个包括生成、输布和排泄等一系列生理活动的复杂过程。这一过程涉及多个脏腑的生理功能,是多个脏腑相互协调配合的结果。

3. 津液的输布

津液的输布主要是依靠脾、肺、肾、肝和三焦等脏腑生理功能的协调配合来完成的。

津液在体内的输布主要依赖于肾气的蒸化、脾气的运化、肺气的宣降、肝气的疏泄和三焦的通利。

4. 津液的排泄

津液的排泄主要通过排出尿液和汗液来完成。除此之外,呼气和粪便也将带走一些水分。

5. 津液的功能

津液的生理功能主要有两个方面。滋润濡养和充养血脉的作用。

五、气血精津液的关系

气、血、津液、精等均是构成人体和维持人体生命活动的基本物质,均赖脾胃化生的水谷精微不断地补充,在脏腑组织的功能活动和神的主宰下,它们之间又相互渗透、相互促进、相

互转化。在生理功能上,又存在着相互依存、相互制约和相互为用的密切关系。

1. 气对血的作用

气对血的作用,是气为血之帅,气为血帅包含着三方面的意义:气能生血,气能行血,气能摄血。

2. 血对气的作用

血对气的作用,即血为气之母。血为气母是指气在生成和运行中始终离不开血。

3. 气对精的作用

精包括先天之精和后天之精。精依气生,气化为精。

4. 精对气的作用

精藏于肾,肾精充盛,盛乃能泻,不断地供给五脏六腑,以促进脏腑的生理活动。

5. 气对津液的作用

气对津液的作用表现为气能生津、行津、摄津三个方面。

6. 津液对气的作用

"水可化气""气生于水"。水谷化生的津液,通过脾气升清散精,上输于肺,再经肺之宣降通调水道,下输于肾和膀胱。

7. 血对精的作用

血液流于肾中,与肾精化合而成为肾所藏之精。

8. 精对血的作用

精髓是化生血液的重要物质基础。

9. 血对津液的作用

运行于脉中的血液,渗于脉外便化为有濡润作用的津液。

10. 津液对血的作用

津液和血液同源于水谷精微,被输布于肌肉、腠理等处的津液,不断地渗入孙络,成为血液的组成成分。

第五节　经　络

一、经络学说概述

研究经络系统的生理功能、病理变化及其与脏腑之间的关系的理论称为经络学说。它是中医基础理论的重要组成部分,经络学说对指导临床各科特别是对针灸、推拿(按摩)等治疗办法的运用,具有十分重要的意义。

1. 经络的概念

经络是运行气血的通道,又是联络脏腑肢节,沟通上下内外的通道。

2. 经络系统的组成

经络系统由经脉、络脉、经筋、皮部四部分组成。

经脉是经络的主干,主要分十二正经和奇经八脉两类。

络脉是经脉的分支。有别络、孙络、浮络之分。

经筋即经脉之气所"结、聚、散、络"的筋肉,也就是经脉所连属的筋肉系统。

皮部是经脉及其所属络脉在体表的分布部位,也是经络之气散布之所在。

二、十二经脉

1. 名称

十二经脉对称地分布于人体的两侧、分别循行于上肢或下肢内侧和外侧,每一经脉分别属于一个脏或一个腑。

2. 走向、交接、分布、表里关系及流注次序

1)走向和交接规律

十二经脉的走向和交接是有一定的规律的。手三阴经从胸腔的内脏起,行至手指末端;手三阳经从手指末端起,行至头面部;足三阳经从头面部起,行至足趾;足三阴经从足趾起,行至腹腔(胸腔)。

2)分布规律

十二经脉的分布,是指其在体表的循行部位,这也有一定的规律,即基本上是阴在内(腹面),阳在外(背面)以及阳明、太阴在前,太阳、少阴在后,少阳、厥阴居中。具体地说,在四肢部,阴经分布在内侧面,阳经分布在外侧面。内侧面的三阴经和外侧面的三阳经,大体上是阳明、太阴在前缘,太阳、少阴在后缘,少阳、厥阴在中线。在头面部,只有阳经分布,阳明经行于面部、额部(在前),太阳经行于面颊、头顶及头后部(在后),少阳经行于头侧部(居中)。在躯干部,手三阳经行于肩脚部;足三阳经则阳明经行于前(胸、腹面),太阳经行于后(背面),少阳行于侧面。手三阴经均从腋下走出;足三阴经均行于腹面。十二经脉中循行于腹面的,自内向外的顺序为足少阴、足阳明、足太阴、足厥明。

3)表里关系

十二经脉中的阴经与阳经不是截然分开的,而是通过经别、别络的沟通,相互联系,组成六对"表里相合"的关系。十二经脉的表里关系,不仅由于相为表里的两条经脉的衔接及经别、别络的沟通而加强了联系,而且由于相互络属于同一脏腑,因而使相为表里的一脏一腑在生理功能上相互配合,在病理上也可相互影响。

4)流注次序

十二经脉循行于人体,其走向有上行、下行、"从脏走手"、"从足走腹"等,因而可首尾相贯,构成如环无端的气血流注关系。十二经脉的流注次序,是从下太阴肺经开始依次传至足厥阴肝经,再传至手太阴肺经。

三、奇经八脉

奇经八脉是十二经脉之外的八条经脉,包括督脉、任脉、冲脉、带脉、阴跷脉、阳跷脉、阴

维脉和阳维脉。

奇经的分布不像十二正经那样的规则,与五脏六腑没有直接的属络(仅督脉"属肾"、"贯心"),相互间也没有表里关系。

由于奇经八脉纵横交叉于十二经脉之间,所以它们具有如下三方面的作用:①进一步密切十二正经之间的联系。②调节十二经气血。十二经脉气血满溢时,则流注于奇经八脉,蓄以备用。③与肝、肾等脏及女子胞、脑、髓等奇恒之腑的关系较为密切,相互之间在生理、病理上均有一定的联系。

四、经络的生理机能和应用

1. 经络的生理功能

经络的生理功能,实际上是"经气"的作用,主要有沟通表里、上下,联系脏腑器官;通行气血,濡养脏腑组织;感应传导以及调节人体各部分功能等方面。

(1)沟通表里上下,联系脏腑器官。

(2)通行气血,濡养脏腑组织。

(3)感应传导。

(4)调节功能平衡。

2. 经络学说的应用

经络学说是中医基础理论的重要组成部分,因此,它广泛地运用来解释人体的生理、病理,及对疾病的诊断和治疗。

1)阐释病理变化

在正常生理情况下,经络有沟通表里上下、运行气血、感应传导的作用,当人体发生病变时,经络就成为传递病邪和反映病变的途径。

2)指导对疾病的诊断和治疗

当前广泛应用于临床的针刺麻醉,以及耳针、电针、穴位埋线、穴位结扎等治疗方法,也都是在经络理论的指导下进行的,并使经络学说得以进一步的发展。

第六节 病因与病机

一、病因

1. 外感致病因素

外感病因,是指来源于自然界,多从肌表、口鼻侵入人体,引起外感疾病的致病因素。外感病因主要包括六淫、疫气两大类,涉及季节气候、地理环境,以及生物等多方面的因素。

1)六淫

即风、寒、暑、湿、燥、火六种外感病邪的总称。

六淫各自的性质和致病特点：风、寒、暑、湿、燥、火（热）各自具有不同的性质和致病特点，根据其性质及致病特点，又可以将其划分为阴邪、阳邪两大类，即风、暑、火、燥为阳邪，寒、湿为阴邪。

（1）风邪。

致病特点有：风为阳邪，轻扬开泄，易袭阳位；风性善行而数变；风性主动；风为百病之长。

（2）寒邪。

致病特点有：寒为阴邪，易伤阳气；寒性凝滞；寒性收引。

（3）暑邪。

致病特点有：暑为阳邪，其性炎热；暑性升散，易伤津耗气；暑多挟湿。

（4）湿邪。

致病特点有：湿为阴邪，易阻遏气机，损伤阳气；湿性重浊；湿性黏滞；湿性趋下。

（5）燥邪。

致病特点有：燥性干涩，易伤津液；燥易伤肺。

（6）火（热）邪。

致病特点有：火热为阳邪，其性炎上；火热易伤津耗气；火热易生风动血；火热易扰心神；火热挟毒，易致肿疡。

2）疫气

疫气，是一类具有强烈传染性的外感病邪。

2. 七情内伤

七情致病的特点概括起来主要有以下四个方面：一是发病以外界刺激引起情志异常为主因；二是直接伤及内脏；三是首先影响人体气机；四是情志波动常导致病情加重或恶化。

二、病机

1. 基本病机

病机，是指疾病发生、发展、变化及其结局的机理。以阴阳五行、气血津液、藏象、经络、病因和发病等基础理论，探讨和阐述疾病发生、发展、变化和结局的机理及其基本规律，即病机学说。

2. 具体内容

（1）从整体上探讨疾病的发生、发展、变化和结局的基本规律。如邪正盛衰、阴阳失调、气血失常、津液代谢失常等。

（2）从脏腑、经络等某一系统研究疾病的发生、发展、变化和结局的基本规律。如脏腑病机、经络病机等。

（3）探讨某一类疾病的发生、发展、变化和结局的基本规律，如六经传变病机、卫气营血传变病机和三焦传变病机等。

（4）研究某一种病证的发生、发展、变化和结局的基本规律，如感冒的病机、哮喘的病机、痰饮的病机、疟疾的病机等。

（5）研究某一种症状的发生、发展的病机。如疼痛的机理、恶寒发热的机理、失眠的机理等。

（6）研究由于气血津液、脏腑等生理功能失调所引起的综合性病机变化,如内生"五邪"。

3. 疾病传变

疾病传变具有一般规律特征,也就是说疾病在发展变化过程中具有一定的规律特征。传变,即疾病的发展变化。

1）循传

在六经病症中,称为"循经传",即按照伤寒六经的顺序相传,太阳病→阳明病→少阳病→太阴病→少阴病→厥阴病。

2）越传

在六经病症中,称之为"越经传",即是隔一经或两经以上相传者。

3）直中

在六经辨证中,伤寒病初起不从三阳经传入,而病邪经直入于三阴病者,称之"直中"。

4）合病

在六经辨证中,伤寒病不经过传变,两经或三经同时出现的病证,称之为"合病"。

5）并病

在六经辨证中,伤寒病凡一经之证未罢,又见它经病证者,称之为"并病"。

第七节 诊 法

四诊是指望、闻、问、切四种诊察疾病的基本方法,古称"诊法"。四诊具有直观性和朴素性的特点,在感官所及的范围内,直接地获取信息,医生即刻进行分析综合,及时作出判断。四诊的基本原理是建立在整体观念和恒动观念的基础上的,是阴阳五行、藏象经络、病因病机等基础理论的具体运用。物质世界的统一性和普遍联系,就是四诊原理的理论基础。

一、望诊

中医望诊,主要是对病人从全身或局部的以及排出物观察,诊断病情的方法,有着非常重要的作用。

1. 望神

中医认为神是机体生命活动的体现,形神兼备是一个正常人所具有的。它通过目光神态、面部表情、形体动作、语言气息、反应能力等表现出来。望神要分清得神与失神、假神。

2. 望面色

正常人的面色红润光泽,表现人体气血充盈、脏腑功能旺盛。病人的面色由于疾病的原因可使皮肤发生异常变化,称为"病色",病色一般分为青、赤、黄、白、黑五种。

3. 望形态

形是形体,态是姿态。通过望病人形体的强弱胖瘦,可知内脏、气血阴阳的盛衰,疾病的程度及预后。

(1)望形体:包括望形态的强、弱、胖、瘦。

(2)望姿态:望形体的动静姿态可判断疾病,从不同的动态可反映不同疾病。包括行走姿态、坐姿、卧姿、站姿。

4. 望舌

望舌是通过察看舌质和舌态的形态、色泽、润燥等方面的变化测知病情变化的一种独具特色的诊法,在中医诊断中占有重要地位。包括望舌质、望舌形、望舌态、望舌苔和苔色。

二、问诊

问诊是对病人或陪诊者进行系统而有目的的询问。包括病人的体质、生活习惯、起病原因、发病及治疗经过、现在的症状及过去的病史、家族史等。包括十问。问寒热、问汗、问饮食、问二便、问头身、问胸腹、问睡眠、问妇女的经带产孕、问儿童喂养及病史、问旧病和病因。

三、闻诊

闻诊包括闻声音和嗅气味。

1. 闻声音

正常的声音自然,音调和谐,语言表达清楚。

(1)呼吸。呼吸与肺肾等脏器有关,通过呼吸变化可推测脏腑的虚实。

(2)咳嗽。咳嗽发生与肺脏关系密切。

(3)呕吐。胃中饮食物、痰、水液冲出口的一种表现。

(4)肠鸣。腹中鸣响。可凭借声音辨别病位和病情。肠鸣胃部如囊中水,振动有声,行走时以手按之,为痰饮阻滞。

2. 嗅气味。嗅气味可分为身体气与室内气两种。

(1)病体之气。包括口气、身臭等。

(2)病室之气。包括血腥臭、尿臊气、烂苹果气味等。

四、切诊

切诊是指医生用手指触按病人的动脉搏动,以探查脉象,从而了解病情的一种诊断方法。

第八节 辨 证

一、八纲辨证

八纲,即阴、阳、表、里、寒、热、虚、实。是辨证论治的理论基础之一。通过四诊,掌握了辨证资料之后,根据病位的深浅,病邪的性质,人体正气的强弱等多方面的情况,进行分析综合,归纳为八类不同的征候,称为八纲辨证。

1. 表里

表里是辨别疾病病位内外和病势深浅的一对纲领。它是一个相对的概念。

1）表证

表证是指六淫疫疠邪气经皮毛、口鼻侵入时所产生的征候。

2）里证

里证是疾病深在于里(脏腑、气血、骨髓)的一类证候。它与表征相对而言。多见于外感病的中、后期或内伤疾病。

3）表证和里证的关系

人体的肌肤与脏腑,是通过经络的联系、沟通而表里相通的。疾病发展过程中,在一定的条件下,可以出现表里证错杂和相互转化,如表里同病,表邪入里,里邪出表等。

2. 寒热

寒热是辨别疾病性质的两个纲领。寒证与热证反映机体阴阳的偏盛与偏衰。阴盛或阳虚表现为寒证;阳盛或阴虚表现为热证。寒热辨证在治疗上有重要意义。

1）寒证

寒证,是疾病的本质属于寒性的证候。可以由感受寒邪而致,也可以由机体自身阳虚阴盛而致。

2）热证

热证,是疾病的本质属于热性的证候。可以由感受热邪而致,也可以由机体自身阴虚阳亢而致。

3. 虚实

虚实是辨别邪正盛衰的两个纲领。虚指正气不足;实指邪气盛实。

（1）虚证。虚证是对人体正气虚弱各种临床表现的病理概括。

（2）实证。实证是对人体感受外邪,或体内病理产物堆积而产生的各种临床表现的病理概括。

4. 阴阳

阴阳是八纲辨证的总纲。在诊断上,可根据临床上证候表现的病理性质,将一切疾病分为阴阳两个主要方面。阴阳,实际上是八纲的总纲,它可概括其他六个方面的内容,即表、热、实属阳;里、寒、虚属阴。

（1）阴证。凡符合"阴"的一般属性的证候，称为阴证。如里证、寒证、虚证概属阴证范围。

（2）阳证。凡符合"阳"的一般属性的证，称为阳证。如表证、热证、实证概属于阳证范围。

二、脏腑辨证

脏腑辨证，是根据脏腑的生理功能、病理表现，对疾病证候进行归纳，借以推究病机，判断病变的部位、性质、正邪盛衰情况的一种辨证方法，是临床各科的诊断基础，是辨证体系中的重要组成部分。

脏腑辨证，包括脏病辨证、腑病辨证及脏腑兼病辨证。其中脏病辨证是脏腑辨证的主要内容。由于临床上单纯的腑病较为少见，多与一定的脏病有关，故将腑病编入相关病中进行讨论。脏腑的病变复杂，证候多种多样。

三、卫气营血辨证

卫、气、营、血，即卫分证、气分证、营分证、血分证这四类不同证候。当温热病邪侵入人体，一般先起于卫分，邪在卫分郁而不解则传变而入气分，气分病邪不解，以致正气虚弱，津液亏耗，病邪乘虚而入营血，营分有热，动血耗阴势必及血分。

第九节　治　则

一、辨证施治

1. 证的概念

证，是机体在疾病发展过程中的某一阶段的病理概括。由于它包括了病变的部位、原因、性质，以及邪正关系，反映出疾病发展过程中某一阶段的病理变化的本质，因而它比症状更全面、更深刻、更正确地揭示了疾病的本质。

2. 辨证施治的概念

辨证论治是中医认识疾病和治疗疾病的基本原则，是中医学对疾病的一种特殊的研究和处理方法。

3. 辨证论治的含义

（1）"辨证"就是把四诊（望诊、闻诊、问诊、切诊）所收集的资料、症状和体征，通过分析、综合，辨清疾病的病因、性质、部位，以及邪正之间的关系，概括、判断为某种性质的证。

（2）论治，又称为"施治"，即根据辨证的结果，确定相应的治疗方法。辨证是决定治疗的前提和依据，论治是治疗疾病的手段和方法。

（3）辨证和论治，是诊治疾病过程中相互联系不可分割的两个方面，是理论和实践相结合的体现，是理法方药在临床上的具体运用，是指导中医临床的基本原则。

二、整体观念

中医治病，是从整体着眼的。

首先把人体内脏和体表各组织及器官之间的关系，看做是不可分割的，同时还认为环境的变化对人体生理和病理有着重大的影响。因此，强调人体内部的统一性，也重视人体和外界环境的统一性。

1. 人体的整体性

（1）中医认为人体各部都是有机联系着的。

（2）人体和气候：大自然的一切，特别是生物的生存和发展，直接受到客观环境的影响。中医十分重视这个关系，认为人体健康和气候不能分开，必须和自然环境相适应才能无病和长寿。

（3）人体与地土：不同的水土，不同的生活习惯，可以产生不同的疾病。

（4）其他：禀赋的强弱，形体的肥瘦，性情的愉快、忧郁、急躁，以及精神刺激等，中医也是非常注意的，认为它们对疾病的发生和发展很有关系，在治疗时必须顾及。

三、急则指标、缓则治本

"急则治标，缓则治本"是中医的一个重要治疗法则，就是要求医生在面对患者复杂病情的时候采取一个非常基本的法则——紧急病情应该以解决"标"的问题为首要；而当病情稳定，但存在一些带有根本性的问题时，则要以解决根本问题为治疗原则。

四、扶正祛邪

邪正的盛衰变化，对于疾病的发生、发展及其变化和转归，都有重要的影响。疾病的发生与发展是正气与邪气斗争的过程。

扶正：就是使用扶正的药物或其他方法，以增强体质，提高抗病能力，以达到战胜疾病、恢复健康的目的。适用于正气虚为主的疾病，是《内经》"实则泻之"的运用。临床上根据不同的病情，有益气、养血、滋阴、壮阳等不同的方法。

祛邪：就是祛除体内的邪气，达到邪去正复的目的。适用于邪气为主的疾病，是《内经》"实则泻之"的运用。临床上根据不同的病情，而有发表、攻下、清解、消导等不同方法。

临床运用扶正祛邪这一原则，要认真细致地观察邪正消长的盛衰情况，根据正邪双方在疾病过程中所处的不同地位，分清主次、先后，灵活地运用。

（苏红梅）

第五章

社会医学

社区卫生诊断是开展优质高效的社区卫生服务的基础,其涉及的社区健康问题及其影响因素、社区卫生服务现状及发展等内容均属于社会医学的研究范畴,了解社会医学相关知识有助于更好地开展社区卫生诊断。

第一节 概 述

随着生产水平的提高和科学技术的进步,人们越来越认识到社会因素对健康与疾病有着不可忽视的作用,社会医学的兴起标志着医学的现代化。

一、定义

社会医学是主要从社会的角度,应用社会科学的理论和方法,研究人类健康与疾病的一门医学学科。

社会医学研究社会卫生状况、社会因素和健康之间的相互关系及规律,制订社会卫生策略和措施,保护和增进人群的身心健康和社会生活能力,提高生命质量。

二、社会医学的性质

(1)人的两重性。人不能脱离社会而生存,随着社会的发展,人的社会属性越来越突出。

(2)学科的交叉性。社会医学的基础知识主要来自于医学科学和社会科学,是一门交叉学科。社会医学是医学与社会学之间交叉的产物,具有自然科学和社会科学双重性质。

三、社会医学的基本任务

社会医学的基本任务概括为:通过社会卫生调查掌握社会卫生状况,特别重视人群健康状况及其变动规律,发现主要社会卫生问题及其影响因素,提出改善社会卫生状况,即保护人群健康状况的策略与措施,为有关部门制定卫生工作方针政策,确定卫生工作重点提供科学依据。主要有以下几方面：

（1）倡导积极的健康观。保护和增进人群的身心健康和社会活动能力，提高人群的生命质量。

（2）发现和改善社会卫生问题。发现社会卫生问题，及时提出防治措施，是社会医学重要任务。

（3）制定卫生政策和策略。发现卫生问题—分析问题的原因—提出解决问题的办法，这是社会医学研究的基本步骤，也是制定卫生政策的基本程序。

（4）常见病的防治。由于社会行为因素是心血管疾病、恶性肿瘤主要危险因素，也与艾滋病、结核病等重大传染病的传播密切相关，社会卫生措施已成为这些疾病防治方案不可缺少的部分。

（5）开展特殊人群和特种疾病的预防保健工作。特殊人群指妇女、儿童、老人、残疾人群和有害作业职工，特种疾病指与社会因素发生、发展密切联系的社会性疾病如意外伤害、精神疾病、酗酒及毒品滥用、性病、艾滋病及其他传染病等。

（6）促进人群健康。社会医学的研究对象是社会人群。研究人群的保健策略和措施是社会医学的使命。

（7）弘扬正确的医学模式。医学模式是社会医学的精髓，社会医学不仅要研究医学模式，而且要研究促进医学模式转变的策略和措施。

（8）加强社会医学教育。社会医学教育目的在于宣传社会医学的新思想、新观点和新方法。

四、主要内容

（1）研究社会卫生状况，特别是人群健康状况。

（2）研究影响人群健康的社会因素。

（3）研究改善社会卫生状况、提高人群健康水平策略与措施。

第二节　社会医学基本理论

社会医学在发展过程中，逐步形成了一些理论和观点，在科学总结社会医学理论研究与实践经验的同时也借鉴了相关学科的优秀成果，这些基本理论对社会医学的发展起指导作用，而且在很大程度上影响着整个医学科学的发展。

一、健康与疾病的社会性

1. 健康

1）基本概念

1948 年，世界卫生组织（WHO）宪章中首次提出三维的健康概念："健康不仅仅是没有疾病和虚弱，而是一种身体、心理和社会的完好状态。"1978 年，WHO 在《阿拉木图宣言》中重申,健康是指身体、心理和社会功能各方面的完好状态。从生理学、心理学和社会学三维的角度去诠释健康的内涵。

2）定义

关于健康(health)的定义,不同时期有不同的观点,并且随着医学模式的转变,健康观也在发生着变化。本书借用 1989 年联合国世界卫生组织(WHO)对健康的定义"健康不仅是没有疾病,而且包括躯体健康、心理健康、社会适应良好和道德健康"。

3）主要内涵

（1）躯体健康,又称生理健康。指身体结构和功能正常,具有生活的自理能力。

（2）心理健康,指个体能够正确认识自己,及时调整自己的心态,使心理处于良好状态以适应外界的变化。

（3）社会适应良好,指对于社会环境和一些有益或有害的刺激,能积极调整、适应。

（4）道德健康,指能够按照社会规范的细则和要求来支配自己的行为,能为人们的幸福做贡献,表现为思想高尚,有理想、有道德、守纪律。

2. 健康的社会性

人的社会属性决定着健康的社会性,主要体现有以下三个方面:

（1）健康是社会发展的资源。

（2）健康是社会发展的重要标志。

（3）健康是社会发展的目的。

3. 健康的公平性

1）健康公平的概念

健康公平是指一个社会的所有成员均有机会获得尽可能高的健康水平,即不同收入、种族、年龄、性别的人群应当具有同样或类似的健康水平。

2）健康公平的指标评价

（1）集中指数(CI):衡量与社会经济状况相联系的健康不公平程度。根据社会经济地位(收入)排序的人群的累计构成比例所对应的累计疾病患病率。

（2）洛伦兹曲线:洛伦兹曲线是在一个国家或地区内,以"最贫穷的人口计算起一直到最富有人口"的人口百分比与对应各个人口百分比的收入百分比的点组成的曲线。用以比较和分析一个国家在不同时代或者不同国家在同一时代的财富不平等。

（3）基尼系数(Gini coefficient)是意大利经济学家基尼于 1912 年提出的,定量测定收入分配差异程度,国际上用来综合考察居民内部收入分配差异状况的一个重要分析指标。基尼根据洛伦兹曲线提出的判断分配平等程度的指标称为基尼系数或称洛伦兹系数。收入分配越是趋向平等,洛伦兹曲线的弧度越小,基尼系数也越小;反之,收入分配越是趋向不平等,洛伦兹曲线的弧度越大,那么基尼系数也越大。

3）健康公平实现的社会责任

（1）健康公平是社会公平的一个重要方面,是指每个人都应有公正的机会发挥其全部健康潜能。

（2）健康状态公平是指在生物学范围内,每个人都有同等的机会达到他们尽可能的身体、精神和社会生活的完好状态。

（3）卫生保健公平是指每个人都能公正和平等地获得可利用的卫生服务资源，它涉及卫生服务提供、卫生服务筹资和利用三个方面的公平。

4. 疾病的社会性

1）基本概念

（1）疾病：在一定病因作用下自稳调节紊乱而发生地异常生命活动过程，并引发一系列代谢、功能、结构的变化，表现为症状、体征和行为的异常。疾病是机体在一定条件下受病因损害作用后，因机体自稳调节紊乱而发生的异常生命活动过程。

（2）病态：亦称"病能"，指不正常、不健康的情形、表现；也可形容心理上的不健康。

（3）疾患：泛指疾病，也有患病的意思。

2）含义

（1）疾病是发生在人体上一定部位、一定层次的整体反应过程，是生命现象中与健康相对应的一种特殊征象。

（2）疾病是人体正常活动偏离或破坏，表现在功能、代谢、形态、结构及其相互关系超出正常范围，以及由此而产生集体内各系统之间和机体与外界环境之间的协调发生障碍。

（3）疾病不仅是体内的病理过程，而且是内外环境适应失败，是由外因作用于人体的一种损伤的客观过程。

（4）疾病不仅是躯体上的疾病，而且包括精神、心理方面的疾病，疾病常是身心因素相互作用、相互影响的过程。

3）疾病的社会性

疾病本身是生物学现象，但又与人的社会地位、社会关系和社会活动密切相关。因此，疾病也是一种社会现象，主要表现为以下三个方面：

（1）疾病病因的社会性：2002 年世界卫生报告《降低危险因素，促进健康生活》指出："全球 40％的疾病负担是由 10 种危险因素所导致，其中绝大多数与社会因素有关。"

（2）疾病结果的社会性：疾病自然结果是导致劳动力的健康受到损害，降低人群的劳动生产能力，减少物质、精神财富的生产。治疗疾病需消耗大量的社会资源，造成患者本人、家庭及社会的经济负担。某些严重的疾病流行和健康问题，如吸毒、艾滋病、炭疽菌邮件等，还会破坏社会稳定。

（3）疾病防治策略的社会性：疾病防治是一项社会性很强的工作，要求必须树立把疾病防治工作看做是全社会每个人的职责，看做是人类生存和发展的基本要素的"大卫生观"。卫生服务要从"封闭式"变为"开放式"，从微观拓展至宏观，从个体服务发展到群体服务，建设一个由自我保健、家庭保健、社会保健、国家保健和国际保健的从个人到全球的保健体系。

第三节　社会因素与健康

一、基本概念

社会因素是指社会环境的各项构成要素，包括一系列与生产力和生产关系有密切相关的因素。社会因素包括环境因素、人口因素和文明程度三方面。

1. 特点

（1）泛影响性：社会因素对健康的影响作用具有发散性，即一种社会因素可导致全身多个器官和系统发生功能性变化。

（2）恒常性：社会因素可对健康产生稠密和持久的作用。

（3）累积性：社会因素以一定时序作用于人体，可形成应答累加、功能损害累加或健康效应累加。

（4）交互作用：一种社会因素可以直接影响人群的健康，也可作为其他社会因素的中介，或以其他的社会因素为中介作用于健康。

2. 机制

社会因素影响人类健康主要是通过心理感受这个中心环节发生作用，其影响健康主要机制有以下几个方面：

（1）感知觉系统是社会因素作用的门户：社会因素被人的感知系统纳入。

（2）神经-内分泌-免疫调节网络是社会因素的中介。

（3）中枢神经系统（脑）是社会因素作用的控制器。中枢神经系统对社会因素进行调节和控制，形成心理折射，产生心理反应，发生行为、社会适应和躯体功能的变化。

二、社会经济因素与健康

经济活动是人类社会发展的主体形式，也是人类赖以生存和保持健康的基本条件。健康与经济发展具有相互促进的双重作用。

1. 经济发展水平与健康

（1）经济发展水平对健康既有促进作用也有负面作用。经济发展对健康的促进作用表现在改善生活条件和生活质量，增加卫生投入，提高居民文化素质。另一方面，伴随着经济发展，环境污染日益严重、不良行为生活方式、社会负性事件增多、社会流动人口增加，产生了一些现代社会病，对健康产生了负面的影响。

（2）健康水平提高对经济有促进作用。人群健康水平提高有利于保障社会劳动力，延长劳动力的工作时间，创造更多社会财富。

2. 社会阶层与健康

（1）社会阶层的概念。社会阶层主要指由财富、权力和威望不同造成的社会地位、生活方式等方面不同的基本层次。社会阶层主要由个人受教育程度、职业和收入等因素决定，也蕴含着文化程度、价值观念、卫生服务的利用、生活习惯及环境等因素。

（2）研究社会阶层的目的和意义。①目的：通过对个人文化程度、职业和收入等方面的调查，对不同社会阶层人群的健康差异、卫生服务需要和需求、卫生措施等进行研究，是探讨社会经济发展对人群健康的影响的一种主要途径。②意义：发现高危人群，制订和采取相应的策略与措施，维护和促进人群的健康。

（3）通过调查发现社会阶层与健康的关系。

3. 社会营养与健康

社区卫生诊断中,对于社会营养与健康的关系的分析,主要从宏观上分析社会提高食物的数量和质量对居民健康的影响着手,其评价指标包括居民摄入热量和食物的营养结构。健康营养干预方式除了需要政策支持,还要对公众进行健康教育,改变不良饮食行为习惯。

三、社会发展因素与健康

社会发展指整个人类社会的向前运动过程,科学技术是推动社会进步与发展的主要因素。

1. 社会制度与健康

1）概念

社会制度是在一定历史条件下形成的社会关系和社会活动的规范体系,是社会经济、政治、法律、文化制度的总和。

2）社会制度影响健康的特性

该特性有：①双向性；②普遍性与稳定性；③变异性；④强制性。

3）社会制度影响健康的途径

社会制度通过提倡或禁止某些行为方式,保持和促进社会协调发展,促进人群的健康,主要通过以下三个途径来影响健康：

（1）不同分配制度影响居民健康。

（2）社会制度对卫生政策的决定作用。

（3）社会规范对健康行为的影响。

2. 社会关系与健康

（1）社会支持与健康。社会支持是指一个人从社会网络所获得的情感、物质和生活上帮助。影响社会支持的因素主要有人际关系、社会网络和社会凝聚力。

（2）家庭关系与健康。家庭的结构、家庭功能、家庭关系是否和谐、家庭成员的健康状况、家庭社会经济状况等都会对家庭成员的健康产生影响。

（3）退休、失业与健康。退休一方面使人们从工作的重负中解放出来改善健康,但同时,人们的社会活动范围和生活习惯改变,自我价值感降低,也可能通过心理健康影响到身体健康；失业对健康可以产生很多负面影响,尤其是心理健康。

3. 社会人口与健康

（1）人口数量与健康。人口过多会加重社区卫生负担,影响人群生活质量；加重教育及卫生事业负担,影响人口质量；加重环境污染和破坏。

（2）人口结构与健康。人口结构分为性别构成、年龄构成、职业构成、民族种族构成等。不同人口结构,使得不同人群面临不同的社会和健康问题。

（3）人口素质与健康。人口素质是身体素质、文化素质和思想道德素质的综合体现。身体素质是人群健康水平整体提高的表现；科学文化素质是提高人群健康水平的基础；道德素质是提高人群健康水平的必需因素。

（4）人口流动与健康。人口流动可促进经济和社会发展，给健康带来有利影响，也会出现一些特殊的卫生问题，给医疗卫生工作提出新的要求。

4. 卫生事业发展与健康

（1）卫生资源与健康。卫生资源的投入量和分布对社区人群的健康影响大，符合配置、使用卫生资源至关重要。

（2）健康投资与健康。健康投资是为了防治疾病，恢复和发展人们的社会适应能力、劳动能力而消耗的卫生资源。

（3）医疗保健制度与健康。不同医疗保健制度对医疗卫生服务组织、管理实施的影响及保护人群健康的效果存在明显差别，因此，在进行社区卫生诊断时，应注意分析社区人群的医疗保障情况。

5. 科技进步与健康

（1）正面影响包括：①提高医疗水平；②助残障人士；③净化生存环境；④改善基础设施，减少疾病和死亡；⑤方便沟通，促进心理健康。

（2）科技的发展进步促进了人类的健康，但一些食品添加剂、转基因食品却威胁着人类的健康。同时，在高技术水平下的工作方式，使得人与人之间感情逐渐消失，长时间、高强度的工作给人巨大的精神压力等等都是科技发展对健康的负面影响。

四、社会文化因素与健康

一旦人们的生活水平达到或超过起码的需求，有条件决定生活资料的使用方式，文化因素对健康的作用就越来越重要了。

1. 文化的概念

（1）广义的文化是社会物质财富和精神财富的总和。狭义的文化即精神文化，包括思想意识、宗教信仰、文学艺术、道德规范、习俗、教育、科学技术和知识等。

（2）社区文化的内涵：包括社区内的人们的信仰、价值观、行为规范、历史传统、风俗习惯、生活方式、地方语言和特定象征等。

（3）社区文化的特征：①价值导向性；②情感归属性；③行为引导性；④教育实践性。

2. 社区文化影响健康的特点

（1）无形性：群体心理定势和文化氛围，无法度量和计算。

（2）本源性：健康问题有文化根源。

（3）软约束：潜移默化影响，非硬性、强制规定。

（4）稳定性：优秀文化传统、陈腐的风俗习惯代代相传。

（5）民族性：充分考虑文化的地区、民族差异。

3. 社区中医文化与健康的特点

1）中医文化

中医文化是指有关中医的思维方式、传统习俗、行为规范、生活方式、文学艺术，甚至一些影响深远的事件等。

中医学的基础理论和概念基本上是从文化、哲学中借用或移植而来的,带有浓厚的思辨色彩和传统文化烙印,如阴阳五行学说就是直接从中国古代自然哲学中移植过来的。中医理论中还借助社会文化概念来说明人的生理、病理现象,如反映脏腑关系的十二官,反映药物类别的上品、中品、下品,药物配伍中的君臣佐使等。

2) 中医文化对健康的影响

(1) 中医是治疗疾病的常用手段之一。

(2) 中医学说来源于中国古典哲学理论,用于解释生命的秘密。

(3) 中医"天人合一"思想倡导自然主义,顺应自然,选用自然生长的药材,让人类与其他等级的生命达成生命进化的平衡,确保人类种群的健康延续。

(4) 中医学注重"德"的作用,将疾病归于身心问题。

第四节　心理、行为生活方式与健康

疾病的发生和发展除了遗传因素和生物因素外,还与个人的生活方式和心理行为密切相关,了解和掌握这些因素对健康的影响有助于我们准确地进行社区卫生诊断。

一、心理

1. 概念

心理是感觉、直觉、记忆、思维、意志、性格、意识倾向等功能的总称。

2. 心理因素与健康

1) 心理因素的内容

心理因素包括心理过程与个性两个方面。心理过程是由认识过程、情绪过程和意志过程所构成。个性包括个性倾向性与个性心理特征。

2) 心理因素与健康的关系

(1) 人的心理活动不仅可以影响心理功能,同时也会对人的生理功能,如内脏功能、免疫功能、内分泌功能等产生影响。

(2) 心理因素既可以成为导致疾病的重要原因,也可以作为治疗疾病、维护健康的重要途径。

3. 心理健康

心理健康是指一种生活适应良好的状态。

二、健康行为

1. 基本概念

1) 行为

是有机体在外界环境刺激下引起的反应,包括内在的生理和心理变化。

2) 健康行为

指人们为了增强体质和维持身心健康而进行的各种活动。健康行为是保证身心健康、预防疾病的关键所在。健康行为不仅能不断增强体质,维持良好的心身健康和预防各种行为、心理因素引起的疾病,也能帮助人们养成健康习惯。

3) 生活方式

(1) 广义的生活方式是指人们在物质生活和精神生活领域所从事的一切活动方式,包括物质生活和精神生活资料的生产和消费方式。

(2) 狭义的生活方式包括物质和精神生活资料的消费方式。社会医学研究的是狭义的生活方式,即由社会、经济、文化等因素决定的日常行为模式。

2. 行为与健康的关系

1) 危害健康的行为

其行为表现有:①不健康饮食行为;②吸烟;③不健康的饮酒行为;④生活不规律。

2) 促进健康的行为

其行为表现有:①日常健康行为;②保健行为;③预防性行为;④改变危害健康的行为。

3) 促进社区健康行为策略

(1) 健康促进。1986 年 11 月 21 日世界卫生组织在加拿大渥太华召开的第一届国际健康促进大会上首先提出了"健康促进"这一词语,是指运用行政的或组织的手段,广泛协调社会各相关部门以及社区、家庭和个人,使其履行各自对健康的责任,共同维护和促进健康的一种社会行为和社会战略。

(2) 社区健康促进。是指通过健康教育和环境支持改变个体和群体行为、生活方式与社会影响,降低本地区发病率和死亡率,为提高社区居民生活质量和文明素质而进行的活动。

(3) 健康促进的三项主要策略:①政策倡导;②发展强大的联盟和社会支持系统;③积极参与。

(4) 社区健康促进的内涵:①社区健康促进工作的主体不仅仅是社区卫生服务中心和卫生部门,也应是政府各部门的核心职责。②社区健康促进不仅仅限于疾病的预防,还涉及整体人群健康和生活的各个方面。③社区健康促进直接作用于影响社区居民健康的因素,包括生物遗传因素、环境、行为与生活方式以及卫生服务政策和资源等。④社区健康促进是跨学科、跨部门,综合运用多种手段来增进社区群众的健康。⑤社区健康促进强调社区群众积极地参与健康促进活动的全过程。⑥社区健康促进是建立在大众健康生态学基础上的,强调健康-环境-发展三者合一的活动。

三、健康危险度

1. 基本概念

(1) 危险因素:指与疾病的发生有联系,但又不一定是充分病因的因子。

(2) 危险度:指导致不良结果的机会。危险度评价是分析和评估暴露于环境危害因子与健康和安全性关系的过程,包括相对危险度评价、危险度权衡分析、危险度信息交流、投资-效益分析、决策分析、生命周期分析等一套正式或非正式的分析。

(3) 健康危险度评估:是研究致病危险因素和慢性病发病率及死亡率之间数量依存关系及其规律性的一种技术。它将生活方式等因素转化为可测量的指标,预测个体在一定时间发生疾病或死亡的危险,同时估计个体降低危险因素的潜在可能,并将信息反馈给个体。

2. 健康危险度评价方法

(1) 危害鉴定:是健康危险度评价的首要步骤,属于定性评价阶段。健康有害效应一般分为:致癌性;致生殖细胞突变;发育毒性(致畸性)、器官/细胞病理学损伤。

(2) 剂量-反应关系的评定:用于描述化学物质接触量与所致损害或疾病间的定量关系。动物实验是剂量-反应关系评定的主要手段,从动物实验得到剂量-反应关系之后,利用一定的模式外推到人群,得出近似的人群剂量-反应关系。

(3) 暴露评价:是对人群暴露于环境介质中有害因子的强度、频率和时间进行测量、估算或预测的过程,是进行健康风险评估的定量依据。暴露评价分为历史性或回顾性暴露评价、描述现状的暴露评价和对未来可能发生的暴露评价,可以采用直接法、间接法和模型法等不同的评价方法来评价三种不同类型的暴露评价。

(4) 危险度特征分析:是危险度评价的最后一步。将危害鉴定、剂量-反应关系评定、接触评定中进行的分析和所得结论综合在一起,对人体危险度的性质和大小做出估计,说明并讨论各阶段评价中的不肯定因素及各种证据的优缺点等为管理部门进行外源化学物的危险度管理提供依据。

3. 健康危险度评价应用——健康维护计划

1) 收集健康危险因素

慢性非传染性疾病的发生与许多危险因素有关,如个人特征、生活方式、环境条件、卫生服务的利用等。优良的预防服务的基础是搜集病人的全面资料。

2) 评估健康危险度

(1) 健康危险度评估有很多方法,可以从寿命、死亡率、发病率等角度进行评估。

(2) 危险分数是代表发病危险的指标。

(3) 通过对个体的评估,计算以下三种危险分数:①目前的危险分数;②一般人群的危险分数;③目标危险分数。

3) 制订健康教育计划

健康维护计划是在危险因素收集与分析评价的基础上,制订特定时期内的个体化的干预措施。个体化的健康维护计划是临床预防的重要内容。

(顾竞春 顾怡勤)

第六章

流行病学

在进行社区卫生诊断时,许多工作诸如描述社区居民疾病的分布、发生和流行的规律、探讨疾病病因,进行社区诊断及社区居民疾病的预防和控制等都需要借助于流行病学的原理和方法。

第一节 概述

一、基本概念

流行病学是研究疾病分布规律及影响因素,借以探讨病因,阐明流行规律,制订预防、控制和消灭疾病的对策和措施的科学。是预防医学的一个重要组成部分,是预防医学的基础。

二、定义

流行病学是研究人群中疾病与健康状况的分布及其影响因素,病研究如何防止疾病及促进健康的策略和措施的科学。

三、研究任务

(1)探索病因,阐明分布规律,制订控制对策,并考核其效果,以达到预防、控制和消灭疾病的目的。

(2)在研究人群中疾病及健康状况及其影响因素的基础上,预防疾病在人群中发生,促进人们的健康,使人类延年益寿。

四、流行病学的应用

(1)描述疾病与健康状态的分布特点。

(2)探讨病因与影响流行的因素及确定预防方法。

（3）疾病预防控制和健康促进。

（4）疾病的监测。

（5）了解疾病的自然史。

（6）疾病防治的效果评价。

五、流行病学在社区卫生诊断中的应用

（1）应用流行病学调查方法描述社区人群健康状态分布的特点。

（2）探讨社区主要疾病的流行因素，确定预防方法。

（3）指导制定疾病预防和控制的方案，促进健康。

（4）评价社区卫生诊断干预方案的效果。

第二节　社区流行病学

一、定义

社区流行病学是指针对社区范围内的人群，通过社区卫生诊断研究其疾病与健康状态的分布规律，探讨并决定影响社区的主要健康问题，然后制订一定时间内有序地处理社区健康问题的对策和措施的科学。

二、特点

（1）聚焦社区：社区流行病学中的人群指在一定社区范围内，由以家庭为单位的个体成员所组成。

（2）观察群体：社区流行病学的研究对象是社区人群，着眼点是社区中大多数人的健康状况，而不仅是个体的发病情况。

（3）分析疾病和健康的多因论：对健康影响因素的研究内容从自然环境因素的研究为主，扩大到心理社会因素的研究；从单因素作用的研究，扩大到多因素综合作用的研究。

（4）比较的手段：比较是流行病学分析的核心，有比较才有鉴别，即使是一般的描述结果，也必须和相应的人群、时间和地点的结果相比较才能说明问题，才有意义。

（5）概率论的方法：在社区流行病学的调查、分析和评价过程中利用概率论和数理统计学的分布、抽样、推断、参数、指标、模型等原理和方法，目的在于科学、高效的揭示疾病和健康的本质，评价各项研究的效果。

三、社区流行病学的应用

1. 描述社区人群疾病与健康状态的分布特点

社区人群疾病与健康状态的分布存在着不同的特点，我们可以从造成这些不同分布特

点的因素中找到病因或疾病的流行因素。不同的时间、地区、人群发生某种疾病或数量有所不同,也提示发病因素分布的不同。

2. 诊断社区卫生问题并排序目前主要卫生问题

(1) 资料收集:收集制订社区卫生服务计划的基线资料,如目标人群的人口学特征、社区资源等。

(2) 进行分析:分析造成公共卫生问题的原因和影响因素。

(3) 发现问题,确定优先问题和确定社区的主要公共卫生问题,并根据问题的严重程度排出优先解决问题的顺序。

3. 探讨社区卫生问题的可能原因与影响因素并制订预防方案

发现、判断、处理和评价可能决定社区卫生问题的原因和影响因素,并制订有针对性的预防和控制方法。

4. 制订和实施社区预防措施

对社区人群的健康危险因素进行评价后,通过求医者的健康咨询、健康筛检、免疫接种和化学预防等措施实施个体干预来达到预防疾病和促进健康的目的。

5. 实行社区健康促进计划

运用社区流行病学和健康促进干预策略,在社区进行宣传教育,动员、倡导全社区人人参与改变不健康的行为和不良的生活习惯,达到降低慢性非传染性疾病的发病率。

6. 应用与社区全科医疗、卫生服务、保健措施的决策和评价

社区卫生服务可运用社区流行病学研究结果,为社区卫生改革提供理论依据,更好地为社区居民提供完善的、全面的、系统的卫生服务。

7. 合理协调和利用社区卫生资源

运用社区流行病学合理统筹社区、家庭卫生资源,有效整合、深度挖掘不断提升社区卫生服务的效率,使社区人群获得最基本的、有效的、综合的、连续性的、可及性的公平、优质、高效的社区公共卫生服务。

四、社区流行病学在社区卫生诊断的应用

(1) 参考社区流行病学调查基本步骤制订社区卫生诊断实施计划。
(2) 了解社区内某些疾病的危险因素和流行原因,发现社区高危人群。
(3) 有针对性地制定社区健康问题的对策和措施。

五、社区流行病学的研究方法

社区流行病学是一门应用学科,是逻辑性很强的科学研究方法。它主要从"描述"与"分析"两方面来体现它的归纳性,在描述中注重分析,在分析中贯穿描述。

(一) 观察性研究

1. 定义

观察性研究是指在不对研究对象施加任何干预措施的情况下,通过观察或访问的方法,

客观地记录被研究事物的状况。在社区流行病学研究中主要用描述疾病或健康状况在社区人群中的分布,并研究暴露和疾病时间关系的一类方法。也称非实验性研究。观察性研究主要分为描述性研究和分析性研究两种。

2. 描述性研究

主要用来调查或记录人群中疾病或健康问题的分布特征、发生和发展规律,为病因研究提供假设和线索。常见类型有现状研究(横断面研究)、生态学研究、病例报告、病例系列分析、个案研究、历史资料分析、比例死亡比研究等。

1)现状研究

也称为横断面研究或基线研究。是指在特定时点或短期内,以个人为单位收集并描述人群中的有关变量(因素)以及疾病或健康状况的分布情况,并分析有关因素与疾病之间的关系。

(1)目的和用途:描述疾病或健康的三间(什么地区、什么时间和什么人群)分布情况;描述某些危险因素、特征与疾病的关系;评价疾病防治措施;对某些疾病进行"三早"(早发现、早诊断、早治疗)预防措施。

(2)研究方法:普查和抽样调查。

普查即对总体进行调查,为了解某人群健康状况或某疾病的患病率,在特定时间内对特定范围的人群中每一成员所做的调查或检查。

抽样调查是指在特定时间、特定范围内的某人群总体中,按照一定的方法,抽取一部分有代表性的个体组成样本进行调查分析,以此推论该人群总体某种疾病的患病率及某些特征,以样本统计量估计总体参数所在范围。

(3)常用的抽样方法:

a. 单纯随机抽样:指从总体 N 个单位中任意抽取 n 个单位作为样本,使每个可能的样本被抽中的概率相等的一种抽样方式。具体方法有直接抽选法、随机数字法和抽签法。

b. 系统抽样:将总体中的各单元先按一定的顺序排列、编号,然后决定一个间隔,并在此间隔基础上选择被调查的单位个体。例如,调查一个居委会 4 000 户户均收入,编号 0~4 000,要抽 40 户,在 0~100 中任取一数如 15,这样 40 户就确定了,为 15,15+100,15+200,15+300,…,15+3 900。

c. 整群抽样:先将总体分为 n 个群,然后从 n 个群中随机抽取若干个群,对这些群内所有个体或单元均进行调查。例如,调查中学生患近视眼的情况,抽某一个班做统计。

d. 分层抽样:先将总体的单位按某种特征分为若干次级总体(层),然后再从每一层内进行单纯随机抽样,组成一个样本的方法。例如,要调查某疾病在社区的发病情况,将社区里的人群按照年龄分层,在每个年龄层内分别简单随机抽样。

2)生态学研究

生态学研究是在群体的水平上研究某种因素与疾病之间的关系,以群体为观察和分析的单位,通过描述不同人群中某因素的暴露状况与疾病的频率,分析该暴露因素与疾病之间的关系。生态学研究又可分为生态比较研究和生态趋势研究。

① 生态比较研究主要是观察不同人群或地区某种疾病的分布,然后根据疾病分布的差

异,提出病因假设。如描述胃癌在全国各地区的分布,得到沿海地区的胃癌死亡率较其他地区高,从而提出沿海地区环境中如饮食结构等可能是胃癌的危险因素之一。

② 生态学趋势研究是连续观察不同人群中某因素平均暴露水平的改变和(或)某种疾病的发病率、死亡率变化的关系,了解其变动趋势;通过比较暴露水平变化前后疾病频率的变化情况,来判断某因素与某疾病的联系。

3) 病例报告

病例报告是对临床上某种罕见病的单个病例或少数病例的详细介绍,属于定性研究的范畴。病例报告通常针对临床中某一个或几个特殊病例或个别现象进行探讨。判断一个病例是否为罕见病例则需要进行全方位的文献检索。

4) 病例系列分析

病例系列分析是对一组(几例、几十例、几百例,或几千例等)相同疾病的临床资料进行整理、统计、分析、总结并得出结论。

5) 个案研究

个案研究是指运用流行病学的原理和方法,到发病现场对新发病例的接触史、家属及周围人群的发病或健康状况以及与发病可能有关的环境因素进行调查,以达到查明所研究病例的发病原因和条件,防止再发生类似疾病,控制疫情扩散及消灭疫源地的目的。个案研究对象一般为传染病病人,但也可以是非传染病病人或病因未明的病例等。

6) 历史资料分析

通过定期随访,观察疾病、健康状况及某卫生事件在一个固定人群中随着时间推移的动态变化情况。

3. 分析性研究

主要通过分析疾病与研究因素间的关系,探索或验证病因及疾病的影响因素,为疾病的预防或控制提出干预措施。分析性研究主要包括病例-对照研究和队列研究。

1) 病例-对照研究

又称回顾性研究。是以一组患有某种疾病的人与未患这种病的人相对照,调查他们过去是否暴露于可疑致病因子及其程度,通过比较,推断某种因子作为病因的可能性。如果病例组有暴露史者的比例显著高于对照组可认为这种暴露与患病存在联系。但这种研究是从结果出发,通过回忆推出原因,故不能得出因果关系的结论。

2) 队列研究

亦称前瞻性研究,是将某一特定人群按是否暴露于某可疑因素或暴露程度分为不同的亚组,追踪观察两组或多组成员结局(如疾病)发生的情况,比较各组之间结局发生率的差异,从而判定这些因素与该结局之间有无因果关联及关联程度的一种观察性研究方法。队列研究可分为前瞻性队列研究、回顾性队列研究和双向性队列研究。

(1) 前瞻性队列研究是队列研究的疾病形式。研究对象的分组是根据研究对象现时的暴露状况而定的,此时研究的结局还没有出现,需前瞻观察一段时间才能得到。

(2) 回顾性队列研究:又称历史性队列研究,研究对象的分组是根据研究开始时研究者已掌握的有关研究对象在过去某个时点的暴露状况的历史资料做出的。

（3）双向性队列研究：也称混合性队列研究，即在历史性队列研究的基础上，继续前瞻性观察一段时间，它是将前瞻性队列研究与历史性队列研究结合起来的一种模式，因此，兼有前瞻性队列研究和历史性队列研究的优点，且相对地在一定程度上弥补了各自的不足。

（二）实验性研究

1. 定义

实验性研究是指研究者根据研究目的人为地对受试对象（人和动物）设置干扰措施，按重复、对照、随机化原则控制非干预措施的影响，总结干扰因素的效果。实验性研究可划分为临床试验、现场试验和社区干预试验三种试验方式。

2. 临床试验

指以患者为研究对象，对比观察干预措施效应的前瞻性实验研究。包括临床治疗药物、治疗方法的比较，也包括社区干预的人群实验。

3. 现场试验

亦称为社区随机对照试验，是以尚未患所研究疾病的人群作为研究对象，在社区（一定区域内的人群）或现场环境下进行的实验。现场试验是循证能力最强的试验研究之一，遵循随机、对照、重复和盲法的设计原则。按照接受干预的基本单位不同，可分为社区试验和个体试验。

4. 社区干预试验

也称为社区干预项目，指针对不利于健康的环境、不良的行为、生活方式及疾病的各种危险因子等，以社区为单位采取某种干预措施，有组织、有计划地实施干预，然后比较该人群实施该干预措施前后或比较干预社区与对照社区人群有关疾病或健康状况的变化，从而评价干预措施的效果。

社区干预试验的研究现场是社区，对研究对象很难进行随机分组，只能对整个社区实施干预措施，是非随机对照的现场试验。为了评价预防措施或方法的效果，需要设立随机对照组，也可不设立同期对照组，而是将研究结果与国内外同类研究结果进行比较或与干预前进行比较。

5. 社区干预试验的实施步骤

（1）计划：制订干预目标，包括主要目标、中期目标和具体目标。①主要目标应根据社区实际的和认识到的健康需求来决定。②中期目标是减少已确定的危险因素在人群中的水平。③具体目标是根据工作内容的不同分为工作目标、行为与危险因素及疾病目标。

（2）干预计划的实施：①根据干预的目标和制订的干预计划，有条不紊地开展工作。②项目实施前，应对参与项目的有关人员进行培训，使其了解开展此项干预的意义，并掌握相关的标准。③实施过程中保证足够的人力、物力和财力，动员社区相关人员共同参与，争取政府支持和媒介的参加。

（3）干预效果的评价：①根据干预措施最终要达到的目标，制订客观的评价标准。②在项目进行的不同阶段，采取不同的方式，应用不同的指标对项目进行情况和干预措施的效果进行评价。

（4）结果总结：①对项目实施过程中收集到的资料进行整理和统计分析，最后确定干预措施的效果。②进行总结，形成文字材料，撰写总结报告或研究论文，总结干预措施的效果。

（5）设计原则：①干预目标要明确，设计方案中的每一步要具体；②干预措施要具体，可操作性强，干预措施的实施要有针对性，保障对人安全、无害；③人群的选择要与干预措施相对应，还要考虑人群对干预措施的可接受性；④随访的期限，应该以出现某种可测量的结果为期限；⑤干预效果的评价指标应客观、特异、易观察，最好能定量观察；⑥资料收集后，根据资料的性质选择相应的统计学方法进行分析处理；⑦符合伦理，现场干预试验的对象是人群，所以应考虑伦理问题；⑧经济：在研究中所实施的干预措施及对干预措施效果的随访，应本着有效、经济的原则，尽可能用较少的费用获得较大的利益。

（6）社区干预试验设计时应注意的问题：①设计的类型：真实验和类实验的选择。②干预试验对象的选择：选择预期发病率高的人群，选择能从干预试验中获得最大利益的人群，排除对干预措施有较大风险的人群，选择稳定的人群，研究疫苗的预防效果时，应选择近期内未发生过该病流行的地区或人群。③干预措施的实施：应尽可能简单，避免掺入混杂因素，但如为了得到更好的干预效果，干预措施可以综合应用。④干预后的随访：通过随访收集得到的数据，通过统计分析确定干预措施是否达到预期的效果；随访结局可包括干预措施的急、慢性效应，或对健康的危害的减少；建立社区登记系统来收集干预措施效果的资料；随访时间根据研究结局来决定。⑤社区干预试验常用指标：评价疫苗预防效果的指标有保护率、效果指数、抗体阳转率；评价综合干预措施的效果有发病率、患病率、死亡率和行为改变率等。⑥资料的分析方法：常用保护率、抗体阳转率、患病率、死亡率等指标进行描述统计。

(三) 理论性研究

1. 定义

又称流行病学数学模型，它使用数学公式明确地和定量地表达病因、宿主和环境之间构成的疾病流行规律，同时从理论上探讨不同防制措施的效应。

2. 分类

（1）研究疾病流行特征的模型。

（2）用于疾病预测的模型，如乙型脑炎回归模型。

（3）用于效果评价的数学模型，如空间模型、多等级模型。

3. 方法

（1）假设模型所描述疾病的类型条件及特征，如疾病的性质、种类、传播方式及群体状态等。

（2）做出必要的模型假设，确定模型结构中的主要因素，这是建模的出发点和基础。如传染病病人数、易感者数、免疫者数等，数学模型不是包罗万象的描述，而是对流行过程的特征概括，因此与疾病流行有重要关系的因素组成模型的基本结构，而次要因素则可暂不予考虑。

（3）确定流行病学等级状态及不同状态之间的转化关系，即模型的重要参数，一般可以从以往流行过程的经验估计而得。

（4）按照建模目的，根据所做假设，利用所掌握的资料和必要的数学手段，建立初步模型。根据实际流行病学资料分析的经验或/和其他理论，确定模型结构中诸要素的相互关系，组成一数学公式。

（5）配合实际资料，酌情修改模型结构，或改变参数估计值，重新拟合，直到接近于实际。

第三节 流行病学常用指标

一、指标的概念

指标是说明总体数量特征的概念。指标一般由指标名称和指标数值两部分组成，它体现了事物质的规定性和量的规定性两个方面的特点。

二、流行病学常用指标

1. 指标的分类

（1）测量疾病和死亡频率的指标：主要用于描述疾病的分布，如发病率、现患率、病死率。

（2）测量危险因素与疾病联系强度的指标：定量推断，如相对危险度、归因危险度。

2. 常用的相对数计量方法

1）相对数

是两个有联系的指标的比值，它可以从数量上反映两个相互联系的现象之间的对比关系。如出生率和死亡率。

2）计量

属于测量，源于测量，而又严于一般测量。

3）常用的相对数计量方法

（1）率：用来测量一定时期内，某人群特定事件发生的频率或强度。率是一个动态指标，在观察期内看特定人群某时间的变化，率有时间单位。如发病率、患病率、死亡率等。

（2）比值：比较两独立事件数量大小关系的指标，独立事件互不包含。比值是一个静态指标，反应一特定时间的情况，无时间单位。如性别比。

（3）构成比：又称比例，指一特定时间某特定事件在总体事件数中所占的比重。是一个静态指标，无时间单位。如年龄构成比。

3. 常用指标的计算公式

1）发病率

是表示一定期间内，一定人群中某病新病例出现的频率。计算公式为：

某病的发病率＝（一年内累积报告某病发病的人数÷该年内暴露该致病因素可能发病的平均人口数）×K（100％或1 000‰）

2）罹患率

指某一观察时期内，特定人群中某病新病例出现的频率。计算公式为：

罹患率 ＝（观察期内的新病例数÷同期暴露人口数）×100％

这是人群新病例数的指标，观察时间可以日、周、旬、月为单位。适用于局部地区疾病的爆发，食物中毒、传染病及职业中毒等爆发流行情况。其优点是可以根据暴露程度精确的测量发病概率。

3）患病率

是指某特定时间内总人口中某病新旧病例所占比例。患病率可按观察时间的不同分为期间患病率和时点患病率两种。计算公式分别为：

时点患病率＝某一时点一定人群中现患某病新旧病例数/该时点人口数（被观察人数）。

期间患病率＝某观察期间一定人群中现患某病的新旧病例数/同期的平均人口数（被观察人数）。

4）感染率

是指在某个时间内能检查的整个人群样本中，某病现有感染人数所占比例。计算公式为：

感染率 ＝ 调查时某病感染人数 / 调查时受检人数×100％

5）死亡率

是用来衡量一部分人口中、一定规模的人口大小、每单位时间的死亡数目（整体或归因于指定因素）。

（1）粗死亡率：是指一国或一地区在一定时期（通常为一年）内死亡人数与同期平均人口数的比值。一般按每千人平均计算。计算公式为：

粗死亡率（‰） ＝ 年内死亡人数 / 年平均人口数×1 000‰

（2）死亡专率：是按疾病的种类、年龄、性别、职业、种族等分类计算的死亡率。计算公式为：

年龄别死亡率：某年龄组死亡率＝某某年某年龄组死亡人数/同年该年龄组平均人口数×1 000‰

死因别死亡率：某死因死亡率＝某年内因某种原因死亡人数/同年平均人口数×100 000/10万

疾病死亡专率是一项重要指标，对于病死率高的疾病，如肝癌、心肌梗死等，死亡专率大体可反映该病的发病情况，在流行病学研究中有重要意义；但对于一些病死率低的疾病或病程长的慢性病，如普通感冒、关节炎等，一般不做死亡率分析。

6）病死率

表示一定时期内，患病的全部病人中因该病死亡者的比例。计算公式为：

病死率 ＝ 某时期内因某病死亡人数 / 同期患某病的病人数 × 100％

7）生存率

是指患某种疾病的人（或接受某种治疗的某病病人）经 n（表示不确定的数）年的随访，到随访结束时仍存合的病例数所占的比例。计算公式为：

n 年生存率 ＝ 随访满 n 年尚存活的病例数 / 随访满 n 年的病例数 × 100％

三、疾病的流行强度

疾病的流行强度是指某种疾病在某地区一定时期内某人群中，发病数量的变化以及各病例之间的联系强度，常用散发、暴发和流行等表示。

（1）流行：是指某病在某地区显著超过该病历年散发发病率水平时，称流行。

（2）散发：是指发病率呈历年的一般水平，各病例间在发病时间和地点方面无明显联系，散在发生。

（3）爆发：指在一个局部的地区或集体单位中，短时间内突然有很多相同的病人出现。这些人多有相同的传染源或传播途径。大多数病人常同时出现在该病的最长潜伏期内。常见的爆发有食物中毒、伤寒、痢疾，还有化学毒物中毒等。爆发常因许多人短期内接触同一致病因子而引起。

四、疾病的分布

疾病分布指疾病或健康状态等医学现象在不同地区（空间）、不同时间（时间）和不同人群（人间）出现的频率。用以阐明疾病的流行规律，为病因研究提供线索，为制定卫生政策提供依据。

1. 人群分布

1）人群

这个人群可能是包括某种疾病的病人和正常人，也可能是具有不同特征的病人，而不仅仅是临床单一病人。这是流行病学区别于临床医学和其他学科的一个主要特征。要完成流行病学的基本任务，即揭示疾病现象，找出病因，制订疾病防治措施，单靠观察少数个体或病人不能达到该目的，必须对足够的样本人群（包括正常人和病人）进行观察和比较，排除随机误差，才能找到疾病发生的规律。

2）分布

指在一定地区或区域内散布。

3）描述疾病的人群分布

是指以人群的不同特征如年龄、职业、性别、种族、民族、婚姻状况、宗教信仰、行为等来分组，分别计算其发病率、患病率和死亡率，通过比较，帮助人们确定危险人群、探索病因。

（1）年龄分布：受到免疫水平和易感性不同、暴露机会不同和暴露的累积效应的影响。

暴露是指研究对象接触过某种待研究的物质(如重金属)、具备某种待研究的特征(如年龄、性别及遗传等)或行为(如吸烟)。

(2)性别分布:受到解剖生理特点、暴露机会和行为生活方式的影响。

(3)职业分布:不同的职业暴露机会不同,不同劳动条件暴露机会不同,职业反映劳动者的社会经济地位和文化水平,不同职业体力劳动强度和精神紧张程度不同。

(4)民族与种族分布:与遗传因素、社会经济状况,医疗卫生条件、风俗和生活习惯以及居住环境不同有关。

2. 地区分布

地区是指较大的地理区域范围,包括地理区域和行政地理区域两种范畴。疾病的发生经常受一个地区的自然环境和社会生活条件的影响。所以研究疾病地区分布常可对研究疾病的病因、流行因素等提供重要线索。

(1)世界性分布:疾病在世界各国的分布不同,其发病率、死亡率等常有很大差别,疾病在同一国家内的分布也有差别。

(2)地方性分布:指局限于某些特定地区内相对稳定并经常发生的疾病。

(3)局部地区分布:由于致病因子的存在,导致某种疾病在某局部地区的聚集。

3. 时间分布

疾病的流行,无论传染病或慢性病,其流行过程均随时间的推移而不断变化。时间是研究疾病分布的重要指标之一。

(1)短期波动:指疾病在人群中短时间内出现了发病率增加的现象,如疾病暴发。常见于潜伏期较短的急性病,病因集中大量出现,通过消灭流行因素,短时间可以控制。

(2)季节性:指疾病的发病频率随不同季节变化的现象。季节性升高的因素有自然因素,如受到温度、湿度对病原体、传播媒介以及集体技能状态的影响;也有社会因素,如生产和生活方式的变化影响人们接触致病因子的机会不同引起。

(3)周期性:指疾病发生频率经过一个相当规律的时间间隔呈现规律性变动的情况。

(4)长期趋势:是对疾病的动态连续数年乃至数十年的观察,在这个长时间内观察疾病的临床表现、发病率、死亡率和病死率的变化。

(顾竞春　顾怡勤)

第四节　伤害流行病学

一、伤害已成为全球不容忽视的社会公共卫生问题

1996年,美国哈佛大学公共卫生学院发表的"全球疾病负担研究"首次将所有疾病划分为3组:①传染病、妇幼疾病与营养缺乏;②非传染病;③伤害。该划分立即得到了世界卫生组织(WHO)的认同和推荐。伤害(injury)作为3组疾病之一,已成为一个不容忽视的社

会公共卫生问题,严重地威胁着人们的健康与生命,越来越为国际社会、各国政府和公众所重视。

世界卫生组织(WHO)报告,由于交通事故、溺水、中毒、跌落或烧伤,以及暴力、袭击、自虐或战争造成的伤害每年导致全世界五百多万人死亡并使数百万人受到伤害,占全球死亡率的9%,并对世界各国居民的健康构成威胁。就每一起事故,估计有几十人住院,数百人急诊,上千人就医。大部分幸存的受伤者会遭受暂时或永久性残疾。

2007年卫生部疾病预防控制局发布的《中国伤害预防报告》显示,我国每年至少有2亿人次发生各种伤害,因伤害死亡人数约70万~75万人,占总死亡人数的9%左右,是继恶性肿瘤、脑血管病、呼吸系统疾病和心脏病之后的第五位死亡原因。目前最为常见的伤害主要有交通运输伤害、自杀、溺水、中毒、跌落等,导致的死亡案例占全部伤害死亡的70%左右。估算每年发生各类需要就医的伤害约为6 200万人次,占全年居民患病需要就诊总人次数的4.0%,1 400万人次需要住院治疗,100万人发生残疾,每年因伤害引起的直接医疗费达650亿元,因伤害休工而产生的经济损失达60多亿元。

二、伤害的概念

(一) WHO 关于伤害定义

世界卫生组织(World Health Organization,WHO)将伤害定义为:"由于能量(机械能、电能、化学能、热能、电离辐射等)突然或短暂地作用于人体,超过机体的耐受力而导致的机体损伤。"

伤害定义为是由于运动、热量、化学、电或放射线的能量交换超过机体组织的耐受水平而造成的组织损伤和由于窒息而引起的缺氧,以及由此引起的心理损伤等。

(二) 我国伤害的操作性定义

我国伤害的操作性定义一般采用2003年王声湧主编《伤害流行病学》一书给出的定义。凡具有下列3者之一,即可界定为伤害:①到医疗机构诊治,诊断为某一类损伤;②由家人、老师、同事或同伴对受伤者做紧急处置或看护;③因伤休假半天以上。

(三) 伤害流行病学

伤害流行病学是描述伤害的发生强度及其分布特征,分析伤害的流行规律、发生原因和危险因素,提出预防和控制伤害的策略和措施,并对防治效果进行评价的一门流行病学分支学科。

三、伤害的分类

根据研究的目的不同,伤害的分类方法不同。常见的分类如下。

(一) 按照造成伤害的意图分类

可分为3种事件类别:

（1）无意图事件,即意外伤害事件,如常见的交通事故、跌落、机械性损伤、意外中毒等。

（2）有意图事件,又称加害,如暴力、强奸、虐待、谋杀等。

（3）意图不确定事件,伤害事件的信息还不足以使医学或法律权威机构区别是意外、自害和加害的事件。

（二）按照发生伤害的地点分类

如机动车伤害、职业性伤害、室内伤害、公共场所伤害等。

（三）按照伤害的性质并参照损伤的外因分类

如1992年WHO《疾病和有关健康问题的国际统计分类》第十次修订本(简称ICD-10)的疾病和死亡的外因以及损伤、中毒和外因的某些后果和中国疾病分类(Chinese Classification Diseases,CCD)所确定的损伤与中毒的外因分类。

前者是目前国际上比较公认的和客观的分类,表6-1是《国际疾病分类(ICD-10)》伤害发生的外部原因和性质分类表、表6-2是《国际疾病分类(ICD-10)》伤害发生的部位分类表。后者是我国卫生部参照ICD-9分类的标准,并结合我国实际制定的,表6-3是《中国疾病分类(CCD)》损伤和中毒外部原因分类。

表6-1 《国际疾病分类(ICD-10)》伤害发生的外部原因和性质分类表

损伤中毒的外因分类	ICD-10 编码
1. 意外事故 其中:	V01-X59
1.1 运输事故 其中:	V01-V99
1.1.1 行人在运输事故中的损伤	V01-V09
1.1.2 骑脚踏车人员在运输事故中的损伤	V10-V19
1.1.3 骑摩托车人员在运输事故中的损伤	V20-V29
1.1.4 三轮机动车乘员在运输事故中的损伤	V30-V39
1.1.5 小汽车乘员在运输事故中的损伤	V40-V49
1.1.6 轻型货车或篷车乘员在运输事故中的损伤	V50-V59
1.1.7 重型运输车乘员在运输事故中的损伤	V60-V69
1.1.8 公共汽车乘员在运输事故中的损伤	V70-V79
1.1.9 其他陆地运输事故	V80-V89
1.1.10 水上运输事故	V90-V94
1.1.11 航空和航天运输事故	V95-V97
1.1.12 其他和未特指的运输事故	V98-V99
1.2 意外损伤的其他外因 其中:	W00-X59
1.2.1 跌倒	W00-W19
1.2.2 暴露于无生命机械性力量下	W20-W49
1.2.3 暴露于有生命机械性力量下	W50-W64

损伤中毒的外因分类	ICD-10 编码
1.2.4　意外淹溺和沉没	W65-W74
1.2.5　其他对呼吸的意外威胁	W75-W84
1.2.6　暴露于电流、辐射和极度环境气温及气压下	W85-W99
1.2.7　暴露于烟、火或火焰下	X00-X09
1.2.8　接触热和烫的物质	X10-X19
1.2.9　接触有毒的动物和植物	X20-X29
1.2.10　暴露于自然力量下	X30-X39
1.2.11　有毒物质的意外中毒或暴露于该物质下	X40-X49
1.2.12　操劳过度、旅行和贫困	X50-X57
1.2.13　暴露于其他和未特指的因素下	X58-X59
2. 故意自害	X60-X84
3. 加害	X85-Y09
4. 意图不确定的事件	Y10-Y34
5. 依法处置和作战行动	Y35-Y36
6. 医疗和手术的并发症	Y40-Y84
其中：	
6.1　在治疗中使用的药物、药剂和生物制品引起的有害效应	Y40-Y59
6.2　在手术和医疗中对病人的意外事故	Y60-Y69
6.3　在诊断和治疗中使用与有害事件有关的医疗装置	Y70-Y82
6.4　手术和其他医疗操作成为病人异常反应或以后并发症的原因，而在操作当时并未提及意外事故	Y83-Y84
7. 外因的后遗症导致的疾病和死亡	Y85-Y89
8. 与分类于他处的疾病和死亡原因有关的补充因素	Y90-Y98

表 6-2　《国际疾病分类(ICD-10)》伤害发生的部位分类

伤害发生部位	ICD-10 编码
1. 头部损伤	S00-S09
2. 颈部损伤	S10-S19
3. 胸部损伤	S20-S29
4. 腹部、下背、腰椎和骨盆损伤	S30-S39
5. 肩和上臂损伤	S40-S49
6. 肘和前臂损伤	S50-S59
7. 腕和手损伤	S60-S69
8. 髋和大腿损伤	S70-S79
9. 膝和小腿损伤	S80-S89
10. 踝和足损伤	S90-S99
11. 累及身体多个部位的损伤	T00-T07

伤害发生部位	ICD - 10 编码
12. 躯干、四肢或身体未特指部位的损伤	T08 - T14
13. 通过自然腔口进入异物的效应	T15 - T19
14. 烧伤和腐蚀伤	T20 - T32
15. 冻伤	T33 - T35
16. 药物、药剂和生物制品中毒	T36 - T50
17. 主要为非药物用物质的毒性反应	T51 - T65
18. 外因的其他和未特指的效应	T66 - T78
19. 创伤的某些早期并发症	T79
20. 手术和医疗的并发症,不可归类在他处者	T80 - T88
21. 损伤、中毒和外因其他后果的后遗症	T90 - T98

表 6 - 3 《中国疾病分类(CCD)》损伤和中毒外部原因分类

损伤和中毒外部原因分类	CCD - 87 编码
1. 损伤和中毒全部原因	E1
其中:机动车辆交通事故	E2
机动车以外运输事故	E3
意外中毒	E4
意外跌落	E5
火灾	E6
由自然和环境因素所致的意外事故	E7
溺水	E8
意外的机械性窒息	E9
砸死	E10
由机器切割和穿刺工具所致的意外事件	E11
触电	E12
其他意外事故和有害效应	E13
2. 自杀	E14
3. 他杀	E15

四、伤害的特征

(一) 伤害是人类的主要死亡原因之一,是威胁劳动力人口健康与生命的主要原因

(1) 世界卫生组织(WHO)1995 年年度报告中指出:全球每年有 500 多万人死于伤害和暴力行为,其中 180 万人因跌落、溺水、烧烫伤和其他伤害致死,另外至少有 350 万人死于家庭、工作场所或城乡暴力。世界卫生组织对 58 个国家的资料分析,不论发达国家或发展中国家,伤害都是前 5 位死亡原因之一,尤其是儿童和青少年的主要死亡原因。

（2）2008 年卫生部《全国第三次死因回顾性抽样调查报告》显示，我国伤害死亡率为 61.51/10 万，占死亡总数的 10.1％，是我国全人群的第五位死亡原因，是 1～14 岁儿童的第一位死亡原因。

（二）伤害常见、多发、死亡率高、致残率高

伤害的发生十分普遍，而且三分之一的伤害无生命危险，往往不受人们重视，实际上伤害导致的死亡只占伤害发生总数的极小部分。2007 年卫生部疾病预防控制局发布的《中国伤害预防报告》显示：我国每年至少有 2 亿人次发生各种伤害，其中 6 000 多万人次需要急诊就医治疗，1 400 万人次需要住院治疗，100 万人发生残疾。

（三）伤害疾病负担巨大

伤害的疾病负担是对伤害所造成的损失和危害的综合评价，包括伤害带来的生理（生命）、心理和社会经济的损失。伤害的疾病负担不仅包括伤害死亡所造成的居民寿命的损失，也包括伤害发生对家庭和社会等的影响。伤害引起的死亡不仅造成了我国居民明显的寿命损失，而且因伤害导致的急救、医疗、康复以及早死、残疾占用和消耗了大量的卫生资源，花费了巨额费用，经济负担很重。不仅如此，伤害导致的伤残还会影响家庭其他成员的正常工作和生活以及社会经济活动的有效运转。因此伤害已成为比较突出的公共卫生和社会安全问题，影响人民群众健康的同时也关系到社会经济的可持续发展。

（四）伤害是可防可控的

伤害不是偶然的、不可知和无法控制的，如果认真采取科学的方法，伤害是有因可循、完全可知和可以预防的，而且其效果立竿见影。伤害的预防与控制不单纯是医疗卫生工作的责任和义务，更重要的是依靠全社会的力量，需要各行各业的共同参与和努力，包括卫生、教育、法律、公安、交通、建筑、农业、工商等部门的协作，才能有效地预防与控制伤害的流行。

五、伤害的预防策略与措施

（一）伤害的三级预防

伤害作为疾病之一，其预防与控制和其他疾病的预防与控制相同，也包括 3 个阶段，即三级预防。

（1）一级预防是指采用全人群策略和高危人群策略来主动或被动减少伤害的发生率。全人群策略针对全人群开展伤害预防的健康教育，提高全民对伤害危害的认识和预防伤害重要性的认识，提高每个人的伤害预防意识，加强自我保护。高危人群策略就是针对伤害的高危险人群有针对性地开展伤害预防教育与培训，使伤害的易发人群降低暴露的危险。

（2）二级预防是通过救助、院前抢救、急救处理等措施来降低伤害的死亡率和致残率，以达到降低损害的目的。

（3）三级预防的主要任务受伤害者的功能恢复、机体的康复和残疾人照料。

（二）主动干预和被动干预相结合

伤害的主动干预是指个体自身选择一定的安全装备或采取某些行为方式以避免伤害，如骑摩托车正确佩戴头盔；伤害的被动干预是指外界环境中配备安全设备来减少伤害的发生，如汽车安全袋在撞车时自动打开。可根据实际需要，将两者合理结合。

（三）伤害预防控制的四 E 干预措施

（1）四 E 干预措施指工程干预（engineering intervention）、经济干预（economic intervention）、强制干预（enforcement intervention）和教育干预（educational intervention）。

（2）工程干预目的在于通过干预措施影响媒介及物理环境对发生伤害的作用；经济干预的目的在于用经济鼓励手段或罚款影响人们的行为；强制干预目的在于用法律及法规措施来影响人们的行为；教育干预目的在于通过说理教育及普及安全知识来影响人们的行为。

（四）哈顿(Haddon)模型和哈顿(Haddon)伤害预防的十大策略

1. Haddon 模型

伤害研究先驱 Haddon 教授于 1980 年提出哈顿(Haddon)模型，认为伤害的发生取决于宿主、媒介物、环境三者相互作用的结果，将伤害分为伤害发生前、发生中、发生后三个阶段进行针对性的预防。最初这个理论仅用来分析机动车伤害，后来逐渐发展到用于分析所有的伤害，这一理论被称为哈顿(Haddon)模型（见图 6-1）。

2. 哈顿(Haddon)的十大有关伤害预防技术策略

（1）预防危险因素的形成；

（2）减少危险因素的含量；

（3）预防已有危险因素的释放或减少其释放的可能性；

（4）改变危险隐私的释放率及其空间分布；

（5）将危险因素从时间、空间上与被保护者分开；

（6）用屏障将危险因素与受保护者分开；

（7）改变危险因素的基本性质；

（8）增加人体对危险因素的抵抗力；

（9）对已造成的损伤提出针对性控制与预防措施；

（10）使伤害患者保持稳定，采取有效治疗及康复措施。

			因素	
		宿主（人）	媒介物	环境
阶段	发生事件以前	1	2	3
	发生事件中	4	5	6
	发生事件以后	7	8	9

图 6-1 伤害的哈顿（Haddon）模型

3. 以交通伤害为例说明哈顿(Haddon)模型预防伤害事件的用途

模型第1格：遴选合格司机；

模型第 2 格：上路前车辆安全检查；

模型第 3 格：公路的状况及维修；

模型第 4 格：司机的应变能力和乘车者的自我保护意识；

模型第 5 格：车辆内部装备性能，尤其是轮胎；

模型第 6 格：路面状况与路边障碍物；

模型第 7 格：防止失血过多，妥善处理骨折；

模型第 8 格：油箱质地的改善与防止漏油；

模型第 9 格：车祸急救、消防、应急系统与措施。

六、伤害流行病学在社区卫生诊断中的应用

（一）伤害流行病学诊断是流行病学诊断的主要内容之一

社区卫生诊断的主要内容包括社会人口学诊断、流行病学诊断、行为与环境诊断、教育与组织诊断、管理与政策诊断 5 个部分。其中流行病学诊断的目的是为了明确社区健康、疾病、伤害和死亡情况，评价客观的卫生需求，了解卫生服务利用情况。

可见，伤害流行病学诊断是流行病学诊断的主要内容之一，亦是社区卫生诊断中不可缺少的重要内容，是运用流行病学原理和方法描述伤害的发生频率及其分布，分析伤害发生的原因及危险因素，提出干预和防治措施，并对措施效果做出评价。

（二）伤害流行病学亦是社区中医卫生诊断中不可或缺的重要内容

伤害流行病学的描述和分析内容亦是社区中医卫生诊断中不可或缺的重要内容，是社区运用中医"治未病"理论预防和控制伤害的重要前提。

（1）防伤害于未然，强调通过饮食调养、养生锻炼、规律起居、情志调摄等中医药方法强身健体，预防伤害的发生。

（2）发生伤害之后防其变化，强调早期诊断和早期治疗，尤其是可以采取中医药治疗方法，及时控制伤害的发展演变。

（3）通过中医药、中医适宜技术等方法，防止伤害的复发及治愈后遗症。

第五节　上海市原闸北区（现静安区）临汾路街道社区卫生服务中心的伤害流行病学报告（案例）

一、目的

上海市闸北区临汾路街道社区卫生服务中心开展本次伤害预防和安全促进的社区卫生诊断旨在摸清本社区的伤害分布情况，找出影响本社区人群的主要伤害问题，为临汾社区伤害防止和安全促进工作的开展提供科学依据。

具体目的为：

① 确定临汾社区的主要伤害问题；

② 寻找造成这些伤害问题的可能原因和影响因素；

③ 确定临汾社区伤害防止的优先问题与干预重点人群及因素；

④ 为临汾社区伤害防制效果的评价提供基线数据。

二、方法

（一）人口学资料

人口学资料由上海市闸北区临汾社区警署提供。

（二）死亡资料

死亡资料来源于临汾社区居民死亡监测登记工作记录。所有资料由专业人员逐一进行审核，按疾病和有关健康问题的国际统计分类（ICD－10）编码后按 CCD－87 码归类统计。

（三）伤害横断面流行病学调查

1. 调查对象

为临汾社区的常住居民（在调查地居住 6 个月以上），以户为单位，抽取到的居民楼组的家庭内所有成员都要进行调查。

2. 抽样方法

调查采用以样本社区的居民楼组为单位的概率与规模成比例抽样（PPS）。

3. 调查工具

采用自行设计调查问卷的《社区居民伤害调查问卷》，内容包括 8 个部分：

家庭基本情况：地址、户主姓名、家庭人口树、居室的建筑面积、住宅类型、现住处居住时间、家庭电话等。

（1）基本情况：姓名、性别、年龄、文化程度、婚姻状况、职业、医疗保障形式、收入等；

（2）伤害有关知识、态度和行为及需求；

（3）伤害相关信息：是否受伤和受伤原因；

（4）伤害发生情况：发生时间、地点、受伤时活动、受伤部位、受伤性质、受伤程度、受伤后如何处理、治疗费用、休息天数、预后情况等；

（5）重大伤害补充信息；

（6）60 岁及以上者身体状况、日常生活活动能力、运动能力、步态和静态平衡能力测试；

（7）家庭与可能发生的环境情况。

4. 质量控制

根据本次调查的过程，针对影响收集数据质量的各个环节、各种因素开展质量控制，对发现问题和不合格情况进行及时处理，并采用有效的纠正措施，尽量避免与减少误差，使调查结果能最大限度地反映所调查事物的真实情况，确保本次研究收集数据的严密性和一致性。

5. 知情同意

调查前必须告知每一个被调查的社区居民调查目的,告知其调查内容,使其了解调查程度,给予其考虑参加调查的权力。

6. 保密性

所有被调查者提供的信息必须严格保密,所有调查、录入、清洗整理、分析工作人员必须在权利范围内存取并严格要求不得外泄,除此之外限制存取。

7. 资料整理、评价与分析

数据录入:运用 EpiData 计算机软件,按问卷调查的内容建立统一的数据库结构录入数据。

数据清洗:对调查中不合格的数据(包括超出设定值范围的数据、缺失数据及不符合逻辑关系的数据)进行检查和修正。在保证数据真实性的前提下,最大限度地保留数据,并评价数据质量,改进数据调查、录入质量。

(四)数据资料分析方法

计量资料采用均数、百分位数、u 检验、t 检验、方差分析等分析。

计数资料采用率、比、卡方检验、确切概率法、Logistic 回归分析等。

定性资料,确认关键陈述和重点观察对象,根据主题目录对资料进行编码、分类,进行描述性分析,然后经过编码、分类的资料做出原因、后果、关系的解释等。定性资料的分析过程是对资料进行分类、描述、综合、归纳的过程。常用的定性资料的分析方法有连续接近法、举例说明法、比较分析法和流程图法等。

三、结果

(一)主要疾病和健康问题的死亡情况

2013—2015 年上海市闸北区临汾路街道居民 3 年平均粗死亡率为 9.24‰(男性9.98‰,女性 8.50‰)。男、女性前 10 位死因顺位基本一致。损伤和中毒即伤害次于循环系统疾病、肿瘤、呼吸系统疾病、内分泌、营养和代谢疾病和消化系统疾病,位于全死因顺位的第 6 位,占全部死亡原因的 3.36%;传染病和寄生虫病居全死因顺位的第 9 位,仅占全部死亡原因的 0.97%。

(二)伤害死亡情况

1. 伤害死亡水平

2013—2015 年上海市闸北区临汾路街道居民因伤害死亡 52 人,3 年平均粗死亡率为31.02/10 万;其中,男性因伤害死亡 23 人,3 年平均粗死亡率为 27.43/10 万;女性 29 人,3年平均粗死亡率为 34.61/10 万。

2. 主要伤害死因

2013—2015 年上海市闸北区临汾路街道居民男、女性首位伤害死因均为意外跌落,占全部伤害死亡原因的 48.08%;男性第 2~4 位伤害死因依次为自杀、被杀、交通运输事故和意外中毒;女性第 2、3 位伤害死因依次为交通和运输事故、自杀和被杀。

3. 年龄别伤害死因

2013—2015 年上海市闸北区临汾路街道居民年龄别伤害死因：0～14 岁组伤害死亡率为 5.91/10 万，主要死因为被杀；15～39 岁组伤害死亡率为 11.96/10 万，主要死因依次为自杀、意外跌落和中毒；40～59 岁组伤害死亡率 8.63/10 万，主要死因为意外跌落、自杀和被杀；60 岁及以上组伤害死亡率 125.60/10 万，主要死因为意外跌落、交通和运输事故和自杀。

（三）伤害发生情况

1. 伤害发生率

伤害横断面流行病学调查结果显示，2007 年上海市闸北区临汾路街道常住人口伤害发生率（粗发生率）为 1.86%。其中，男性伤害发生率（粗发生率）为 1.73%。女性伤害发生率（粗发生率）为 1.98%，女性伤害发生率高于男性。

用 2000 年世界标准人口进行标化，2007 年上海市闸北区临汾路街道常住人口伤害标化发生率为 1.49%。其中，男性伤害标化发生率为 1.62%，女性伤害标化发生率为 1.37%，男性伤害标化发生率高于女性，且男、女性标化发生率均低于粗发生率。

发生伤害人群中，有 4.29% 的人发生 2 次及以上伤害。

伤害发生率均随年龄的增加而升高：0～14 岁组、15～39 岁组、40～59 岁组和 60～ 岁组伤害发生率分别为 1.03%、1.23%、1.64% 和 3.36%。0～14 岁组男童伤害发生率为女童的 4 倍；15～59 岁组男性伤害发生率高于女性（1.2 倍），60～ 岁组老年人中女性伤害发生率为男性的 2 倍。

2. 伤害发生的主要原因

伤害横断面流行病学调查结果显示，2007 年上海市闸北区临汾路街道常住人口伤害发生前 3 位原因依次为跌倒/坠落、交通运输事故和刀/锐器伤，占全部伤害发生的 56.29%、16.77% 和 16.17%，发生率分别为 1.05%、0.31% 和 0.30%。

男、女性伤害发生首位原因均为跌倒/坠落，女性跌倒/坠落发生率高于男性，为男性的 1.32 倍；交通运输事故为男性第 2 位和女性第 3 位伤害发生原因，男性交通运输事故发生率为女性的 1.86 倍；刀/锐器伤为男性第 3 位和女性第 2 位伤害发生原因，女性刀/锐器伤发生率在数值上略高于男性；其他伤害发生原因包括烧/烫伤、钝器伤、动物伤和加害。除交通运输事故和钝器伤外，其余各种伤害原因女性的发生率均高于男性。

各年龄组伤害发生原因顺位基本一致；跌倒/坠落亦为各年龄组伤害发生首位原因；交通运输事故和刀/锐器伤分居 15～59 岁组和 60～ 岁组第 2、3 位伤害发生原因。

3. 伤害发生的时间分布

从季节时间分布构成看：秋季最高，占 29.94%；其次依次为夏季和春季分别占 28.74% 和 23.95%，冬季最低，占 17.39%。（春季包括四、五、六月；夏季包括七、八、九月；秋季包括十、十一、十二月；冬季包括一、二、三月。）

从月时间分布构成看：10 月最高，占 13.17%；其次依次为 8 月和 7 月，分别占 10.18% 和 9.58%；3 月最低，占 4.19%。

从日时间分布构成看：上午（8～12 点）和下午（13～18 点）为最高，均占 35.37%；午夜之后(0～5点)最低,占3.66%;其他依次为晚上(18～24点)占15.85%、清晨(5～8点)占9.76%。

4. 伤害发生的地点分布

伤害主要发生在家中,占36.97%;其次为街道和公路,占27.88%;公共管理区域占10.30%;居住的公共设施占7.27%;贸易和服务区域占6.67%;工业和建筑区域占5.45%,体育和运动区域占3.64%。

发生在家中的伤害中,最多发生在厨房,占61.36%;其次是卫生间和楼梯,分别占11.36%和9.09%。

5. 伤害发生时活动

伤害发生时活动主要为家务、日常起居活动、工作、驾乘交通工具,分别占29.09%、17.58%、16.97%和14.55%;洗澡/上厕所时发生的伤害占7.27%,体育活动时发生的伤害占3.64%。

6. 受伤部位

主要受伤部位以下肢为最多,占32.34%;其次为手指/脚趾,占31.14%;再次为肩和上肢,占14.97%;躯干占9.58%;头部占7.19%;面部占3.59%;颈部占0.60%;全身广泛性受伤占2.40%。

7. 受伤性质

主要受伤性质以骨折为最多,占37.72%;其次为挫伤/擦伤,占31.74%;开放性伤口占13.77;脱位/扭伤/劳损占10.18%;烧烫伤占4.19%;脑震荡/脑挫裂伤占0.60%。

下肢骨折占全部骨折的61.40%,主要为股骨、髋骨和足部(足背、足跟、脚趾);上肢骨折占全部骨折的26.32%,主要为骨腕骨和手(手掌、手指)骨折;脊椎骨折占7.02%;肋骨骨折占3.51%;锁骨骨折占1.75%。

8. 伤害发生的严重程度

伤害发生人群中,受伤程度轻微(不需要住院)的占85.03%,受伤程度中等(需要住院,但无残疾)的占8.98%,受伤程度严重(需要住院,且有残疾)的占4.19%,因伤害最终导致死亡的占1.80%。随着年龄上升,受伤程度"轻微"的构成比逐渐下降,受伤程度"中等"、"严重"和"死亡"的构成比逐渐上升。

在受伤程度轻微(不需要住院)的人群中,59.15%的人至医院经门急诊处理后回家,1.41%的人至医院经急诊处理后留院观察,9.44%的人自行处理伤口。

截至伤害横断面流行病学调查时,伤害发生人群中有72.46%完全恢复,18.56%轻度功能障碍(生活能自理者),4.79%中等功能障碍(较强活动不能参加),0.60%严重功能障碍(一般活动不可参加),1.80%失去功能(基本生活功能不能自理),死亡1.80%。

(四)伤害的疾病负担状况

1. 影响程度(住院天数、休息/休工/休学天数、照护天数)

发生伤害的全部人群中:

有10.78%的接受住院治疗,平均住院天数为41.22天;

有 35.93％为在职人员,其中 48.33％因伤休工,平均休息天数为 65.69 天;

有 4.19％为在校学生,其中 57.14％因伤休学,平均休学天数为 25 天;

有 59.88％为非在职人员,包括离/退休人员、待业/下岗人员、家务、学龄前儿童等,其中 46.00％因伤休息,停止或减少日常家务活动和外出娱乐,平均休息天数为 83.85 天;

有 25.75％的受伤者需他人照护,平均每名伤者需他人照护 48.28 天。

2. 经济损失

平均每例发生伤害者需要花费治疗费用为 2 029.09 元,据此推算,2007 年临汾社区常住人口因伤害造成直接经济损失(医疗费用)211.28 万元。

根据 2007 年度上海市职工平均工资 34 707 元(月平均工资 2 892 元、日平均工资 95 元)推算,2007 年临汾社区常住人口因伤害造成间接经济损失(本人及家属误工费、护工费等)241.76 万元。

根据 2007 年上海市生产总值(GDP)12 001.16 亿元(人均 65 046.94 元,2007 年底上海常住人口预计达 1 845 万人)推算,2007 年上海市闸北区临汾路街道常住人口因伤害造成生产总值减少达 677.31 万元。

3. 死亡损失

按 2014 年上海市户籍居民期望寿命 82.29 岁计算,2013—2015 其潜在寿命损失年数(YPLL)为 726.28 人年,潜在寿命损失率(YPLL 率)为 4.33‰,平均每例伤害死亡的潜在寿命损失年数(YPLL)为 13.97 年。

4. 残疾现患率

发生伤害的全部人群中有 4.19％最终因伤害造成残疾。

(五) 社区居民关于伤害的知识、态度、行为现状

1. 伤害知识知晓现况

对≥12 周岁常住居民进行抽样调查,结果显示:

81.44％的居民听说过"伤害";

87.11％的居民知道"伤害"和"意外"有区别;

78.48％的居民知道伤害可以预防;

73.22％的居民知道上海市交通规则中有关步行和骑自行车的规则;

90.34％的居民知道行人不可以在任何地方招呼出租车;

69.20％的居民知道犬咬伤后的处理方法。

不同性别对伤害知识知晓率不同:15 岁及以上,男性的伤害知识知晓率略高于女性;而 15 岁以下,男性的伤害知识知晓率低于女性。

不同年龄组对伤害知识知晓率不同:15～39 岁组知识知晓率最高,其次为 40～59 岁组,12～15 岁组的知识知晓率最低,60～岁组的知识知晓率略高于 12～15 岁组。

2. 伤害有关的态度现况

对≥12 周岁常住居民进行抽样调查,结果显示:

86.99％的居民认为如果违反交通法规横穿马路或违章骑车,会发生交通事故;

75.66％的居民认为定期张贴煤气检修信息及检修人员联系方式有必要；

83.26％的居民认为运动前准备活动对防制运动伤害有效；

77.51％的居民认为暴走鞋不安全。

社区居民与伤害有关的态度状况与性别、年龄以及与性别、年龄相关的知识文化水平、生活经验、活动体验和兴趣爱好等因素有关。

3. 与伤害有关的危险行为分布现况

对≥12周岁常住居民进行抽样调查，结果显示：

17.97％的居民只要没有汽车，就会闯红灯；

69.50％的居民会骑自行车，其中有 37.09％的居民曾经骑车带过人，有 3.97％的居民经常骑车带人，有 15.89％的居民有时骑车带人；

19.50％的居民会开车，其中 88.25％的居民开车时曾经没有系安全带，有 67.92％的居民开车时经常没有系安全带，有 13.86％的居民开车时有时没有系安全带；

79.13％的居民曾经在副驾驶位置坐过汽车，其中 37.51％在副驾驶位置乘坐汽车时没有或很少按规定正确系安全带；

6.02％的居民经常会靠近无防护设施的水域，其中 12～14 岁男童经常会靠近无防护设施的水域的比例高达 15.79％；

1.85％的居民自己本人或允许孩子经常或有时穿暴走鞋，12～14 岁儿童经常或有时穿暴走鞋的比例为 2.44％。

四、确定工作重点

（一）上海市原闸北区临汾路街道的主要伤害问题

1. 伤害已成为影响居民健康的主要的公共卫生问题

上海市原闸北区临汾路街道的伤害死亡率仅次于循环系统疾病、恶性肿瘤和呼吸系统疾病病，居全死因的第 4 位，伤害的严重性在于它的常见、多发、随时随地发生，而且死亡率高、后遗伤残多，造成的总体损失最大。因此，伤害已成为威胁上海市原闸北区临汾路街道居民健康的重要公共卫生问题和社会安全问题。

2. 跌倒已成为危害老年人健康的主要伤害问题

跌倒是老年人常见的伤害事件，是老年人"意外"损伤和死亡的主要原因，对老年人健康和生活自理的威胁甚大。老年人跌倒的发生是多种因素相互作用的结果，跌倒后损伤的危险性取决于个体的"易感性"和环境的危害。随着老龄人口迅速增长，高龄老人增加的速度更快，跌倒已成为目前以及今后至少二十年的危害上海市原闸北区临汾路街道老年人健康的主要伤害问题。

3. 加强重视交通伤害问题

交通伤害是一种最常见而且广泛存在的社会灾害，所造成的总体损失最大。随着社会经济的发展，机动车数量的不断增加，交通流量的不断增加，加之道路设施建设的不完善以及人的交通安全意识淡薄等因素使得交通伤害增加,造成居民的伤残和死亡。交通伤害已成为上海市原闸北区临汾路街道 15 岁及以上年龄组居民的主要伤害问题,必须加强重视。

4. 关注自杀伤害

比较完整的伤害定义已经将心理损伤纳入伤害的范畴。自杀行为的发生受到社会、经济、家庭、精神健康等多方面的影响,有着与其他伤害不同的特点。与自杀有关的危险因素包括生物-心理-社会危险因素、环境危险因素、社会文化危险因素等。自杀不仅是危害上海市原闸北区临汾路街道 15 岁及以上年龄组居民健康的主要伤害问题,更是一种严重的社会问题、一种社会病态现象,应引起关注。

(二) 建议与对策

1. 明确伤害预防和控制工作是政府的责任

伤害是一个社会安全和公共卫生问题,一个区域伤害的预防与控制,需要有一个协调机构把有关政府部门、非政府部门(团体、企业、事业)和学术单位的工作统筹起来。任何一个部门都不可能独立完成伤害预防和控制工作,伤害预防和控制工作必须成为上海市原闸北区人民政府临汾路街道办事处的责任之一。

2. 建立由政府牵头的伤害预防和控制协调机制

预防与控制伤害的政府部门主要涉及卫生、公安、教育、交通等部门。应建立由上海市原闸北区人民政府临汾路街道办事处牵头的伤害预防和控制协调机制,加强对伤害预防控制工作的组织领导与协调。

3. 充分发挥社区卫生服务中心在伤害预防中的作用

上海市原闸北区临汾路街道社区卫生服务中心在伤害预防工作中的主要任务是:协助上海市原闸北区人民政府临汾路街道办事处制订区域内的伤害预防工作规划,以及制订区域伤害预防工作方案,协助、指导上海市原闸北区人民政府临汾路街道办事处开展伤害监测工作,确定伤害危险因素,开展伤害干预评价等。

4. 完善伤害监测系统

伤害监测是开展伤害预防制工作的前提和基础。目前上海市原闸北区临汾路街道的伤害监测系统还不完善。因此,有必要建立和完善以政上海市原闸北区人民政府临汾路街道办事处牵头的、卫生部门为主导、教育、劳动、安监、公安、交通等部门联合的伤害监测系统。

5. 落实伤害的三级预防措施

一级预防旨在防止和减少上海市闸北区临汾路街道居民伤害发生率,即在伤害发生之前采取措施,使伤害不发生或少发生。包括:①全人群策略,即针对居民、工厂职工、学校师生开展伤害预防的健康教育,旨在提高对伤害危害的认识和预防伤害的重要性的认识,提高个人的伤害预防意识,加强自我保护;②高危人群策略,即对高危人群有针对性地开展伤害预防教育与培训,使伤害的易发人群降低暴露的危险;③健康促进策略,即通过某些健康促进项目来帮助上海市闸北区临汾路街道居民预防伤害的发生。

二级预防旨在降低上海市原闸北区临汾路街道居民伤害的死亡率和致残率,即在伤害发生后的自救互救、院前医护、院内抢救和治疗。

　　三级预防的主要任务是使上海市原闸北区临汾路街道居民中受伤者恢复正常功能、早日康复和使残疾人士得到良好的照顾和医治。

　　　　　　　　　（顾竞春、顾怡勤（第一～三节），朱瑜（第四～五节））

第七章

中医体质学

中医体质学是研究人体中医体质的一门科学,通过分析不同体质的特点,总结规律,形成分类标准,归纳干预原则,从而指导临床中医类别医师及社区家庭医生、中医全科医师、公共卫生服务人员、西学中医务人员在具体实践过程中,如何判定中医体质分类、如何进行中医药方法进行干预或治疗具有积极意义。

第一节 概　述

一、中医体质基本概念

1. 体质的概念

体质,即机体素质,秉承于先天,受后天多种因素影响,所形成的与自然、社会、心理相适应的功能和形态上相对稳定的固有特性。

2. 中医体质的概念

中医体质,即基于中医基础理论上的机体素质,在先天禀赋和后天获得的各种因素的影响下,所形成的各种体质类型的生理、病理特点,并以此分析疾病的反应状态、病变的性质和发展趋向,从而指导疾病的预防、诊治、康复及养生。

二、定义

中医体质是指人体生命过程中,在先天禀赋和后天获得的基础上所形成的形态结构、生理功能和心理状态方面综合的、相对稳定的固有特质。是人类在生长、发育过程中所形成的与自然、社会环境相适应的人体个性特征。

三、含义

中医体质表现为个体差异性,对于某些病邪或疾病具有易感性,以及在疾病传变转归中的某种倾向性。因而,研究其特点有利于更进一步研究和解决中医体质所带来的困扰。中医体质具有以下三个特点：

1. 差异性

由于个体差异，各种中医体质所表现出来的症状、体征、舌苔、脉搏等均有一定的差异性。可以是不同中医体质，临床表现各异，也可以是相同体质，不同程度的差异。如气虚者主要表现为神疲乏力，少气懒言，声低气怯，舌淡胖，边有齿痕等。而阴虚者则表现为口干多饮，舌红，苔少或者光苔。

2. 易感性

传统中医认为"同气相求"，当个体的中医体质的不同，特别容易感染自然界中类似性质的致病之邪。而出现某种特定的疾病或症状。如痰湿体质或者湿热体质之人，到了夏季或者长夏之际，由于自然界暑湿邪偏重，往往更易感染湿邪，或者郁而化热。

3. 倾向性

由于个体的中医体质不同，其发病后的传变或者转归具有一定的规律性或倾向性。如血瘀体质发展到最后容易出现卒中、胸痹心痛或者各种痛症。

第二节　中医体质学说理论基础

一、中医体质学说基本概念

中医体质学说是以生命个体的人为研究对象，通过研究其个体差异性、群体趋同性、相对稳定性、动态可变性的规律，旨在进一步分析不同体质的构成特点、演变规律、影响因素、分类标准。它是在中医学理论的基础上，总结归纳体质的中医学基本特征。

随着《中医养生保健学》《药膳食疗学》《中医体质学》《中医防治学》等的陆续出版，它们对于指导社区开展体质辨识、中医慢病管理和健康教育指导起到重要意义。《人体体质学》则是将中医体质病理学与现代体质人类学、遗传学、生态学、心理学、气象学与现代医学结合起来创立的一门新学科。《中医体质病理学》重点论证了中医体质病理学，并对辨质论治与辨质论食作了系统的论述。王琦教授主编的《中医体质学》将常见的中医体质分为9种基本类型，不同体质类型在形体特征、生理特征、心理特征、病理反应状态、发病倾向等方面各有特点，并提出"三辨理论"——辨体、辨病、辨证诊疗模式等。

二、特点

1. 差异性

中医体质学说是基于中医基础理论基础上对人体体质的总结、归纳和升华。不同体质的形成往往由先天禀赋、生理年龄、性别不同、情志调摄、起居调养、饮食调理、地理气候、基础疾病、体育锻炼、社会与心理因素，适应能力等的不同而各不相同。

2. 易感性

中医体质学说认为由于个体中医体质的差异性,往往导致人体对某种致病因子或疾病的易感性。疾病的性质和病理过程,也与患者的体质关系密切。疾病的演变往往取决于机体内部阴阳盛衰、制约、消长、转化,由此而决定病势发展和阴、阳、表、里、寒、热、虚、实的八纲类型。

3. 倾向性

中医体质学认为中医体质是同病异治、异病同治的重要物质基础,中医体质的差异与针刺和药物的耐受性、反应性存在一定的关系,中医体质与用药宜忌也存在一定的关系。不同个体的中医体质相同,其发病后的传变或者转归具有一定的规律性或倾向性。

第三节　常见中医体质的类型和特征

一、中医体质的类型

中医体质根据常见人体的总体特征、形体特征、常见表现、心理特征、发病倾向以及对外界环境适应能力等特点,分为平和质、气虚质、阳虚质、阴虚质、痰湿质、湿热质、血瘀质、气郁质、特禀质九种,其中平和质为正常体质,其余八种为偏颇体质,即异常体质。

二、中医体质的特征及分析

国家中医药管理局下发的《中医体质分类与判定》标准针对九种不同体质的总体特征、形体特征、常见表现、心理特征、发病倾向、对外界环境的适应能力进行详尽的描述。

(一)九种中医体质的特征与分析

1. 平和质(A 型)

1)特征

平和质是古代医家常说的"常人"状态,也是现代医学所说的健康状态,即在身体、精神和社会等方面都处于良好的状态。是整体健康,包括生理、心理功能良好,能够迅速适应环境变化,有较强的身体活动能力和劳动能力,对疾病的抵抗能力以及抵御各种生理刺激以及致病因素对身体的作用。

2)分析

平和质也就是目前 WHO 所讲的健康状态,即阴阳气血调和。《素问·生气通天论》中记载:"阴平阳秘,精神乃治。"在 WHO 的研究显示这类体质的人,仅占人类的 5% 左右,而亚健康状态占 75% 左右,其余为疾病状态。

2. 气虚质(B 型)

1)特征

气虚质平素易出现神疲乏力、少气懒言、声低气怯等特征。主要特点是肌肉腠理不实,不耐风、寒、暑、湿之邪,易患感冒、内脏下垂等病,且病后康复缓慢,易出汗、气短,性格内向,舌象呈现舌淡胖或者齿痕舌表现。

2）分析

气虚质主要是因先天禀赋不足、长期饮食失调、情志失调、年老体弱、久病未愈、大手术后及疲劳过度造成人体气的不足、机体抵御外邪、护卫肌表、维持内脏位置等的功能减退。

3. 阳虚质（C 型）

1）特征

阳虚质是除了具有气虚质的特点，同时还有虚寒的表现。常见的有胃阳虚、脾阳虚、肾阳虚等。主要特点是畏寒怕冷、四肢不温，耐夏不耐冬，易感风、寒、湿邪，面色苍白、精神萎靡不振、大便溏薄、完谷不化、小便清长、喜温热，性格多沉静、内向，其脉象呈现沉微无力表现。

2）分析

阳虚质主要是命门火衰，阳气不足或功能衰退。阳气温煦功能的减退，出现虚寒的征象。在临床上，阳虚还包括心阳虚、肝阳虚、脾阳虚、肾阳虚、肺阳虚诸证。

4. 阴虚质（D 型）

1）特征

阴虚质以口燥咽干等阴液亏少，手足心热等虚热表现为主要特征。主要特点是体形偏瘦，易患虚劳、失精、不寐等病。耐冬不耐夏，不耐受暑、热、燥邪，感邪易从热化。性情急躁，外向好动，活泼。其呈现舌红少津，脉细数表现。

2）分析

阴虚质主要是先天不足，如孕育时父母气血不足，或年长受孕，早产等；或是后天失养，如房事过度，纵欲耗精，或工作和生活压力大，起居不规律，积劳阴亏，或大病之后，尤其曾患出血性疾病等。阴虚还包括心阴虚、肺阴虚、脾阴虚、肝阴虚、肾阴虚诸证，并且有阴虚和阴虚内热等不同程度的表现。

5. 痰湿质（E 型）

1）特征

痰湿质以胸闷、痰多、腹部肥满松软、口黏、苔腻等痰湿表现为主要特征。主要特点是形体肥胖、面部皮肤油脂较多，多汗且黏，喜食肥甘甜黏，对梅雨季节及湿重环境适应能力差。性格偏温和、稳重，多善于忍耐。其呈现苔腻，脉滑表现。

2）分析

痰湿质主要是因脾脏功能失调，易引起津液运化失调，导致水湿停聚，聚湿成痰而成痰湿内蕴表现，常表现为体形肥胖，容易困倦，头身困重，喜食肥甘醇酒等。痰湿因留滞部位不同而出现不同的症状，还可分为痰湿蕴肺、痰湿中阻、痰蒙清窍诸证。

6. 湿热质（F 型）

1）特征

湿热质以面垢油光、口苦、苔黄腻等湿热表现为主要特征。主要特点是易生痤疮，口苦口干，身重困倦，大便黏滞不畅或燥结，小便短黄，男性易阴囊潮湿，女性易带下增多等。对夏末秋初湿热气候，湿重或气温偏高环境较难适应。易心烦急躁。其呈现舌质偏红，苔黄腻，脉滑数表现。

2）分析

所谓湿,即通常所说的水湿,有外湿和内湿之分。外湿是由于气候潮湿或涉水淋雨或居室潮湿,使外来水湿侵入人体而引起;内湿是一种病理产物,常与脾脏运化功能失司有关导致水湿内停,内湿与外湿易相互作用,脾虚的人易招致外湿入侵,外湿也常因困阻脾胃而使内湿亦生,所以两者是既独立又关联。所谓热,是指一种热象,可以与湿同时存在,或因夏秋季节天热湿重,湿与热同时入侵人体,或因湿郁久而化热,或因阳热体质而使湿从热化,因此,呈现湿热并存现象。根据湿和热的程度不一,一般分为湿重于热和热重于湿两种。

7. 血瘀质（G 型）

1）特征

血瘀质以肤色晦暗、色素沉着、容易出现瘀斑等血瘀表现为主要特征。主要特点是易患症瘕及痛证、血证等。不耐受寒邪。易烦、健忘。其呈现舌黯或有瘀点,舌下络脉紫黯或增粗,脉涩表现。

2）分析

血瘀质主要是因人体脏腑功能失调时,易出现体内血液运行不畅或内出血无法消散而成瘀血内阻的体质。多因七情不畅、寒冷侵袭、年老体虚、久病未愈等病因而发病等。常随瘀血阻滞脏腑经络部位不同而出现不同的症状。在临床上,血瘀质瘀血阻滞脏腑经络部位不同分为瘀阻于肺、心血瘀阻、瘀阻于胃、瘀阻于肝、血瘀阻络、瘀阻胞宫、瘀阻脑络等。

8. 气郁质（H 型）

1）特征

气郁质以神情抑郁、忧虑脆弱等气郁表现为主要特征。主要特点是神情抑郁、情感脆弱、烦闷不乐等。对精神刺激适应能力较差;不适应阴雨天气。性格内向不稳定、敏感多虑。

2）分析

气郁质主要是肝失疏泄,导致气机不畅,不能外达而结聚于内,出现肝气郁结征象。在临床上,气郁日久,出现气滞,甚至导致血瘀。

9. 特禀质（I 型）

1）特征

特禀质以生理缺陷、过敏反应等先天失常状态或容易罹患某种疾病为主要特征。包括过敏体质、先天禀赋异常者,或有畸形,或有生理缺陷、胎传性疾病、遗传性疾病,或具有某种疾病的家族史。主要特点是适应能力差,如过敏体质者对易致过敏季节适应能力差,易引发宿疾。特禀质的临床表现随禀质不同而情况各异。

2）分析

特禀质主要是特禀型生理缺陷、过敏,主要包括过敏体质、遗传病体质、胎传体质或者有疾病的家族史等。

（二）中医体质的相关研究

1. 体质与中医体质及中医体质辨识是三种不同的概念

体质状态贯穿于整个生命活动过程中,来自于先天遗传和后天的各种因素的影响,体质呈现出不同的类型,不同的体质类型有决定了其机体对于疾病的易感性。比如痰湿体质的人容易罹患高脂血症、高血压病、糖尿病、冠心病、脑血管疾病、消化系统疾病等。中医体质是基于中医基础理论上的体质状态,所形成的各种中医体质类型的生理、病理特点,并以中医体质类型指导疾病的预防、诊治、康复及养生。中医体质辨识是在中医理论基础上对个体的体质进行分类,目前通常分成 9 种类型,其中平和质属于正常体质,其他 8 种均为异常体质。不同体质的主要特点、适应能力、临床表现、四诊特点均有所不同,因而采用的养生调养方法也各有不同。

2. 中医体质辨识在社区中医卫生诊断中的运用

中医体质辨识在社区中医卫生诊断中具有重要意义。通过运用社会学、人类学和流行病学的研究方法,研究一定时期内社区的主要中医健康问题及其影响因素。社区中医卫生服务的供给与利用以及社区综合资源环境进行客观、科学的确定和评价。并针对性地制订社区卫生中医药服务工作规划,从而充分利用现有卫生资源,实施社区中医药干预措施,逐步解决社区中医药的主要卫生问题。

第四节　中医体质分类与判定标准

一、中医体质判定标准的前期研究背景

2009 年 4 月 9 日,国家中医药管理局正式下发《中医体质分类与判定》标准,该标准是我国第一部指导和规范中医体质研究及应用的文件,旨在为体质辨识及与中医体质相关疾病的防治、养生保健、健康管理提供依据,使体质分类更趋科学化、规范化,对基层具有一定的指导意义。《中医体质分类及判定》标准制订工作于 2006 年 6 月正式启动,由国家中医药管理局主管,中华中医药学会体质分会编制完成。标准共分为范围、术语和定义、中医体质 9 种基本分类和特征、中医体质分类的判定、附录(中医体质分类和判定表)5 个部分。中医体质学者根据人体形态结构、生理功能、心理特点及反应状态,对人体体质进行了分类,制订出中医体质量表及《中医体质分类与判定》标准。该标准将体质分为平和质、气虚质、阳虚质、阴虚质、痰湿质、湿热质、血瘀质、气郁质、特禀质九个类型,应用了中医体质学、遗传学、流行病学、心理测量学、数理统计学等多学科交叉的方法,经中医体质专家、临床专家、流行病学专家多次讨论论证而建立。并在国家 973 计划"基于因人制宜思想的中医体质理论基础研究"课题中得到进一步完善。

二、中医体质分类与判定标准的具体内容

参见附件 1。

第五节　社区中医学与中医体质学说

一、社区中医学概述

随着中医药工作的不断深化和推进,中医药服务进社区、全国以及各省市中医药特色社区卫生服务达标中心建设与中医药特色社区卫生服务示范中心建设的开展,中医学在预防、保健、医疗、康复、健康教育及计划生育技术指导的六位一体社区医疗卫生服务网络体系中发挥着越来越重要的作用。

（一）社区中医学基本概念

中医学是研究人体生理病理,疾病诊断与防治以及摄生康复的一门传统医学科学。它是"以中医药理论与实践经验为主体,研究人类生命活动中健康与疾病转化规律及其预防、诊断、治疗、康复和保健的综合性科学"。社区中医学是以中医药理论与实践经验为主体,研究社区居民生命活动中健康与疾病转化规律及其预防、诊断、治疗、康复和保健的综合性科学。

（二）社区中医学特点

"整体观念"和"辨证论治"是中医学的基本原则,也是社区中医学的中医理论的基本特色。

1. 整体观念

整体即统一性和完整性。整体观念认为人体是一个有机的整体,构成人体的各个组成部分之间在结构上不可分割,在功能上相互协调、互为补充,在病理上则相互影响。而且人体与自然界也是密不可分的,自然界的变化随时影响着人体,人类在适应自然和改造自然的过程中维持着正常的生命活动。这种机体自身整体性和内外环境统一性的思想即整体观念。整体观念是中国古代唯物论和辨证思想在中医学中的体现,认为"天人合一""天人相应";它贯穿于中医学的生理、病理、辨证、诊断和治疗等各个方面。中医学非常重视人体本身的统一性、完整性及其与自然界的相互关系。

2. 辨证论治

辨证是指通过四诊(望诊、闻诊、问诊、切诊)所收集的资料、症状和体征,进行分析、综合,辨清疾病的病因、性质、部位,以及邪正之间的关系,概括、判断其证的性质。论治,又称为施治,是根据辨证的结果,确定相应的治疗方法。辨证是决定治疗的前提和依据,论治是治疗疾病的方法和手段。辨证论治的正确与否直接关系到治疗的效果。辨证论治的过程,就是认识疾病和解决疾病的过程。辨证和论治,是诊治疾病过程中相互联系不可分割的两个方面,是理论和实践相结合的体现,是理法方药在临床上的具体运用,是指导中医临床的基本原则。

1）证的概念

证是对机体在疾病发展过程中某一阶段病理反映的概括,包括病变的部位、原因、性质以及邪正关系,反映这一阶段病理变化的本质。因而,证比症状更全面、更深刻、更正确地揭示疾病的本质。

在临床上,中医认识和判断疾病,既辨病又辨证,但主要不是着眼于"病"的异同,而是将重点放在"证"的区别上,通过辨证而进一步认识疾病。例如,感冒是一种疾病,临床可见恶寒、发热、头身疼痛等症状,但由于导致疾病的原因和机体反应性有所不同,又表现为风寒感冒、风热感冒、暑湿感冒等不同的证型。只有辨清感冒属于哪种证型,才能正确选择相应的治疗原则,分别采用辛温解表、辛凉解表或清暑祛湿解表等治疗方法给予适当的治疗。辨证与那种头痛医头、脚痛医脚,仅针对某一症状采取具体对策的对症治疗完全不同,也不同于用同样的方药治疗所有患同一疾病的患者的单纯辨病治疗。

2)同病异治与异病同治

中医认为,同一疾病发展在不同的阶段,可以出现不同的证型;而不同的疾病在其发展过程中又可能出现同样的证型。因此在治疗疾病时就可以分别采取"同病异治"或"异病同治"的原则。"同病异治"即对同一疾病不同阶段出现的不同证型,采用不同的治法。例如,麻疹初期,疹未出透时,应当用发表透疹的治疗方法;麻疹中期通常肺热明显,治疗则须清解肺热;而至麻疹后期,多有余热未尽,伤及肺阴、胃阴,此时治疗则应以养阴清热为主。"异病同治"是指不同的疾病在发展过程中出现性质相同的证型,因而可以采用同样的治疗方法。比如,胸痹心痛与闭经是两种完全不同的疾病,但均可出现瘀血阻络的证型,治疗都可用血府逐瘀汤进行活血化瘀。这种针对疾病发展过程中不同的矛盾采用不同的方法来解决的原则,正是辨证论治实质的体现。

3)辨证方法

临床常用的辨证方法主要有以下几种:八纲辨证、气血津液辨证、脏腑辨证、六经辨证、卫气营血辨证、三焦辨证、经络辨证。

(1)八纲辨证:是中医学最基本的方法。八纲是辨证的总纲,包括阴、阳、表、里、寒、热、虚、实。八纲辨证就是通过四诊所掌握的各种临床资料运用八纲进行综合分析判断,以辨别病变的部位、性质、邪正盛衰及病症类别等情况,从而归纳为阴证、阳证、表证、里证、寒证、热证、虚证、实证。比如头痛,那么首先要分清头痛的性质,是虚性头痛,还是实性头痛?是外邪侵犯引起的头痛,还是脏腑本身病变引起的头痛?

阴、阳是八纲的总纲。临床上,当见到属于抑制、沉静、衰退、晦暗等表现的里证、寒证、虚证一般归属为阴证,症见面色晄白或黯淡,精神萎靡,倦怠乏力,畏寒肢冷,气短声低,口淡不渴,小便清长,大便稀溏,舌淡胖嫩,舌苔白,脉象沉迟无力。临床上,当见到兴奋、躁动、亢进明亮等表现时,多为体内热邪壅盛或脏腑阳气偏亢,症见面红目赤、烦躁不安、发热、口渴喜冷饮、声高气粗、大便秘结、小便短赤、舌红苔黄、脉象洪数有力这一组症状。

表、里用以概括病证表现部位的深浅和病势的轻重。表证病情较轻,多表现为皮肤等表浅的症状,症见鼻塞流涕,咳嗽咽痒。里证病情较重,多表现为脏腑等严重的症状,症见腹胀疼痛,便秘或腹泻。

寒、热是指疾病的性质。寒证大多是人体的生理机能衰退或适应能力低下的表现,症见畏寒喜暖,痰涎清稀。热证大多是人体的生理机能亢进或适应能力旺盛的表现,症见发热、烦躁,痰涎黄稠。

虚、实是人体与致病因子相互斗争状态的反映。虚证表现为正气不足,是全身机能或某种重要脏器功能衰弱表现。实证是邪气有余,是全身机能或某种重要脏器功能与有害致病因素因发生剧烈斗争的反应。

八纲辨证的特点:第一、八纲以阴阳为总纲,六纲可分属于阴阳。第二、八纲病症可互相兼见,如表寒里热,表实里虚,正虚邪实等。第三、八纲病证可在一定条件下,发生逆向转化,如阴证转阳(表示病情趋向好转),阳证转阴(表示病情趋向恶化),由里出表(表示病势趋向痊愈),由表入里(表示病势趋向发展或恶化),由虚转实(表示预后良好),由实转虚(表示预后较差),热证变寒(表示正虚),寒证变热(表示邪实)。

(2)气血津液辨证:气血津液是脏腑正常生理活动的产物,它们受脏腑支配,同时又是人体生命活动的物质基础,一旦气血津液发生病变,它不仅会影响脏腑的功能,亦会影响人体的生命活动。反之,脏腑发生病变,也必然影响气血津液的变化。气血津液辨证可分为气病辨证、血病辨证和津液辨证。

气病可概括为气虚、气陷、气滞、气逆四种。以气虚证为例,是指体内营养物质受损或脏腑功能活动衰退所出现的证候。夏天出现自汗、神疲乏力,头晕目眩,这些症状在活动后加重,是典型的气虚证,因为暑湿耗气,可以适当采取防暑降温的措施。可以用一些中药代茶饮,如荷叶(鲜品最佳),香薷等清暑、益气的药品。

血病可概括为血虚证、血瘀证和血热证。以血瘀证为例,凡体内血行受阻,血液瘀滞,或血离于经而瘀阻于体内所引起的病变证候,均属血瘀证。症状:局部痛如针刺,部位固定,拒按,或有肿块,或见出血,血色紫暗,有血块,面色晦暗,口唇及皮肤甲错,舌质紫暗,或有瘀斑、脉涩等。这组症状的出现多见于疾病的后期。

津液病可概括为津液不足和水液停聚两方面。各种原因所致水液代谢障碍,或津液耗损证候,均可称之为津液病。以水液停聚证为例,水液停聚多由肺、脾、肾和三焦等脏腑功能失常,使津液代谢发生障碍,造成水湿潴留,而形成痰、饮、水肿等病证。饮是指积存于体内的津液变化为对人体有害的物质,停积于不同部位而有不同的证候。以溢饮为例,溢饮是由于阳气不振,脾肺输布失职,水湿成饮,流溢于四肢肌肉所造成的一组证候。症见肢体疼痛而沉重,甚则肢体水肿,小便不利,或见发热恶寒而无汗,咳喘痰多上逆,胸满气促,倚息不得平卧,浮肿多见于面部,痰液多而色白,苔白腻,脉弦紧。

(3)脏腑辨证:是临床最常用的辨证方法,就是结合八纲、气血津液辨证等其他辨证方法,对疾病的症状、体征、四诊(望诊、闻诊、问诊、切诊)及有关的病情资料进行归纳分析,从而确定病变的脏腑部位、性质等,并据此做出正确的诊断和治疗方案。这种方法主要用于内伤杂病,亦为其他各科辨证的基础。以心为例,当我们见到心慌、胸闷气短、面色淡白,脉虚或结代,基本断定这是一组心的证候,如果是心气虚,则还有神疲乏力,活动后症状加重;如果是心阳虚,还有畏寒肢冷、舌淡胖等症状;心血虚则加上失眠多梦、头晕眼花、面色萎黄。

但是脏腑辨证要四诊合参,才能做出正确的判断,而不是简单的叠加。脏腑辨证大致可以分为单独脏病,单独腑病,脏腑兼病。腑病之中以胃为例,胃脘灼痛,消谷善饥,返酸,口渴喜冷饮,或有口臭,牙龈肿痛出血,大便秘结,小便短赤,舌红苔黄,脉象滑数,中医将其称为胃热证。脏腑兼病就是同时出现两个脏腑的不同症状，心慌，健忘，失眠多梦，头晕健忘，食欲不振，腹胀，大便稀溏，神疲乏力，面色萎黄，既有心血虚的症状，又有脾气亏损的症状，这样同时并存的两脏证候称为心脾两虚证。

（4）六经辨证：东汉张仲景在《素问·热论》所谓"伤寒一日，巨阳受之……；二日阳明受之……；三日少阳受之……；四日太阴受之……；五日少阴受之……；六日厥阴受之……"的认识基础上，结合外感病的临床病变特点形成的六经辨证法。六经辨证法为中医临床辨证之首创，为后世各种辨证方法的形成奠定了基础。六经辨证，将外感病发生、发展过程中所表现的各种不同证候，按疾病的不同性质分为三阳病证和三阴病证六个证型，实际上是以阴阳为纲，三阳指太阳病证、阳明病证、少阳病证，三阴指太阴病证、厥阴病证、少阴病证。通俗来讲，凡是抗病力强、病势亢盛的是三阳病证，反之，抗病力衰减、病势虚弱的为三阴病证。

外感风寒邪气，首先从皮毛和肌肤侵犯人体，沿着经络由表及里地传达至脏腑。发热、头痛、出汗、怕风、脉象浮缓，这就是太阳病证，《伤寒论》中最经典的方剂"桂枝汤"，也是初学者必备的方剂之一，是治疗太阳病证的常用方剂。

以"太阳经病"为例，太阳主表，为诸经脉的藩篱。太阳经脉统摄营卫之气，循行于项背。太阳之腑为膀胱，贮藏水液，经气化由小便排出。风寒侵袭人体，往往先伤及体表，正邪抗争于肤表浅层所表现的证候，即太阳经证，乃伤寒病的初起阶段；若太阳经病不愈，病邪可循经入腑，发生太阳腑证。腑证有蓄水、蓄血之分。太阳是阳气旺盛之经。太阳的防卫作用，主要靠命门之火温煦，以启动膀胱的气化。盖阳气循膀胱经脉到达肌表，敷布全身。又太阳处于他经之外，故主表。脏腑之俞穴均位于足太阳经上，卫阳借助俞穴以统各经营卫运行，故太阳可统摄营卫。由于太阳经气行于一身之外，犹如院落之篱笆，所以称太阳为六经之藩篱。太阳主表，肺亦主表，两者关系密切。太阳主表是因阳气敷布于外，而肺之所以主表，主要在于肺津滋养皮毛。体表阳气与津液相辅相成，共同发挥卫外的作用。太阳病的发生主要由于邪自外入或病由内发，两者往往互为因果、互相转化。邪自外入者，多因卫阳不固，风寒等邪乘虚而入，太阳首当其冲，卫气奋起抗邪，卫邪相争于肌表，致太阳经气不利，营卫失调而发病；病由内发者，系在一定的条件下，疾病由阴转阳，或由里出表。所谓由阴转阳，是指少阴病阳复太过，病转太阳之腑，因太阳与少阴相表里；由里出表多指阳明兼太阳病证。太阳病以邪气实为主，故其性质按八纲归类属表证、实证、阳证。

所以说，六经辨证是分别从邪正斗争关系、病变部位、病势进退缓急等方面阐述外感病各阶段的病变特点的一种辨证方法，进而指导治疗。

（5）卫气营血辨证：是外感热病常用的一种辨证方法，是六经辨证的发展，它代表病证深浅的四个不同层次或阶段，用以说明某些温热病发展过程中的病情轻重、病变部位、各阶段病例变化和疾病的变化规律。这就是中医常说的"卫之后方言气，营之后方言血"的道理。温病的发展，一般是按卫、气、营、血这四个阶段传变的。病在卫分或气分为病浅，病在营分或血分则为病深。

温热病是中医对感染性热性病的统称。其发病特点是，起病急，发展快、变化多、如常见的感冒、流感、麻疹、肺炎、流脑、乙脑、伤寒、流行性出血热等许多传染病、流行病多属该病范畴，中医多按卫、气、营、血来进行辨证论治。比如下列证候：发热、恶风寒、头痛、身痛，体倦、咳嗽、鼻塞、无汗或汗少，口渴或不渴，舌边尖红，舌苔薄白或薄黄，脉浮数或浮紧。此类证候属卫分证候，多见于感冒、流感或其他感染性疾病的早期。

卫分证是温热病的初期阶段。虽由于季节和气候的不同，卫分证候的表现可不一样，但都有其共同的主要证候，如风温、暑温、湿温、秋燥等的表证，都有发热恶寒、热重寒轻、苔白、口微渴或不渴、咳嗽，脉浮或濡数等证候。气分病的出现多晚于卫分证，高热、皮肤出血，出现与某个传染病相对应的特异性病变。营分病是温病时气分证继续发展的气候，这一期的变化更为严重，可能出现内脏出血，严重的精神症状。血分病是温热病的危重阶段，其病变的主要表现是不可逆的神志不清，心、肺、肝、肾等多种脏器的损害则更为严重，人体反应性和抵抗力明显减弱。

（6）三焦辨证：清代吴鞠通在继承吴又可和叶天士理论的基础上参古博今，结合临证经验，撰写了《温病条辨》，对温热病学说做了进一步的发挥，以上、中、下三焦论述温病的证治，并提出三焦辨证。三焦辨证是温病辨证的方法之一，它依据《内经》关于三焦所属部位的概念，在《伤寒论》及叶天士卫、气、营、血辨证的基础上，结合温病传变规律的特点而总结出来的，着重阐述了三焦所属脏腑在温病过程中的病理变化，证候特点及其传变的规律。

三焦辨证阐述上、中、下三焦所属脏腑病理变化及其证候，同时也说明了温病初、中、末三个不同的阶段。三焦辨证认为：温病一般始于上焦手太阴肺，然后传入中焦脾胃，最后终于下焦肝肾。但是，由于温病有风温、春温、暑温、湿温、秋燥、伏暑、瘟疫等不同种类。因此，它们的发病和传变规律不尽相同。如暑温初起，即可表现为中焦病证。此外，三焦病证亦可以相兼互见。如湿温初起，多上、中两焦同时发病。

以上焦病证为例。风热袭表证：是风热邪气，侵袭肌表，导致肺卫功能受到影响所形成的证候。症见发热，微恶风寒，头痛咳嗽，口微渴，舌苔薄白，脉浮数。热邪壅肺证：是热邪壅滞于内，导致肺气闭郁所形成的证候，症见发热汗出，咳嗽气喘，口渴，苔黄脉数。邪陷心包证：是温热痰浊病邪，内陷心包，蒙闭心窍，扰乱心神所致的证候。症见发热，神昏谵语，舌蹇肢厥，舌质红绛，苔黄或黄腻，脉滑而数。

（7）经络辨证：是以经络学说为理论依据，对病人的症状、体征进行分析综合，以判断病属何经、何脏、何腑，并进而确定发病原因、病变性质及其病机的一种辨证方法。划分病变所在的经络病位，源于《内经》。后世如《灵枢·经脉》载有十二经病证，《素问·骨空论》《难经·二十九难》及李时珍《奇经八脉考》对奇经八脉病证论述甚详，至今仍为经络辨证的主要依据。经络分布周身，运行全身气血，联络脏腑肢节，沟通上下内外，使人体各部相互协调，共同完成各种生理活动。当人体患病时，经络又是病邪传递的途径。外邪从皮毛、口鼻侵入人体，首先导致经络之气失调，进而内传脏腑。反之，如果脏腑发生病变时，同样也循经络反映于体表，在体表经络循行的部位，特别是经气聚集的腧穴之处，出现各种异常反应，如麻木、酸胀、疼痛，对冷热等刺激的敏感度异常，或皮肤色泽改变等。这样，便可辨别病变所在的经络、脏腑。如肺脏病证，常在肺俞有异常的反应。

十二经脉包括手、足三阴与三阳经。各经病证包括经脉循行和所属脏腑的病变。它们的临床表现有三个特点：一是经脉受邪，经气不利，出现的病症多与其循行部位有关，如足太阳膀胱经受邪，可见项背、腰脊、腘窝、足跟等处疼痛；二是脏腑病候与经脉所属部位的症状相兼,如手太阴肺经病证可见咳喘气逆、胸满、臑臂内侧前缘疼痛等;三是一经受邪可影响其他经脉,表现多经合病的症状,如脾经有病可见胃脘疼痛,食后作呕等胃经病症;足厥阴肝经受病出现的胸胁满、呕逆、飧泄、癃闭等病症。

奇经八脉为十二正经以外的八条经脉,即冲、任、督、带、阳维、阴维、阳跷、阴跷诸脉。奇经八脉具有联系十二经脉,调节人体阴阳气血的作用。奇经八脉的病证,由其所循行的部位和所具有的特殊功能所决定。其中督脉总督一身之阳,任脉总任一身之阴,冲脉为十二经之海,三脉皆起于下极而一源三歧,与足阳明胃经、足少阴肾经联系密切,所以冲、任、督脉的病证常与人的先、后天真气有关,并常反映为生殖功能的异常,如调理冲任可以治疗妇女月经不调、不孕、滑胎流产等;温养督任可以治疗生殖机能衰退等,均为临床所常用。带脉环绕腰腹,其病常见腰脊绕腹而痛、子宫脱垂、赤白带下等。阳跷为足太阳之别,阴跷为足少阴之别,能使机关跷健,其病多表现为肢体痿痹无力、运动障碍。阳维脉起于诸阳会,以维系诸阳经,阴维脉起于诸阴交,以维系诸阴经,所以为全身之纲维。阳维脉为病,多见寒热;阴维脉为病,多见心胸、脘腹、阴中疼痛。

奇经八脉病证与十二经脉也有密切关系,尤其是冲、任、督、带所见病证,与肝、脾、肾诸经尤为密切。其中"冲为血海,任主胞胎",说明冲任为病,与月经、胎妊相关。由于冲、任、督同起胞中,"一源三歧",它们均与生殖有关。因此,临床常用"调理冲任"以治月经病;用"温养任督"以治生殖机能衰退等。

经络辨证是对脏腑辨证的补充和辅助,特别是在针灸、推拿(按摩)等治疗方法中,更常运用经络辨证。

(三) 社区中医学理论基础

社区中医学是在阴阳五行理论指导下,从动态整体角度研究社区居民生理、病理、药理及其与自然环境关系,寻求防治疾病最有效方法。

阴阳五行学说是中国古代汉民族朴素的、自发的哲学思想、认为世界是在阴阳两气作用的推动下发生、发展和变化。阴阳学说认为阴阳一体、相互对立、互根互用、消长转化,往往用这些基本内容来阐释人体的组织结构、生理功能及病理变化,并用于指导疾病的诊断和治疗。

五行学说认为木、火、土、金、水五种最基本的条件是构成世界不可缺少的属性。这五种属性相互资生、相互制约,处于不断的运动变化之中。中国古代医家,在长期医疗实践的基础上,将阴阳五行学说广泛地运用于医学领域,用以说明人类生命起源,生理现象,病理变化,指导着临床的诊断和防治,成为中医理论的重要组成部分,对中医学理论体系的形成和发展,起着极为深刻的影响。可以说是中国古代的哲学,是古人对自然和世界的看法。现今对社区中医学也极具指导意义。

1. 阴阳学说

阴阳是中国古代哲学的一对范畴。阴阳学说是建立在朴素的自然哲学基础上的,用以表示表示阳光的向背,向日为阳,背日为阴,后来引申为气候的寒暖,方位的上下、左右、内外,运动状态的躁动和宁静等。

1) 阴阳的概念

阴阳是古人对宇宙万物两种相反相成的性质的一种抽象,也是宇宙对立统一及思维法则的哲学范畴。阴和阳,既可以表示相互对立的事物,又可用来分析一个事物内部所存在着的相互对立的两个方面。一般来说,凡是剧烈运动着的、外向的、上升的、温热的、明亮的,都属于阳;相对静止着的、内守的、下降的、寒冷的、晦暗的,都属于阴。以天地而言,天气轻清为阳,地气重浊为阴;以水火而言,水性寒而润下属阴,火性热而炎上属阳。

2) 阴阳学说的基本内容

中国古代的哲学家认为自然界中的一切现象都既存在着相互对立,又存在相互作用的关系,就用阴阳这个概念来解释自然界两种对立和相互消长的物质势力,并认为阴阳的对立和消长是事物本身所固有的,自然界的任何事物都包括着阴和阳相互对立的两个方面,而对立的双方又是相互统一的。阴阳的对立统一运动,是自然界一切事物发生、发展、变化及消亡的根本原因。进而认为阴阳的对立和消长是宇宙的基本规律。正如《素问·阴阳应象大论》所说的"阴阳者,天地之道也,万物之纲纪,变化之父母,生杀之本始"。因此阴阳的矛盾对立统一运动规律是自然界一切事物运动变化固有的规律。

事物的阴阳属性,并不是绝对的,而是相对的。这种相对性,一方面表现为在一定的条件下,阴和阳之间可以发生相互转化,即阴可以转化为阳,阳也可以转化为阴。另一方面,体现于事物的无限可分性。

阴阳学说的基本内容包括阴阳对立、阴阳互根、阴阳消长和阴阳转化四个方面。

2. 五行学说

所谓五行,就是木、火、土、金、水。行,代表运动的意思。中国古代人民在长期的生活和生产实践中认识到木、火、土、金、水是必不可少的最基本物质,并由此引申为世间一切事物都是由木、火、土、金、水这五种基本物质之间的运动变化生成的。

1) 五行的概念

五行是指木、火、土、金、水五种物质的运动。这五种物质之间,存在着既相互资生、相互制约的关系,在不断的相生相克运动中维持着动态的平衡,这就是五行学说的基本涵义。

根据五行学说,"木曰曲直",凡是具有生长、升发、条达舒畅等作用或性质的事物,均归属于木。"火曰炎上",凡具有温热、升腾作用的事物,均归属于火。"土爱稼穑",凡具有生化、承载、受纳作用的事物,均归属于土。"金曰从革",凡具有清洁、肃降、收敛等作用的事物则归属于金。"水曰润下",凡具有寒凉、滋润、向下运动的事物则归属于水。

2) 五行学说的基本内容

五行学说以五行的特性对事物进行归类,将自然界的各种事物和现象的性质及作用与五行的特性相类比后,将其分别归属于五行之中。

五行学说认为,五行之间存在着生、克、乘、侮的关系。五行的相生、相克关系可以解释事物之间的相互联系,而五行的相乘、相侮则可以用来表示事物之间平衡被打破后的相互影响。

3. 阴阳与五行的关系

阴阳五行学说以阴阳为立论的基础。阴阳与五行属于形式与内容的关系。就是指阴或阳的内部以及阴阳之间都具备着木、火、土、金、水五种物象所表达的那种生克利害的基本关系。换句话来说,即阴阳的内容是通过木、火、土、金、水物象反映出来的,五行属于阴阳内容的存在形式。阴阳与五行两者相辅相成,对人体的生理功能、病理变化以及病情的变化与转归进行诠释,并可以起到诊断与治疗的指导。

4. 阴阳五行学说在社区中医学中的应用

在中医学理论体系中,处处体现着阴阳五行学说的思想。在社区中医学中阴阳五行学说被广泛应用以说明人体的组织结构、生理功能及病理变化,以及疾病的变化与转归,并用于指导疾病的诊断和治疗。

二、现代社区中医病因学

(一) 社区危险因素的概念和特点

1. 社区危险因素的概念

1) 危险因素与促进因素

危险因素是指使疾病或死亡发生的可能性增加的因素的统称。危险因素可以用健康危险因素评价和某段期间的发病率或死亡率来表示。我们把一切不利于健康的因素称为影响健康的危险因素或高危因素,把一切有利于健康的因素称为健康促进因素或保护因素。

2) 社区危险因素的概念

社区危险因素是指使社区疾病或死亡发生的可能性增加的因素。社区危险因素直接影响社区常见病、多发病的发病率或死亡率。

2. 社区危险因素与疾病的关系及关联程度

随着科技的进步,人类对病因的认识不断发展和完善。从传统的单因单果病因观逐渐发展为多因单果和多因多果病因观,并出现了因果链学说。近年来,在因果链学说基础上产生的病因网概念,比较好地解释了危险因素与病因的关系以及它们与疾病的联系。病因网络是由多条因果链相互衔接而成,因果链在不同层次上,通过链中各因素之间的因果关系进行纵向或横向的联系,形成一种立体的网络结构。病因网络的概念有利于对病因和危险因素的研究,表明危险因素与病因的关系,属于病因网络组成单位的所有因素都是疾病的危险因素,这些因素与疾病的联系大多都是间接的,但通过多种途径和方式,使人体发生疾病的可能性增大。例如心肌梗死病因网络,社会压力、吸烟、情绪紧张、缺少锻炼等与心肌梗死发病通过一系列中间环节相联系,是发生心肌梗死的重要的危险因素。实际上,每一个危险因素都是"病因"的一个组成单位,充分的"病因"是危险因素从量变到质变的产物。

社区危险因素可以用社会医学的调查研究方法来判定。社区医学研究病因的目的是保护和促进社区居民的健康。社区医学研究社会因素、心理因素、行为因素与健康和疾病的相互作用及其规律。一切不利于健康,导致社区疾病的社会、心理和行为因素都属于社区危险因素范畴,是现代社区病因学研究的主要内容。

3. 社区危险因素的作用过程和特点

1) 社区危险因素的作用过程

社区危险因素在逐渐形成和作用的过程中,呈现出从无到有、从少到多、从轻到重的量变到质变的过程,逐渐作用于机体,并由无损害到有损害,由无症状、体征和实验室检查异常到有症状、体征或者实验室检查的异常,由健康到亚健康、甚至疾病的转变。

(1)无危险因素阶段:社区生活生产环境中不存在任何危险因素或者危险因素用现阶段手段检测不出。

(2)危险因素出现阶段:社区生活生产环境中出现不利于健康的各种各类因素,出现不良的生活方式,遗传特性中可能潜伏着诱发疾病的因素,但社区危险因素对社区居民健康产生的危害还不明显。

(3)侵蚀阶段:随着社区危险因素数量增加和作用时间延长,这些危险因素逐渐转化为致病因素,即开始形成充分的病因,但还不能发现疾病的体征,也无疾病的症状出现。

(4)致病阶段:社区致病因素持续作用于机体一段时间后,原来健康的机体开始向有病的机体转变,利用医学检查可以发现疾病症状和体征或实验室指标改变。此时,如能及时控制或消除病因,可能会阻止疾病的发生。此阶段一般可认为是疾病的亚临床或潜伏期阶段。

(5)疾病发生阶段:此阶段社区居民可以感到明显不适,出现各种症状和体征,实验室检查也有指标方面的明显异常。社区致病因素引起的功能障碍多数不易逆转,即使减轻了社区危险因素的作用,一般也无法改变疾病的进程,但控制危险因素可以起到缓解症状、推迟恶化、协助治疗的作用。

(6)生活劳动能力丧失阶段:这是社区疾病自然发生的最后阶段。医学如主要针对这个阶段,即为"危机医学"。该阶段的医学任务是尽可能防止残疾,恢复部分功能。

上述危险作用过程的模式对多种慢性病都是适用的,如各种癌症、心脑血管疾病、慢性支气管炎等。在疾病发生之前和发病的初期,及时消除和控制危险因素,可有效地预防疾病,即使到了疾病的中晚期,消除和控制危险因素仍有利于治疗疾病和机体的康复。

2)社区危险因素作用的特点

(1)潜伏期长:接触社区危险因素之后,往往要经过相当长的时间才会发生疾病。如,乙型肝炎病毒感染后10～20年才能引起肝硬化或肝癌;长达10多年以上的吸烟史容易导致肺癌;青少年时期不良的饮食习惯,可能影响中老年以后心血管系统疾病的发生。潜伏期长既是缺点,也是优点:使危险因素与疾病之间的关系不能确定,这对判定病因是不利方面;但由于潜伏期长,可在其间采取有效的防治措施,这又为阻断危险因素的危害提供了时机。

(2)特异性弱:一种社区危险因素往往与多种疾病或健康问题相关。如,食物中纤维含量过少是结肠癌、糖尿病和冠心病的危险因素;贫困除了可导致营养不良,还可以引起缺乏教育、住宅条件不良、环境卫生恶劣等一系列问题;吸烟是肺癌、冠心病、支气管炎等疾病的危险因素,香烟烟雾的有害化学成分达上千种,可使机体的多种器官和组织发生不同的病理生理变化。

(3)联合作用强:多种社区危险因素的联合作用可以使致病性大大增加,如吸烟的同时暴露于粉尘和其他有害颗粒中,使肺癌发病率明显高于一般吸烟人群。冠心病的危险因素有高脂血症、高血压、吸烟和紧张刺激等,一般认为,高脂血症的存在是冠心病发病和恶化的必要条件,但高血压引起的血管内膜损伤,可促使脂质在血管内膜的沉积,紧张刺激可使血压升高,烟草中的有害成分可使血管内膜损伤,并使血流中氧含量降低,血黏度升高,从而增加心脏的负担,这些因素联合作用的结果,使冠心病的发病危险变得更大。

(4)多因多果:多种社区危险因素共同影响可导致多种不同的疾病和健康问题:如吸烟、酗酒、体力活动过少、紧张刺激和过度营养,可能导致冠心病、高血压、糖尿病和结肠癌等疾病。

(5)广泛存在:慢性病常见的社区危险因素多是社会心理因素和行为因素,广泛存在于人们的日常生活之中,大多数人已习以为常了,并且这些社区危险因素的影响常常是潜在的,需要长期暴露才能产生明显的危害。然而认识、健教和改善那些不良行为非常困难。因此加强健康教育、提高社区居民的医学素养尤为重要。

(二)常见现代社区中医病因学

1. 社区中医病因的概念

病因,又称致病因素、病原、病邪,是导致人体发生疾病的原因。疾病是人体在一定条件下,由致病因素所引起的有一系列表现形式的病理变化过程,包括发病形式、病机、发展规律和转归等的完整过程。疾病病因作用于人体后,机体的生理状态遭到破坏,产生一系列形态、功能、代谢等一定程度的失调、障碍或损害。社区中医病因是指社区常见病、多发病的中医致病因素。常见的社区中医病因主要包括六淫、疫疠、七情、饮食、劳倦、外伤,以及痰饮、瘀血等。

2. 社区中医病因学说

社区中医病因学说就是研究社区中医致病因素及其性质、致病特点和临床表现的学说。

根据邪正交争的理论,中医学认为,无论外感六淫,还是内伤七情、饮食劳逸,在正气旺盛,生理功能正常的情况下,不会导致人体发病。只有在正气虚弱,人体功能活动不能适应诸因素的变化时,才会成为致病因素,使人发病。

3. 常见现代社区中医病因的分类

对于社区中医病因的分类,随着中医学术的不断发展与完善,历代医家提出不同的分类方法。如《黄帝内经》的阴阳病因分类法,汉代医家张仲景、宋代医家陈无择的三因分类法。阴阳病因分类说,把风、雨、寒、暑等外来病因归属于阳,把饮食、喜怒等内生病因归属于阴。张仲景按传变把病因概括为三个途径,把经络受邪入脏腑归为内所因,病变局限于浅表的归为外所因,房室金刃虫兽伤归为其他病因。陈无择把病因与发病途径结合起来,明确提出了三因学说,把六淫外感归为外所因,七情内伤归为内所因,饮食劳倦虫兽金刃归为不内外因。陈无择在《三因极一病证方论》中提出的"三因学说",对病因的分类比较系统、明确,对后世中医病因学的影响较大。古代医家把病因归纳为致病因素和发病途径两个方面,对临床辨证的确有 ·定的指导意义。

目前现代社区病因学一般将病因分为外感病因、内伤病因、病理产物形成的病因,以及其他病因四类。外感病因主要与病毒、细菌等致病微生物等有关。内伤病因往往与生活方式相关,如精神情绪、饮食起居、体重、运动、有无不良嗜好等。病理产物形成的病因,如高尿酸血症、高脂血症、高黏度血症等会导致内科疾病的发生。其他病因,如外伤及车祸,空气、水、土壤污染,虫、蛇等动物伤害等。上述病因造成机体的气血阴阳失调、痰饮瘀血等积聚,导致疾病。

4. 常见现代社区中医病因的致病特点

在疾病的发生、发展过程中,原因和结果是相互制约、相互作用的。在一定的条件下,因果之间可以互相转化。在某一病理阶段中是病理的结果,而在另一阶段中则可能成为致病的原因。例如,痰饮和瘀血,是脏腑气血功能失调所形成的病理产物,但这种病理产物一旦形成,又可作为新的病因,导致其他病理变化,出现各种症状和体征。这种病因和病变的因果关系,是通过人体脏腑功能失调而发生的。

5. 社区中医病因学的特点

1) 整体观念

中医学认为,人体与外界环境之间,人天相应是统一的整体;人体内部各脏腑组织之间也是统一的整体。因此,中医学将人体与自然环境,人体内部各脏腑组织的功能联系起来,用整体的、联系的、发展的观点,来探讨致病因素在疾病发生、发展、变化中的作用。中医学,在天人相应的统一整体观的指导下,用普遍联系和发展变化的观点,辩证地探讨了气候变化、饮食劳倦和精神活动等在发病过程中的作用,奠定了中医病因学的理论基础。如肝属木,四时在春,六气为风,五味为酸,在志为怒,在体合筋,开窍于目,与胆相表里。故"风""酸""怒""筋""目"等均可成为导致肝脏发病的原因。与此同时,肝一旦发病,就会导致肝脏功能系统之胆、筋、目等产生病理改变。

2) 辨证求因

任何疾病的发生都是由于某种致病因素作用于机体的结果。鉴于病因的性质和致病特点不同,以及机体的个体差异,所以表现出来的症状和体征也不尽相同。因此,根据疾病反映出来的临床表现,通过分析疾病的症状来推求病因,就可以为临床治疗提供理论依据。从人体的反应状态和生活条件变化及治疗手段等因果关系,总结出规律性的认识,从症状和体征来推求病因。以病证的临床表现为依据,通过综合分析疾病的症状、体征来推求病因,为治疗用药提供依据。这种方法称为辨证求因或审症求因。

(三) 心理、行为因素与病因

疾病的发生和发展除了致病因素的原因,与人体的心理、生理、行为因素也有非常密切的关系。中国传统医家认为"正气存内、邪不可干"。即在人体机能正常的情况下,外界的致病因素往往不一定致病,往往在正气亏虚之时,外邪乘虚而入。同时,人体保持规律的起居习惯、合理的饮食摄入、适当的运动锻炼、稳定的情绪状态以及良好的行为习惯,对于避免疾病的发生和发展具有一定的意义。因此饮食失节、起居失宜、劳逸失宜、房事失节、习俗风尚、个人嗜癖等对疾病的形成均产生一定影响。

1. 饮食失节

饮食失节是指人体在饥饱无度、食物偏嗜、饮食不洁等情况下的饮食异常情况,由于饮食不规律、进食过饱过饥,或者进食油腻、过咸、过甜、辛辣以及严重挑食,往往导致脾胃功能受损,难以运化水谷精微,导致脾胃功能的异常以及一系列的水液代谢的异常。也可因饮食不洁，进食隔夜食物或者被致病微生物污染的食物，导致恶心、呕吐、泄泻等。

2. 起居失宜

起居失宜是指由于人体作息无常、睡眠障碍、居处欠佳、衣着不慎等往往导致人体的阴阳气血失调，正气受损，容易感受外界风、寒、暑、湿、燥、火之邪，引起疾病的发生和引动宿疾的发展。

3. 劳逸失宜

劳逸失宜是现代社区常见的健康隐患之一。目前城市居民逐渐转化为脑力劳动为主，还有些居民运动减少，长期过于安逸，长期伏案工作、低头看手机、掌上电脑等，加上精神压力和工作压力日益增大。而乡镇居民已由原来的重体力劳作，转化为机械化的轻体力劳动。生活方式的转变，也使疾病谱发生一定的转变，因而由于劳力太过、单一姿势、劳神太过、久作而伤、安逸过度导致颈椎病、腰肌劳损、失眠、焦虑、抑郁等疾病的发生。

4. 房事失节

房事失节是指房事太过、房事不遂、房事犯忌等。一般房事太过频繁或者在情绪、身体状况不佳、雷雨天气等情况下，勉强行房，容易导致肾气亏虚，可能会出现阳痿、早泄、遗精等男性病和女性的月经不调等妇科疾病的发生。

5. 习俗风尚

不良习俗，不良风尚也会导致疾病的发生。比如西非埃博拉病毒感染，就与当地进食蝙蝠的饮食习惯和在葬礼上触碰尸体的习俗有关，导致密切接触者的感染，引起传染病的蔓延。

6. 个人嗜癖

由于个人的偏好酗酒、吸烟、嗜赌、吸毒等不良生活习惯，也会导致酒精性肝硬化、酒精中毒、慢性支气管炎、慢性阻塞性肺气肿（COPD）、肺源性心脏病、肺癌病、性病以及各种成瘾与戒断反应。

对于上述行为、心理等因素导致疾病的情况，主要还是依靠社区医务人员、专科医务人员和相关的志愿者加强在平时针对这些行为、心理等因素上进行健康宣教、指导和戒断治疗，防止出现相关疾病。

（四）健康危险因素评价

健康危险因素评价（health risk appraisal）是研究致病危险因素与慢性病发病率及死亡率之间数量依存关系及其规律性的一种技术。健康危险因素评价是根据流行病学资料、人群死亡率资料，运用数理统计方法，对个人的行为和生活方式等进行评价的方法。20世纪60年代，在美国产生并发展了健康危险因素评价。通过预防接种、抗生素治疗以及杀灭病原微生物等手段，使得曾经严重危害人类健康的传染病逐渐得到控制，而慢性病逐渐成为人类最主要的死亡原因。慢性病发生后往往不可逆转，致残率及死亡率较高，治疗及康复的医疗费用也高，对个人及社会的影响较大。因此，对社区慢性病的预防和危险因素的评价具有极其重要的意义。

阐明疾病的病因是预防和控制疾病的前提和基础。社区慢性病是由多种因素共同作用的结果。环境因素、行为和生活方式、生物遗传因素以及医疗卫生服务等对慢性病的产生和发展起着重要作用。目前有很多研究表明,许多慢性病的发生与个人的不良行为、生活方式有密切联系。第二次世界大战以来,医学界对慢性病的病因学以及流行病学开展了大量的研究并取得了一定的成果。美国医师协会系统地报告了吸烟对健康,特别是对心血管疾病和肿瘤的影响;美国通过大规模的前瞻性调查,对心脏病的病因学和流行病学进行了系统研究,取得了显著成就。健康危险因素评价在这种背景下应运而生并逐步发展。

健康危险因素评价可以估计个人在一定时期内患病或死亡的危险性,估计个人降低危险因素的潜在可能性,并根据降低危险因素的可能性,向个人反馈。健康危险因素评价的主要目的是通过健康咨询和指导,促使人们改变不良的行为和生活方式,降低危险因素,以减少疾病,提高生活质量。

1) 健康危险因素评价的资料

(1) 当地性别、年龄以及疾病的死亡率:这些资料可以通过死因登记报告、疾病监测等途径获得,主要用于同性别和同年龄人群的死亡率水平,在健康危险因素评价时作为比较的标准。

健康危险因素评价要阐明危险因素与疾病发病率及死亡率间的关系。选择哪一些疾病及有关危险因素作为研究对象,对于确定调查项目非常重要。一般选择当地前 10～15 位主要死亡原因中具有可定量的危险因素作为研究对象。

(2) 个体健康危险因素:①行为生活方式:如吸烟、饮酒、体育锻炼等;②环境因素:如经济收入、居住条件、家庭关系、工作环境、心理刺激等;③生物遗传因素:如性别、年龄、身高、体重、家族史、既往疾病史等;④医疗卫生服务,如是否定期进行健康检查、直肠镜检查、乳房检查、宫颈涂片检查等;⑤女性还有月经初潮年龄、初婚年龄、第一次生育年龄、生育次数等。

这类资料一般用自填式问卷调查法,辅以一般体格检查、实验室检查等手段获得。

(3) 计算危险分数的有关资料:将个体具有危险因素的水平转换成相应的危险分数,是健康危险因素评价中的一个关键步骤。危险分数是根据人群的流行病学调查资料,如各危险因素的相对危险度(RR)和各危险因素在人群中的发生率(P),经过一定的数据统计模型,如 Logistic 回归模型,综合危险分数模型等计算得到。如果缺乏人群的流行病学调查资料或危险因素在人群中的发生率资料,则可采用经验指标,即邀请有关专家,根据危险因素与死亡率之间的联系及有关资料,提出将不同水平的危险因素转换成各个危险分数的指标。

2) 健康危险因素评价的步骤

(1) 收集死亡率资料:收集当地各性别、年龄组前 10～15 位死因、死亡率,列于表第(1)(2)项,作为人群的平均死亡率,如某地 40～45 岁组男性心脏病死亡率为 1 355/10 万。

(2) 收集个体危险因素资料:一般采用自填式问卷调查表,收集个体危险因素资料,列于表第(3)(4)项,如收缩压为 24.0 kPa(180 mmHg),舒张压为 12.5 kPa(94 mmHg)。

(3) 将危险因素转换成危险分数:当个体具有的危险因素相当于人群平均水平时,危险分数为 1.0,即个体发生某病死亡的概率大致相当于当地死亡率的平均水平。当个体危险因素超过平均水平时，危险分数大于1.0，即个体发生某病死亡的概率大于当地死亡率的平均水平。危险分数小于1.0，则个体发生某病的死亡率小于当地死亡概率的平均水平。危险分数越高，则死亡率越大。将转换得到的危险分数列于表第(5)项。如40～45岁组男性，收缩压24.0 kPa(180 mmHg)，参照美国的盖勒-盖斯奈表(Geller-Gesner table)，其危险分数为2.7。

(4) 计算组合危险分数：流行病学调查证明，多种危险因素对同一疾病具有联合作用。如高血压与吸烟在冠心病的发病中有近似相乘的协同作用。如果将没有高血压病史，又不吸烟的个体发生冠心病的危险度定为1.0；无高血压病史，但吸烟的个体发生冠心病的危险度为3.3；有高血压史，但不吸烟的个体发生冠心病的危险度为5.1；而2种危险因素都存在的个体发生冠心病的危险度为18.4，是单纯有一种危险因素的3～6倍。因此，在计算危险分数时应该考虑危险因素的联合作用，计算组合危险分数。

计算组合危险分数时分两种情况：①与死亡原因有关的危险因素只有1项时，组合危险分数等于该死因的危险分数。如40～45岁组男性每天吸烟20支时，肺癌的危险分数和组合危险分数都是1.9。②与死亡原因有关的危险因素有多项时，要考虑到每一项危险因素的作用。计算组合危险分数时将危险分数大于1.0的各项分别减去1.0后的剩余数值作为相加项分别相加，1.0作为相乘项；小于或等于1.0的各项危险分数值作为相乘项分别相乘，将相加项和相乘项的结果相加，就得到该死亡原因的组合危险分数。如冠心病的危险因素有8项，组合危险分数要考虑每一项危险因素对冠心病死亡率的综合作用。

收缩压为24.0 kPa(180 mmHg)，危险分数为2.7；舒张压为12.5 kPa(94 mmHg)，危险分数为1.2；吸烟20支/天，危险分数为1.5；其余各项的危险分数都小于或等于1.0。计算组合危险分数，2.7－1.0＝1.7，1.2－1.0＝0.2，1.5－1.0＝0.5，1.7、0.2和0.5就是相加项；危险分数小于或等于1.0的其余各项以及收缩压、舒张压和吸烟被减去的1.0都作为相乘项。具体计算如下：

相加：$1.7+0.2+0.5=2.4$

相乘：$1.0\times1.0\times0.7\times1.0\times1.0\times0.5\times1.0\times0.9=0.315$

组合危险分数 $=2.4+0.315=2.715$，即冠心病的组合危险分数，列于表第(6)项。

2.5 存在死亡危险：即在某一种组合危险分数下，死于某种疾病的可能性。存在死亡危险＝平均死亡率×组合危险分数，列入表第(7)项。本例冠心病的组合危险系数为2.7，则此人冠心病的死亡危险＝1 355×2.7＝3 659/10万，即此人今后10年冠心病死亡的概率为3 659/10万。除了进行评价的前10位主要死因外，其余死亡原因均归入其他原因，存在的死亡危险是人群的平均死亡率。

(5) 计算评价年龄(appraisal age)及增长年龄(achievable age)：评价年龄是根据年龄与死亡概率之间的函数关系，按个体所存在的危险因素计算的预期死亡概率求出的年龄。具体方法是计算各种死亡的存在的危险，得出总的存在死亡的危险。

查阅评价年龄表，就可得出评价年龄。如该个体评价年龄为47岁。

增长年龄(又称可达到年龄)，是采取降低危险因素的措施后计算得到的死亡概率算出的一个相应年龄。根据计算得到新的存在死亡危险，查阅评价年龄表即可得到增长年龄。

如该个体增长年龄为 43 岁。

3）健康危险因素评价的方法

健康危险因素评价主要是对个人的行为和生活方式进行评价,进而通过健康教育,促进其改变不良行为和生活方式的一种方法。在个体评价的基础上,还可以了解危险因素在人群中的分布情况,作为确定疾病防治工作的重点、制订人群防治措施的依据。

根据个体实际年龄、评价年龄和增长年龄三者间关系,可以将评价结果分为 3 种类型。

（1）健康型：即个体的评价年龄小于实际年龄,说明个体具有的危险因素较平均水平低,健康状况较好。

（2）存在危险型：个体的评价年龄大于实际年龄,说明个体存在的危险因素较平均水平高。如某人实际 41 岁,但具有 47 岁年龄组个体一样的死亡危险水平。危险因素可能是自创性的,即主要来自个人的不良行为和生活方式,如改变不良习惯,可显著延长寿命;危险因素也可能是历史性的,即主要来自过去疾病史及家族遗传史,个人不易降低和改变这些危险因素。

（3）少量危险型：个体的实际年龄与评价年龄相近,死亡水平相当于当地的平均水平。健康危险因素评价是预防慢性病的一项有效措施,它可以在疾病尚未形成时,评价危险因素对健康的影响,方法简便易行,结果直观,人们易于接受。它有助于进行健康教育,促进个人改变不良行为和生活方式,增进健康,是一种值得推广的方法。

三、中医体质学说在现代社区中医学的应用

研究现代社区中医学离不开中医体质学说,在社区中医学的相关研究中均基于中医各种体质,对于外邪、起居、情志、劳倦、饮食、运动、房室、创伤的易感性的差异性上开展的。如痰湿体质的人在夏季更易招致湿邪困阻的症状,气虚体质的人对劳倦更加不耐受等。由于痰湿、血瘀等病理产物的积聚而导致相关疾病的发病率升高。如高血压、脑卒中、冠心病等疾病,其发病的程度、病程、预后等也与异常体质的类型、病程、严重程度密切相关。也有一些学者开展了一定程度的研究,但是客观量化的指标尚有待更加深入的探讨。

第六节　中医"治未病"

一、"治未病"概念

"治未病"是指预先采取相应的措施,防止疾病的发生、发展、传变与复发。治,为直隶管理之意。其在中医思想主要包含以下几个方面："未病先防""既病防变""瘥后防复"。

二、"治未病"的背景

"治未病"这一理念,最早源自《黄帝内经》。如《素问·四气调神大论》指出："圣人不治

已病治未病,不治已乱治未乱,此之谓也。夫病已成而后药之,乱已成而后治之,譬犹渴而穿井,斗而铸锥,不亦晚乎!"元代医家朱丹溪在其著作《丹溪心法》中专论《不治已病治未病》,指出:"今以顺四时,调养神志,而为治未病者,是何意耶?盖保身长全者,所以为圣人之道。"唐代医家孙思邈强调"上医医未病之病,中医医欲起之病,下医医已病之病"。

三、"治未病"服务理念

在提供"治未病"预防保健服务时,其理念重在指导人们做到防患于未然,"消未起之祸,治未病之疾,医之于无事之前,不追于既逝之后"。

"治未病"预防保健服务理念包含三个主要层次,即"未病先防""既病防变"和"瘥后防复"。"未病先防"着眼于未雨绸缪,保身长全,是"治未病"的第一要义;"既病防变"着力于料在机先,阻截传变,防止疾病进一步发展;"瘥后防复"立足于扶助正气,强身健体,防止疾病复发。究其核心,就是一个"防"字,充分体现了预防为主的防治思想。

四、"治未病"服务准则

"治未病"重视预防为主。在临床和社区为患者或居民提供"治未病"预防保健服务的过程中应遵循如下准则。

(一)未病先防

1. 注重防重于治,强调未病养生

未病先防对于健康状态,即"未病"状态,主要在于治其未生。通过各种形式的养生保健,如起居调养、食疗药膳、运动锻炼、情志调摄、中医适宜技术的运用,进行养生保健,达到防病健身、益寿延年的作用。

2. 欲病救萌,防微杜渐

未病先防对于亚健康状态,即"欲病"状态,主要在于治其未成。通过各种形式的养生保健,除上述养生保健方法的运用之外,还可以采用中药或膏方调理。达到调整阴阳气血的失调,防病延年的作用。

(二)既病防变

1. 适时调治,防其发作

既病防变对于社区常见的慢性病,如对慢性支气管炎、支气管哮喘、慢性鼻炎等疾病的缓解期或者稳定状态要及时控制病情,避免慢性疾病的急性发作,主要治其未发。通过各种形式的养生保健,如起居调养、食疗药膳、运动锻炼、情志调摄、中医适宜技术的运用、中药或膏方调理、穴位敷贴等。达到辨证施治,治养结合,调整机体阴阳气血的失调,控制病情稳定,防止慢性疾病急性发作。

2. 已病早治,防其传变

既病防变对于社区常见的常见病,如对高血压、糖尿病、高脂血症、慢性胃炎、消化性溃痨、前列腺增生症、冠心病、心律失常等疾病,要及时通过中西药物、手术等结合各种形式的养生保健方法积极控制病情,避免社区常见疾病出现并发症或者病情恶化,主要治其未传。

(三) 瘥后防复

瘥后防复的核心在于瘥后调摄,防其复发。如对肿瘤等疾病可以针对不同部位、不同类型的肿瘤,采用手术、介入、放疗、化疗或者靶向治疗,以及中医药的内服、外治防止肿瘤的复发。

五、"治未病"服务流程

"治未病"预防保健服务目前已经在全国各省、市(自治区)的三级中医医院、二级区(县)中医医院、社区卫生服务中心开展中医"治未病"预防保健服务。在各试点地区和示范地区的二级、三级中医医院设立"治未病"中心、"治未病"科或中医预防保健科,在社区卫生服务中心或者站点设立"治未病"小屋或健康小屋。各"治未病"示范区根据各自的区域"治未病"预防保健服务工作的特点,形成不同的机制与模式,如上海市长宁区形成KY3H模式、上海市原闸北区形成1-3-3-9模式,以后者为例,其主要服务流程如图7-1所示。

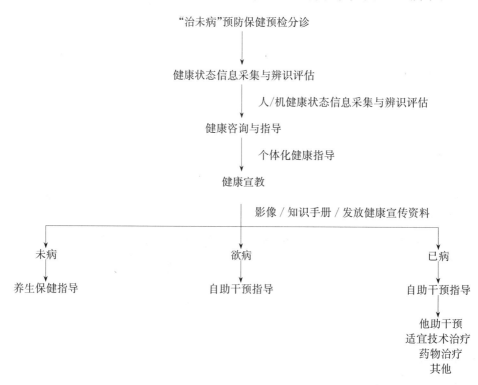

图7-1 上海市原闸北区1-3-3-9模式主要服务流程

六、"治未病"服务功能

以"治未病"理念为核心,针对人体健康状态,如未病、欲病、已病状态,进行系统的维护以提升个人整体的功能状态,管理个人健康状态,避免健康风险,实现"未病先防、既病防变、瘥后防复"的目标,达到防病治病、健康长寿的目的。对于已病之人,部分地区已经开展了一系列的中医预防保健服务介入慢性病中医健康管理。如上海市闸北区开展的高血压、糖尿病患者中医健康管理工作,对在册患者进行分类分级管理,采用5+X菜单式服务,通过社区医生开展饮食起居、情志调摄、运动锻炼、食疗药膳、适宜技术、药物调理等。并对患者进行健康教育指导,自助干预指导、他助干预等,对于积极控制慢性病、避免病情进展和并发症的产生、进一步提高社区居民的"治未病"预防保健意识与健康水平,保障国家医疗资源的合理应用,降低医疗费用支出。

七、"治未病"服务作用

国家自2007年吴仪副总理提出中医"治未病"理念,国家中医药管理局深入推进"治未病"预防保健服务工作,逐步深化"治未病"预防保健服务工作内涵,开展"治未病"健康工程,是弘扬中华民族健康文化的重要行动,是引领人类健康发展方向的重要举措,是促进全民健康素质提高的重要途径,是推动中医药事业发展的重要动力。通过"治未病"预防保健服务的深入开展,通过区域二级、三级中医医院,对区域内的社区卫生服务中心开展专业技术指导、开展中医适宜技术培训与中医预防保健相关知识培训、开展中医健康教育、举办大型义诊与医疗咨询等,以便在社区预防、保健、医疗、康复、健康教育及计划生育技术指导等方面发挥"治未病"预防保健服务的特色和优势,传承中医传统技术与理论,造福社区居民。

八、"治未病"服务内容

"治未病"预防保健服务涵盖人体未病、欲病、已病等三种健康状态,其内容主要包括人体健康状态采集与管理(包括建立健康档案等)、健康状态辨识与评估(包括中医体质辨识、中医脉象采集、中医经络检测、中医舌象采集等以对人体未病、欲病、已病状态进行分析评估)、健康咨询与指导(包括情志调摄、饮食起居、运动食疗等)。健康干预:自助干预(包括食疗、运动、情志调摄等);他助干预(膏方、针刺、灸法、火罐、推拿、敷贴、足疗、药浴、熏蒸、药膳、刮痧等)。

附件1

中医体质分类与判定(ZYYXH/T157—2009)

中华中医药学会

(2009-04-09实施)

1 范围

本标准规定了中医关于体质的术语及定义、中医体质的9种基本类型、中医体质类型的特征、中医体质分类的判定。

本标准适用于中医体质的分类、判定及体质辨识治未病。

2 术语和定义

下列术语和定义适用于本标准。

中医体质 constitution of TCM

中医体质是指人体生命过程中,在先天禀赋和后天获得的基础上所形成的形态结构、生理功能和心理状态方面综合的、相对稳定的固有特质。是人类在生长、发育过程中所形成的与自然、社会环境相适应的人体个性特征。

3 中医体质9种基本类型与特征

3.1 平和质(A型)

3.1.1 总体特征:阴阳气血调和,以体态适中、面色红润、精力充沛等为主要特征。

3.1.2 形体特征:体形匀称健壮。

3.1.3 常见表现:面色、肤色润泽,头发稠密有光泽,目光有神,鼻色明润,嗅觉通利,唇色红润,不易疲劳,精力充沛,耐受寒热,睡眠良好,胃纳佳,二便正常,舌色淡红,苔薄白,脉和缓有力。

3.1.4 心理特征:性格随和开朗。

3.1.5 发病倾向:平素患病较少。

3.1.6 对外界环境适应能力:对自然环境和社会环境适应能力强。

3.2 气虚质(B型)

3.2.1 总体特征:元气不足,以疲乏、气短、自汗等气虚表现为主要特征。

3.2.2 形体特征:肌肉松软不实。

3.2.3 常见表现:平素语音低弱,气短懒言,容易疲乏,精神不振,易出汗,舌淡红,舌边有齿痕,脉弱。

3.2.4 心理特征:性格内向,不喜冒险。

3.2.5 发病倾向:易患感冒、内脏下垂等病;病后康复缓慢。

3.2.6 对外界环境适应能力:不耐受风、寒、暑、湿邪。

3.3 阳虚质(C型)

3.3.1 总体特征:阳气不足,以畏寒怕冷、手足不温等虚寒表现为主要特征。

3.3.2 形体特征:肌肉松软不实。

3.3.3 常见表现:平素畏冷,手足不温,喜热饮食,精神不振,舌淡胖嫩,脉沉迟。

3.3.4 心理特征:性格多沉静、内向。

3.3.5 发病倾向:易患痰饮、肿胀、泄泻等病;感邪易从寒化。

3.3.6 对外界环境适应能力:耐夏不耐冬;易感风、寒、湿邪。

3.4 阴虚质(D型)

3.4.1 总体特征:阴液亏少,以口燥咽干、手足心热等虚热表现为主要特征。

3.4.2 形体特征:体形偏瘦。

3.4.3 常见表现:手足心热,口燥咽干,鼻微干,喜冷饮,大便干燥,舌红少津,脉细数。

3.4.4 心理特征:性情急躁,外向好动,活泼。

3.4.5 发病倾向:易患虚劳、失精、不寐等病;感邪易从热化。

3.4.6 对外界环境适应能力:耐冬不耐夏;不耐受暑、热、燥邪。

3.5 痰湿质(E型)

3.5.1 总体特征:痰湿凝聚,以形体肥胖、腹部肥满、口黏苔腻等痰湿表现为主要特征。

3.5.2 形体特征:体形肥胖,腹部肥满松软。

3.5.3 常见表现:面部皮肤油脂较多,多汗且黏,胸闷,痰多,口黏腻或甜,喜食肥甘甜黏,苔腻,脉滑。

3.5.4 心理特征:性格偏温和、稳重,多善于忍耐。

3.5.5 发病倾向:易患消渴、中风、胸痹等病。

3.5.6 对外界环境适应能力:对梅雨季节及湿重环境适应能力差。

3.6 湿热质(F型)

3.6.1 总体特征:湿热内蕴,以面垢油光、口苦、苔黄腻等湿热表现为主要特征。

3.6.2 形体特征:形体中等或偏瘦。

3.6.3 常见表现:面垢油光,易生痤疮,口苦口干,身重困倦,大便黏滞不畅或燥结,小便短黄,男性易阴囊潮湿,女性易带下增多,舌质偏红,苔黄腻,脉滑数。

3.6.4 心理特征:容易心烦气躁。

3.6.5 发病倾向:易患疮疖、黄疸、热淋等病。

3.6.6 对外界环境适应能力:对夏末秋初湿热气候,湿重或气温偏高环境较难适应。

3.7 血瘀质(G型)

3.7.1 总体特征:血行不畅,以肤色晦暗、舌质紫黯等血瘀表现为主要特征。

3.7.2 形体特征:胖瘦均见。

3.7.3 常见表现:肤色晦暗、色素沉着,容易出现瘀斑,口唇黯淡,舌黯或有瘀点,舌下络脉紫黯或增粗,脉涩。

3.7.4 心理特征:易烦,健忘。

3.7.5 发病倾向:易患癥瘕及痛证、血证等。

3.7.6 对外界环境适应能力:不耐受寒邪。

3.8 气郁质(H型)

3.8.1 总体特征:气机郁滞,以神情抑郁、忧虑脆弱等气郁表现为主要特征。

3.8.2 形体特征:形体瘦者为多。

3.8.3 常见表现:神情抑郁,情感脆弱,烦闷不乐,舌淡红,苔薄白,脉弦。

3.8.4 心理特征:性格内向不稳定、敏感多虑。

3.8.5 发病倾向:易患脏躁、梅核气、百合病及郁证。

3.8.6 对外界环境适应能力:对精神刺激适应能力较差;不适应阴雨天气。

3.9 特禀质(I型)

3.9.1 总体特征:先天失常,以生理缺陷、过敏反应等为主要特征。

3.9.2 形体特征:过敏体质者一般无特殊;先天禀赋异常者或有畸形,或有生理缺陷。

3.9.3 常见表现:过敏体质者常见哮喘、风团、咽痒、鼻塞、喷嚏等;患遗传性疾病者有垂直遗传、先天性、家族性特征;患胎传性疾病者具有母体影响胎儿个体生长发育及相关疾病特征。

3.9.4 心理特征:随禀质不同情况各异。

3.9.5 发病倾向:过敏体质者易患哮喘、荨麻疹、花粉症及药物过敏等;遗传性疾病如血友病、先天愚型等;胎传性疾病如五迟(立迟、行迟、发迟、齿迟和语迟)、五软(头软、项软、手足软、肌肉软、口软)、解颅、胎惊、胎痫等。

3.9.6 对外界环境适应能力:适应能力差,如过敏体质者对易致过敏季节适应能力差,易引发宿疾。

4 中医体质分类的判定

4.1 判定方法

回答《中医体质分类与判定表》中的全部问题(附表略),每一问题按5级评分,计算原始分及转化分,依标准判定体质类型。

原始分=各个条目分值相加。

转化分数=[(原始分-条目数)/(条目数×4)]×100

4.2 判定标准

平和质为正常体质,其他8种体质为偏颇体质。

判定标准见下表。

平和质与偏颇体质判定标准

体质类型	条件	判定结果
平和质	转化分≥60分	是
	其他8种体质转化分均<30分	
	转化分≥60分	基本是
	其他8种体质转化分均<40分	
	不满足上述条件者	否
偏颇体质	转化分≥40分	是
	转化分30~39分	倾向是
	转化分<30分	否

(马文欢)

第八章

生命质量

生命质量是英文 quality of life(QOL)的译文。实际上,人们一直在自觉和不自觉地追寻生命质量的提高和生活水平的改善。在很大程度上说,人类整个的发展就是不断地适应自然、改造自然,同时也完善自我、改善自我,从而提高生命质量。

第一节　概　述

一、生命质量的概念

1. 世界卫生组织(WHO)对生命质量定义

个人在其所处文化和价值系统背景下参照自己的标准、期望和关注的感受与评价由生命质量定义可见其注重的是个体主观生存质量。

2. 适用定义

不同学者对生命质量的定义多种多样,较普遍适用的定义是:以社会经济、文化背景和价值取向为基础,人们对自己的身体状态、心理功能、社会能力以及个人整体情形的一种感觉体验。可见,生命质量是一个内涵丰富的概念,它包括许多内容,如个人的生理健康、心理素质、自立能力、社会关系、个人信念等,指的是人们对自己生活状况的感受和理解。对此概念的理解由于人们的文化和价值观念、生活目标、价值期望、行为准则及社会观念的不同而不同。

二、生命质量的含义

(1)生命质量是指某一种生命就生物学的意义上讲是否具备作为人的基本要素,主要指人的自然质量。从医学角度来看,生命质量是人的体能和智能两方面,也是生命存在和创造社会价值的前提和基础。

(2)从伦理学角度来看,人的生命是一种自觉的、合理的存在,是生物生命和社会学生命的统一体。生命质量作为生命体所具有的体力和智力,是衡量人的生命能力和人格水平的指标。

(3)从内涵上说,生命质量包括身体、心理、社会、职责、健康意识五方面的内容。因此,生命质量是健康状况的表征,因而又是行为能力和人格水平的表征。

（4）从层次上说,生命质量包括三方面的内容:①根本质量,这是人作为生命体最起码的质量,它表征着生命的意义和目的。低于这个质量,人就失去了生命的意义;②主要质量,即个体的身体或智力状况;③操作质量,即人的某种内在的生命质量,它能被一定的操作程序揭示出来。生命质量的意义在于用作描述性、评价性和规范性陈述:①描述性陈述是说明生命质量"怎么样",陈述生命体的性质、特性、程度;②评价性陈述即赋予某个生命体以一定的价值;③规范性陈述则反映这个生命体还有无延续的价值,我们是否还有必要维护它。

三、研究生命质量的背景

1. 生命质量研究的起源与发展

生命质量原本是个社会学的概念,也有称为生存质量、生命质量、生活质量。生命质量的研究始于 20 世纪 50 年代末美国经济学家加尔布雷斯(J. K. Calbraith)首先提出此概念;70 年代末期后在医学领域备受瞩目,并在 80 年代形成新的研究热潮;目前仍呈方兴未艾之势。

2. 生命质量的普适定义

在社会学、经济学研究中,生命质量可泛指社会个体的经济收入、住房、工作环境,公共服务的可获得性及健康状况等。由于健康是一个取决于社会、经济因素的假设性状态,因此,对健康定义的不同理解势必导致对生命质量的不同定义。

3. 生命质量研究经历的三大发展时期

（1）早期生命质量的研究起源于 30 年代的美国,最先是作为一个社会学指标来使用。

（2）成熟期。20 世纪 50—60 年代是生命质量研究的成熟期。自 1966 年由美国社会学家雷蒙德·鲍尔(Raymond Bauer)主编的《社会指标》(*Social Indicators*)论文集发表后,在社会指标研究领域大致形成两大流派:其一是客观社会指标派,主要用一些社会及其环境的客观条件指标来反映社会发展水平,如人口数量、出生率、死亡率、收入与消费水平、受教育程度、就业率、卫生设施和应用程度等;其二是主观生命质量派,强调人这个主体对社会及其环境的主观感受,比如对生活各个方面(家庭、工作、闲暇等)的感受。

（3）分化期。随着社会领域生命质量研究的鼎盛以及医学本身的发展,20 世纪 70 年代末医学领域广泛开展了生命质量的研究工作,并逐渐形成一个研究热潮。

无论社会科学还是医学领域,目前生命质量的研究均已达到较高的水平,应用甚广,几乎涉及人类生活的各个方面。

多年来,不同学者从不同角度对生命质量进行了描述,主要有以下几个方面:

（1）美国经济学和社会学家曼瑟尔·奥尔森(Mancur Lloyd Olson)1993 年认为生命质量主要是指个人对他(她)所关注的生活的满意度或幸福感。

（2）卡尔曼(Calman)认为生命质量是某一特定时点个体期望与其现时体验的差别或距离,这种差别可随时间而改变,并可为个人成长所修正。改进 QOL 包括改进有缺陷的生存方面(如疼痛)以及调整个体期望,使之与客观现实更为接近。

（3）施佩尔(Schipper)认为生命质量是患者对疾病与治疗产生的躯体、心理和社会反应的一种实用的、日常的功能描述。

（4）坎贝尔（Camphell）认为生命质量是个体从现实生活的总体验中引出的关于自身健康的主观体验。

（5）霍尼琼斯特（Hornquist）认为生命质量是个体的幸福和生活满意程度，是个体对总的生存以及生理、精神、社会关系、地位、活动能力及行为和婚姻等6个方面的主观感受及他的需要得到满足的程度或他感到幸福的程度。

（6）利瓦伊（Levi）认为生命质量是对个人或群体所感受到躯体、心理、社会各方面良好适应状态的一种综合测量，而测量结果则用主观幸福感、满意度或满足感表现出来。

（7）塞利亚（Cella）认为生命质量是患者对现在的功能状态与其预期或认为可达到的功能状态相比时产生的赞同感和满足感。

四、健康相关生命质量

健康相关生命质量是把生命质量的理论和医学实际结合起来，开始研究疾病对生命质量造成的影响，逐步形成了健康相关生命质量（health-related quality of life，HRQOL）的概念。

1. 概念

健康相关生命质量的概念是指在病伤、医疗干预、老化和社会环境改变的影响下个人的健康状态，以及与其经济、文化背景和价值取向相联系的主观满意度。

2. 主要内容

健康相关生活质量是由健康状态和主观满意度构成。健康状态是身体、心理和社会三方面来描述个人的功能状态。功能能力是生活质量测定的关键；主观满意度是指个人的需求和愿望得到满足时所产生的主观满意程度，属生活质量的主观成分。

3. 基本特征

健康相关生活质量具有以下特征：

（1）健康相关生活质量是一个综合现象，包含了身体功能、心理能力、社会适应能力和一般性感觉四个方面。健康相关生活质量多采用功能或行为术语来说明，即应着重于具有某种状态的人，其行为能力如何，而不是临床诊断和实验室检查结果。

（2）在评价者方面，更多的是采用自我评价，即由个人对自己的生活质量作出评价。

（3）反映健康相关生活质量的指标常是主观指标。采用客观指标，不同的人之间很难进行比较。如采用实验室检查或临床诊断等指标在不同病人间很难作出合理的比较。

（4）健康相关生活质量具有时变性。即随时间的变化而变化，这就很容易反映出疾病、治疗方法、老化和其他卫生保健措施的作用，因此常用作卫生保健的效果指标，它常比一些客观的健康指标更为敏感。

五、生命质量论

1. 概念

（1）生命质量论是以生命质量为核心概念，全面评价患者疾病及治疗对患者生理、心理和社会生活等方面的影响的一种伦理学基本理论。

（2）生命质量论强调人的生命质量而不是数量（如寿命、人口数量），强调要增强和发挥人的潜能（如提高教育质量），不仅关心人的生命是否存活与保持，而且更进一步关注生命存在的状态。

2. 生命数量与质量

生命数量表示个体生存时间的长度；对于病人就是指疾病的病程或个体接受某一特定医疗干预后的生存时间；对一般人和正常人就是平均期望寿命。其测定相对于生命质量容易、准确。生命数量和生命质量相互联系、相互制约，是人类生存的两个方面。只有具备一定的生命数量，才可能谈及生命质量，追求最大的生存时间和最高的生命质量是人类的最终目的。因此，生命的质量和数量是统一的。

3. 伦理意义

（1）生命质量论是人类从低级向高级发展，开始走向成熟，是主体意识产生和觉醒的标志。人们已不停留在保证生命的数量方面，而是对生命的存在提出了优质的要求。

（2）生命质量论对于控制人口数量增长和人口质量提高、保护和改善具有重要意义。

（3）生命质量论为医务人员对某些不同生命质量的病人，且采取相应的治疗原则、方法和手段提供了理论依据。

（4）生命质量论对合理、公正地分配卫生资源也具有十分重要的意义。

4. 中医与生命质量论

生命的质量主要取决于个体的身体、智力状态、人际交往，以及在社会和伦理上的相互作用等方面。

中医学对生命的认识，体现了唯物主义辩证法的基本观点。它认为精、气、神是生命的根本，三者缺一不可。精不仅是生命的原始物质，也是维持生命活动的物质基础。中医学强调整体观念、天人相应、人与社会相互关系及其在社会中的角色功能。认为人是自然的产物，生息于天地之间、时空之内，形神机能不可避免地受诸环境（包括自然和社会）的影响。

中医学在考察人体健康与疾病时，把人作为一个整体放在自然与社会环境这一大的体系中去认识，而且认为人体本身以及人与自然社会处于相对平衡之中。

第二节　生命质量的评价

一、基本概念

（一）评价

1. 概念

评价是指通过评价者对评价对象的各个方面，根据评价标准进行量化和非量化的测量过程，最终得出一个可靠的并且逻辑的结论。评价的过程是一个复杂的过程，是对评价对象的判断过程；也是一个综合计算、观察和咨询等方法的复合分析过程。

2. 步骤

评价的步骤包括以下几个方面：①确立评价标准；②决定评价情境；③设计评价手段；④利用评价结果。

(二) 生命质量评价

1. 概念

根据生命质量的概念和定义,生命质量评价就是指具有一定生命数量的人在一定时间点上的生命质量。

2. 内容

生命质量的评价主要包括生理状态、心理状态、社会功能状态和主观判断及满意度的评价。

3. 疾病评价

生命质量评价是在新的医学模式影响下产生的一种医学评价技术。临床常用于全面评价疾病及其治疗方法对病人造成的生理、心理和社会生活等方面的影响。它不仅考虑病人能活多久,而且更加强调病人活得怎样；它不仅考虑客观的生理指标,而且强调病人的主观感受和机能状况；它不仅用于指导临床医疗,而且还用于指导心理治疗和改善社会环境诸因素。

(三) 生命质量评价的应用概况

1. 生命质量评价

目前已广泛应用于社会各领域,成为评估不同年龄、不同疾病人群健康状况不可或缺的重要指标和评定工具。在医学领域 Dr. Cox(考克斯博士)提出了四个方面的应用：人群健康状况的测量；资源利用的效益评；临床疗法及干预措施的比较；治疗方法的选择与决策。

2. 评价的应用

随着疾病谱、医学模式的转变和医疗保健体制的转变,生命质量评价已经广泛地应用于我国的临床医学、预防医学、卫生管理和社会保险等各方面。生命质量评价的应用主要包括以下七个方面：

1) 一般及特殊人群的生命质量评价

适用于大众的、可以对一般人群的健康状况作出综合性评估的一些量表,如简明健康状况调查量表(SF-36),世界卫生组织生命质量量表(WHOQOL)等,主要用于一般人群的调查和评估。我们可以通过评价来比较不同地区、不同文化层次、不同民族等人群的生命质量状况。

对所调查的社区进行全面的深度测评,既有助于获得一定区域内生命质量状况的平均值,又可以针对不同社区的居民的健康状况制定出个性化的公共卫生管理方案。

2) 慢性病及癌症的生命质量评价

这是目前生命质量评价运用比较普遍的一个领域。通过对常见的慢性病生命质量的评价,可以研究其在疾病的不同阶段健康状况、心理状况以及社会环境因素对生命质量的影响；癌症患者生命质量评价是近年来比较受关注的一个方面,癌症患者的生命质量是由多方面因素决定的,主要由患者的身体、心理和社会三个方面的健康水平说决定;也是癌症患者的主观体验,主要依靠患者的判断;同时也随着患者生存时间其生命质量而改变。

3）临床治疗方案的生命质量评价

近些年逐渐将生命质量的评价运用于选择更合适的药物和治疗。通过评价可以为患者获得更有利的临床治疗方案和药物的选择。

4）预防和保健措施的生命质量评价

随着社区卫生服务的不断深入,对各项预防保健措施实施和运用后对特定人群的生命质量影响的评价也已广泛开展,对于完善和调整预防保健措施有着积极的意义。

5）健康教育领域的生命质量评价

现代社会提倡积极健康的生活方式,社会各层面和有关媒体都在开展各种有助于形成良好生活习惯和促进身心健康的健康教育,进行生命质量的评价可以让人们改变不良生活方式和错误行为,提高健康教育的有效性。

6）康复领域的生命质量评价

康复治疗和训练前后的生命质量的评价已经被广泛地运用于临床实践,康复领域引入生命质量评价可以很客观地反映康复措施的效果,特别是对伤残患者的进一步提高恢复提供了依据。

7）卫生政策和管理领域的生命质量评价

政府在制定卫生政策和进行资金投入时,目标人群的生命质量状况是非常重要的衡量指标,既对已有的投入做出客观的评价,同时也为未来的卫生改革明确了目标和方向。

（四）生命质量评价在中医临床中的应用

国内最初的生命质量研究多着眼于从西医角度去评价和应用,近年来生命质量评价逐渐被引入到中医临床研究,并在中医领域的应用日益增多。如中医疗效测量评价体系量表开发,中医健康状况量表的开发,中医体质与健康相关生命质量的研究,中医临床疗效评价以及评价指标体系的建立,中西医疗效评价比较,以及中医政策评价等方面都广泛引入了生命质量评价。

特别是中医体质量表的编制,通过对一般人群进行体质辨识,把人体的体质现象进行量化分析,为研究不同体质人群的疾病易感性和健康相关生命质量状况提供了数据支撑。

（五）生命质量评价应用的意义

生命质量评价的应用使健康和疾病测量发生了从物质到精神、从客观到主观的转变,充分反映了健康和疾病与人的心理、生理、社会之间存在密切的关系。在新的医学模式下,生命质量评价是评价健康和疾病的重要的发展方向,在许多医疗卫生领域如临床、预防、康复、基础医学、社区卫生诊断等各个领域都会有广阔的发展前景。

二、生命质量的评价内容

生命质量通常包括生理状态、心理状态、社会功能状态、自我评价健康与幸福感。主要有以下五个方面的内容。

（一）生理状态

生理状态是反映研究群体的体能和活动能力的状态，通常由活动受限、角色受限和体力适度三方面所组成。

1. 活动受限

活动受限是指日常生活活动能力因为健康问题而受到的限制。

2. 社会角色受限

人的社会角色表现为担当一定的社会身份、承担相应的社会义务、执行相应的社会功能。健康问题常引起角色功能受限，是反映研究群体生命质量的一个综合性指标。

3. 体力适度

主要指研究群体在日常活动中所表现出的疲劳感、无力和虚弱感。

（二）心理状态

所有的疾病都会给研究群体带来不同程度的心理变化，主要是情绪和意识。

1. 情绪反应

情绪是指感知外界事物后所产生的一种体验，包括正向体验如愉快、兴奋、满足和自豪等，以及负向体验如恐惧、抑郁、焦虑和紧张等。

2. 认知功能

认知功能包括时间与地点的定向、理解力、抽象思维、注意力、记忆力以及解决问题的能力等，它们是个人完成各种活动所需要的基本能力。

（三）社会功能状态

社会功能包含两个不同的概念：社会交往和社会支持。

1. 社会交往

根据其深度可分为三个层次：一是社会融合，即指个人属于一个或几个高度紧密的社会组织，并以成员身份参与活动；二是社会接触，即指人际交往和社区参与，如亲友交往和参加集体活动等；三是亲密关系，即指个人关系网中最具亲密感和信任感的关系，如夫妻关系。

2. 社会支持

指社会交往和社会资源对个人的支持程度，包括情感支持和物质支持。前者对于健康和生活质量更有作用。社会支持的测量是间接的，即是通过接受支持的人的个人判断来获得。社会支持的测量结果代表了个人对某相互关系充分性的评价，包括可信赖并能向其倾诉心里话的人以及提供社会支持的数量。个体的社会健康状况体现在体验到别人的关心、自己对别人有用以及能够参与社会生活等方面。

社会功能调查目前在社区调查中应用广泛，如焦虑症患者的社会功能调查。常用的评估量表包括社会功能缺陷筛选表（SDSS）、社会支持量表（SSRS）、生活事件量表（LES）等。

（四）自我评价健康

1. 概念

自我评价健康是指个人对其健康状态、生活状况的自我评判，是生命质量的综合性指标。这类指标在生命质量评价中非常重要,它反映在疾病和治疗的影响下,研究群体生命质量的总变化,同时也反映研究群体对未来生活的期望与选择。

2. 适用范围

由于评价指标是建立在自我意识的基础上,可能会受到一些主观因素影响,在实际情况下应对评价结果进行分析。

（五）幸福感

是指当个人需求得到满足时自发产生的精神愉快和活力感,是对全部生活的良好情绪反应和综合感觉状态。在生命质量评价中,幸福感用来测定整个研究人群的生命质量水平。

三、生命质量评价方法

按照目的和内容不同,生命质量的评价可有不同的方法。常见的有以下四种常用方法。

（一）访谈法

1. 概念访谈法(interview)

是研究者通过与研究对象的当面访谈或电话访谈来了解对方的心理特点、行为方式、健康状况、生活水平等,从而根据受访者主观评价对其生存质量进行评价。

2. 类型

按照提问和问答的结构方式的不同,访谈法可分为:①无结构访谈,是一种非指导性的、自由提问和作答的访谈形式;②有结构访谈,是事先规定了所问项目和反应可能性的访谈形式,谈话按预定内容进行。

3. 优点

优点为:①较灵活,双方可以随时改变方式、转换话题,以便了解到一些量表无法反映的深层内容;②适用面广,可用于不同类型的人员,包括文盲、儿童、因病不能活动者。

4. 缺点

缺点为:①主观性太强,访问者的价值观和倾向会影响被访人的反应以及对其作出的判断;②花费较大,完成一例需要投入大量的时间和精力;③结果的分析处理较难。

5. 应用情况

访谈法在社区中医卫生诊断中应用较广泛,如社区人群对疾病、诊疗、中医卫生服务、卫生政策等相关认识、态度和信念,以及对研究群体在患病过程中的生活习性、行为的了解等方面,访谈法能在短时间内获得大量与上述内容相关的信息。

（二）观察法

1. 概念

观察法(observation)是在一定时间内由研究者对特定研究对象的心理行为表现或活动、疾病症状及不良反应等进行观察,从而判断其综合的生命质量。观察法主要依赖视觉获取信息,运用听觉、触觉和直觉等作为辅助,同时还通过记录、录音、照相、摄像等延长手段获取信息。

2. 适用范围

观察法比较适合一些不能作答或不可能提供可靠回答的特殊病人的生命质量评定,比如精神病患者、去皮质状态(植物人)、阿尔茨海默病(老年性痴呆)、危重病人等。

3. 应用情况

社区中医卫生诊断研究的对象包括人、卫生机构和卫生政策,因研究对象的复杂性使得对其中许多因素难以进行定量分析,观察法等定性研究方法则显示了不可替代的优势。近年来,观察法较多地与其他方法相结合,越来越多地应用于社区中医卫生诊断中。观察法尤其适用于其他方法难以获得真实信息的场合或情形,有些行为常常包含一些人们难以察觉的习惯性动作,在这种情况下观察法能比其他方法获得更多的可靠信息。

(三) 主观报告法

1. 概念主观报告法(self-reported)

是指被测者根据自己的健康状况和对生命质量的理解,自己报告对其生命质量的评价(分数或等级数)。

2. 优缺点

这是一种简单的、一维的全局评定法。优点是非常容易分析处理,容易对个体不同阶段的生命质量进行对比分析。但缺点也很明显,这样得到的生命质量是很难具有可靠性和综合性的。因而该法一般不用或不单独使用,只是作为其他方法的补充。

(四) 标准化的量表评定法

1. 概念标准化量表法(standard questionnaire)

概念标准化量表法是目前测量生命质量最普遍的方法。此法是通过经考察具有较好信度、效度和反应度的正式标准化测定量表(rating scale)对被测者的生命质量进行多维的综合评定。

2. 构成

根据测定目的和对象的不同,生命质量测定量表的构成略有不同,一般包括条目、维度、领域和总量表四个层次。条目是量表最基本的构成元素。维度由若干反映同一特征的条目构成。领域指生命质量中一个较大的功能部分,由若干密切相关的维度构成,如生理领域、心理领域等。若干领域构成一个完整的量表。根据评定主体的不同此法可分为自评法和他评法两种。

3. 作用

尽管用于主观生命质量的评定,此法具有客观性强、可比性好、程式标准化和易于操作等优点,但要制作一份较好的、具有文化特色的测定量表并非易事。

四、生命质量评价表

(一) 生命质量评价表的分类

1. 根据项目的分类

(1) 按照评价的项目不同,进行生命质量的测定时可选用不同的量表,一般可分为评价疾病特异性的生命质量量表和通用的生命质量量表。

（2）疾病特异性的生命质量量表的问题主要指向疾病引发的健康问题,用于比较对一种疾病的不同治疗,一般对药物治疗引起的改变较为敏感,如抑郁症量表、癌症生活量表等。通用的生命质量量表主要询问健康的各个方面,可用于比较不同的疾病极其状态,对药物治疗效果不敏感,如简明健康调查量表(SF-36)、疾病影响调查表(SIP)、诺丁汉健康调查表(NHP)等。

2. 根据评价对象的分类

（1）普适性量表(generic scale)：用于一般人群的生命质量测评。如健康调查量表(SF-36)、世界卫生组织生存质量测定量表(WHOQOL)等,可以客观地了解一般人群的综合健康状况,为生命质量研究提供依据。

（2）疾病专表(disease-specific scale)：用于特定人群(病人及某些特殊人群)的生命质量测评。例如,用于癌症病人的有癌症治疗功能评价系统(FLIC)、癌症患者生活功能指标(FACT)等;用于慢性病人的有糖尿病特异性生命质量量表(DQOL)、慢性阻塞性肺病病人量表(COPD)等。

（3）领域专表(domain-specific scale)：侧重于测定生命质量构成某一领域的专表。领域量表在研究某一领域是比较方便,但其测定结果不能说明总的生命质量状况。它在估计质量调整生命年(QALY)和成本效益分析时很有帮助。常用量表有：日常生活独立活动指标(ADL)、总健康评价指标(GHRI)等。

（二）生命质量评价常用量表

1. 癌症与生命质量评价

1）癌症生命质量量表

用于癌症患者的生命质量评价量表主要有一般普适性量表、癌症普适性量表、癌症特异性量表。

一般普适性量表包括简明健康状况调查问卷和疾病影响度量表。适用于所有癌症患者的生命质量评价,具有应用广泛、可反映癌症患者一般生命质量状况的特点。

癌症普适性量表主要有癌症患者生活功能指标、癌症康复评价系统以及癌症治疗功能评价系统等。适用于癌症发展不同阶段、治疗康复不同阶段的生命质量状况。

癌症特异性量表则是某种特定癌症研究和评价的量表,也可以用于比较不同癌症对生命质量的影响程度。

2）癌症生命质量表的应用

癌症生命质量表的应用很大程度上可以客观地反映癌症患者的治疗、康复以及生存期与生命质量的关系。目前用得比较多的有以下几个方面：①对治疗和手术方案的选择;②评价、比较药物的作用;③分析其他诸多因素对癌症患者生命质量的影响等。通过生命质量的评价可以为癌症患者选择最佳的治疗途径,在延长生存期的同时提高生命质量。

2. 糖尿病与生命质量评价

1）糖尿病生命质量表

对糖尿病患者的生命质量评价量表很多,比较常用的有各种普适性量表和国内外研究的特异性专用量表。

健康调查简表、世界卫生组织生命质量问卷、诺丁汉健康量表等可以作为普适性量表用于评价糖尿病患者的生命质量。

近年来，国内外的学者根据研究的不同角度和样本特点，设计和开发了很多糖尿病的专用量表，最常用的有：糖尿病生命质量量表(1988年由美国学者制定)、糖尿病患者生命质量临床试验调查表、糖尿病问题量表和糖尿病压力问卷等，我国学者开发的儿童Ⅰ型糖尿病病人生命质量量表，体现了对儿童糖尿病患者的生命质量的全面评价。

2) 生命质量评价在糖尿病研究领域的应用

20世纪以来全球糖尿病患者激增，由此对患者身心健康和社会功能的影响也越来越引起各国学者的重视，生命质量评价已经成为评价糖尿病病情发展和预后的重要指标之一。一般可以从量表了解糖尿病患者的总体生命质量状况以及治疗用药的差异性；可以分析健康教育和生活方式的改善对糖尿病患者的生命质量影响以及减少并发症的作用等。

3. 中医体质量表

1) 中医体质量表的编制

为了对中医体质类型进行量化分析，科学地分类和界定，中国学者朱燕波、王琦等人依照：①内容力求符合中医体质类型的内涵；②量表条目具有独立性和敏感性；③量表可用于自评；④量表采用标准化计分方式，便于统计；⑤量表具有良好的信度和效度的原则，从2004年开始进行了对中医体质量表的研究和编制，经过广泛调查、不断筛选修订，最终形成了60个条目的中医体质量表。

量表将中医体质设定为平和质(A型)、气虚质(B型)、阳虚质(C型)、阴虚质(D型)、痰湿质(E型)、湿热质(F型)、血瘀质(G型)、气郁质(H型)、特禀质(I型)九种类型，并形成了九个亚量表。

2) 中医体质量表的应用

应用中医体质量表可对中医体质进行更深入的实验研究，获取很多客观的数据，特别是可以通过研究标准体质的特征，认识体质的特异性。

应用中医体质量表也可以获得不同体质人群的分布规律和特点，了解不同地区、不同民族、不同职业甚至不同性别中医体质类型的比例，从而使中医体质学的理论更好地为人们的工作和生活服务。

应用中医体质量表可以更进一步研究各种影响健康的相关因素对不同体质人群的生命质量的影响，及时干预纠正体质偏颇状态，真正体现中医"治未病"的理念。

中医体质量表还为临床的辨证论治和自我健康管理和养生保健提供了客观的依据，成为重要的参考因素。

4. 健康状况调查问卷

1) 简明健康状况量表(SF-36)与生命质量

简明健康状况调查(SF-36)问卷是美国学者组成的研究组1991年开始研究开发的，共36个问题构成，是国际上第一个进行生命质量跨文化研究的项目，用于对普通人进行生命质量评价。

1996年修订产生了第二版,针对实践运用的情况,进行了完善调整,从而使量表对健康状况的改变具有更大的敏感性和精确性,目前此量表被认为是一种被证实的、有较好信度和效度的普适性量表。

2）健康状况调查问卷在生命质量领域的应用

SF-36包含生理和心理两大领域8个方面,用于评价人们过去一年内健康状况的总体变化情况。此表被世界上很多国家广泛运用于的生命质量评价和临床疗效评价。还有10多个国家和地区在SF-36的基础上,制作了适合自己人群和文化特点的量表,用于不同领域的研究,包括卫生政策的制定和评估。我国也将SF-36的中文版用于对生命质量相关因素的评价。

5. 世界卫生组织生命质量量表(WHOQOL-100)及其简表

1）世界卫生组织生命质量量表的编制

这是1991年在世界卫生组织倡导下建立的一个国际合作项目,制订了由100条目组成的健康状况和生命质量量表,它是生命质量研究进程中的里程碑。

为了评价生命质量更加方便、简捷,世界卫生组织在原有量表的基础上形成了世界卫生组织生命质量简表(WHOQOL BREF)。

2）世界卫生组织生命质量量表的在生命质量领域中的应用

世界卫生组织生命质量量表由于涉及面广、分类精细,所以能够全面地、详细地评价生命质量的各个方面,在生命质量评价领域具有无可替代的权威性。因为此表还有个体对自身生命质量状况和健康状况的主观感受,所以,其评价结果更加合理。

6. 老年人与生命质量

1）老年人生命质量量表的编制

随着人类平均寿命的延长,世界老龄化在进一步加剧,而如何在长寿的基础上提高生命质量日益引起世界范围内的重视。目前评价老年人生命质量的工具主要有:一般普适性的生命质量量表(如SF-36、WHOOQL-100等)、世界卫生组织生命质量量表(WHOOQL)的老年版以及其他生命质量问卷的老年版。有些量表是自我报告量表,可以反映个体对自身生命质量状况的认识程度。

2）老年人生命质量量表的应用

通过用生命质量量表对老年人群进行评价中,可以了解一定区域内老年人的健康状况和生命质量总体状况,特别是可以用于分析调查社区卫生服务的需求,更好地提高服务的可及性。

通过评价可以了解老年人的流行病特点,以及影响健康的相关因素,为卫生政策和医保政策的制定、完善和实施提供科学的依据。

在社区预防保健中也需要老年人生命质量的评价数据来指导实践,特别是各种项目性工作的结果评价,如果有了老年人生命质量的评价结果支撑,就显得坚实有力了。

7. 肥胖与生命质量

1）肥胖的生命质量量表

研究肥胖患者的生命质量量表国外比较多,一般普适性的量表(如SF-36)也适用于对肥胖者的研究;体重影响生命质量量表、肥胖相关生命质量量表、肥胖特异性生命质量量表等都是为了研究肥胖患者而开发的生命质量评价量表。

2) 肥胖生命质量量表的应用

用生命质量量表可以评价肥胖患者的治疗效果,从而在不明显影响生命质量的前提下选择最合理、最经济的方式达到恢复体重的目的。

针对肥胖的其他伴随疾病和并发症,可通过生命质量的评价,研究其他疾病与肥胖之间的关系,明确影响肥胖的最重要因素,使治疗肥胖达到事半功倍之效。

在社会肥胖人群达到一定程度时,对肥胖者的生命质量评价数据可以帮助大家认识肥胖者的生命质量状况,从而在社会服务、社区卫生服务以及公共卫生政策方面更好地做出相应的调整,以期提升肥胖人群的生命质量和幸福指数。

五、生命质量的维度

(一) 生命质量维度概念

(1) 生命质量是一个多维的概念,包括身体机能、心理功能、社会功能等。

(2) 健康相关生命质量概念。健康相关生命质量(health-related quality of life, HRQOL)的特点是全面评价疾病及治疗对病人造成的生理、心理和社会生活等方面影响。①不仅关心病人存活时间,而且关心病人的存活质量;②不仅考虑客观的生理指标,而且强调病人的主观感受和机能状况;③不仅用于指导临床治疗,而且还用于指导病人的康复和卫生决策。

(3) 疾病给病人的日常生活带来生理、心理和社会生活诸方面的损害,这种损害会影响个体对生活环境的满意度,健康相关生命质量(HRQOL)代表了个体对疾病损害的反应,包括生理状态,也包括各种良好适应的感觉,基本的满意度和总的自我价值感。健康相关生命质量的概念抽象、复杂,包含的领域多样化,但最终指向个体满意度和自尊。

(二) 生命质量的主要维度

1. 生命质量维度的内容

主要有以下两大部分:

(1) 外在生命质量。就是与生活相关的生命质量和与生存质量相关的生命质量,它是生命质量的外围组成部分,对生命质量的形成起条件制约影响作用,属于社会学领域对生命质量的主要研究范畴。

(2) 内在生命质量。就是与健康相关的生命质量,其主要发生在人类体表之内的生命活动区域,它包括与人类生命生理健康相关的生命质量和与人类生命心理健康相关的生命质量。它是生命质量的核心组成部分,对生命质量的形成起主导决定作用,属于医学领域对生命质量的主要研究范畴。

2. 生命质量维度的三大组件

(1) 生活相关生命质量(外在生命质量)。人类外在生命质量之与生活相关的生命质量有可分为物质生活相关生命质量(简称物质生活质量)和精神生活相关生命质量(简称精神生活质量)。与生活相关的生命质量主要反映和定位于体表之外与建筑空间之内(如家庭居所及办公室等)范围的社会生活状况以及向个体身心健康状况内延影响人类生命活动表现。

(2) 生存相关生命质量(外在生命质量)。人类外在生命质量之与生存相关的生命质量又可分为自然环境生存相关生命质量(简称自然环境生存质量)和社会环境生存质量(简称社会环境生存质量)。与生存相关的生命质量主要反映和定位于建筑空间(包括建筑)之外(如社区、街道、城市和国家)和宇宙之内范围(如地球和太空等)的社会生存状况以及向个体身心健康状况内延影响的人类生命活动表现。

(3) 健康相关生命质量(内在生命质量)。与健康相关的生命质量主要反映和定位于体表之内的身心健康状况以及向个体社会角色功能状况外延影响的人类生命活动表现。

3. 生命质量的六个维度

其中以下 1~4 为外在生命质量维度以及 5~6 为内在生命质量维度:

(1) 物质生活相关生命质量。

(2) 精神生活相关生命质量。

(3) 自然生存相关生命质量。

(4) 社会生存相关生命质量。

(5) 生理健康相关生命质量。

(6) 心理健康相关生命质量。

第三节　中医与生命质量

一、中医经典对生命质量的论述

(1) 我国最早的医学典籍《黄帝内经》开篇《上古天真论》:"余闻上古之人,春秋皆度百岁而动作不衰,今时之人,年半百而动作皆衰者,时世异耶? 人将失之耶?"这是最早的关于长寿与生命质量的思考。又如《素问·宝命全形论》曰:"天覆地载,万物悉备,莫贵于人,人以天地之气生,四时之法成。"说明人是万物中最宝贵的,其生命活动是受天地变化、四时之气的影响。再如《素问遗篇·刺法》曰:"正气存内,邪不可干。"就指的是人体如果自身的正气旺盛,外界的病邪就不易侵入,不能对人体造成伤害。而当这种动态平衡因某种原因受到破坏时,人体就要得病。

(2) 中医学认为形、神相互依存,不可分割,两者的统一,是养生防病保持健康和疾病诊断的重要理论依据,正如《素问·上古天真论》中说,"恬淡虚无,真气从之,精神内守,病安从来?"充分阐述了"形与神俱"在维持人体健康和保持良好的生命质量状态中的重要作用;此外,还有"法于阴阳,和于术数,饮食有节,起居有常,不妄作劳,故能形与神俱,而尽终其天年,度百岁乃去"等论述。这些理论说明我们的祖先早在 2 000 多年前就已经初步建立了抗老防衰保持生命质量的概念,与我们现代的保持生命质量的理论有异曲同工之效。

（3）中医学是一门主张整体观念的理论，"天人相应""形神合一"的理论是中医学最最基本的指导思想。中医学说认为人是自然界的一部分，人体与天地万物建立一种相对平衡，如果平衡失调了，人体就会产生疾病；认为人体是一个整体，人体的一切生命活动都体现在阴阳平衡、各脏腑功能协调统一，如果阴阳失调，脏腑功能紊乱，人体就会滋生疾病。因此，中医学说认为生命质量的最高境界乃是：天人相应，阴阳平衡，形神合一。

二、中医名家对生命质量的思想列举

（1）南朝齐梁时期医家陶弘景的《养性延命录》是最早的一部关于养生的专著，作者既总结了古人的养生经验，又记录了自己的养生心得。其中提到"若能游心虚静，息虑无为，服元气于子后，时导引于闲室，摄养无亏，兼饵良药，则百年耆寿是常分也"。

（2）唐代医药学家孙思邈相传活到 102 岁才仙逝，其两部医学巨著——《千金要方》和《千金翼方》被誉为我国最早的一部临床医学百科全书。其能寿逾百岁高龄，就在于积极倡导注重生命质量的前提下养生并与其自身实践相结合的效果。他提出心态要保持平衡，不要一味追求名利；饮食应有所节制，不要过于暴饮暴食；气血应注意流通，不要懒惰呆滞不动；生活要起居有常，不要违反自然规律的理论则强调生命质量与自然相合。

（3）明代医学家张景岳从后天保养出发，提出了防早衰的理论，他的"中年求复，再振元气""人于中年左右，当大为修理一番，然再振根基，尚余强半"的观点，也是对生命质量要求的体现。是基于对人体生命过程的深入了解，以一种积极的主动精神，追求更高的生命质量。

因此，中医理论中的生命质量最佳状态就是"阴平阳秘""精气不散""神守不分""恬淡虚无""耳聪目明，身体轻强，老者复，壮者益治"。

三、中医学对生命质量维度的认识

中医学对生命质量维度主要有以下五个方面内容的认识：

1. 身体机能

身体机能方面包括了疼痛与不适，精力与劳累疲倦，性生活，睡眠与休息情况，以及身体感觉功能如嗅觉、视觉等。中医学把个体机体感觉的痛苦与不适作为衡量健康与否的重要标准。如："胃病则气短精神少""脾病则怠惰嗜卧，四肢不收，大便泄泻"（《脾胃论·脾胃盛衰论》。

2. 心理状态

包括对生活前途的自信感，自身思考、学习、记忆、思想集中情况，外貌的自我评价，消极情感如愤怒、压抑、悲伤、焦虑等内容。中医学不仅重视局部形体的病理变化，而且重视心理、精神因素对健康的影响。"七情不舒，遂成郁结，既郁之久，变病多端"（徐春圃.《古今医通》）"怒则气上……悲则气消，思则气结"（《内经·素问·举痛论》）"大怒则形气绝，而血郁于上，使人薄厥"（《素问，生气通天论》）说明了消极情感对人体健康生命质量的影响。

3. 独立生活活动能力

包括社会活动,日常生活活动能力,医疗和采用其他治疗方法情况,使用非药物治疗情况。《内经》中认为"久坐伤气,久坐伤肉"并提出了"夜卧早起,广步于庭"以及导引、按摩、吐纳等积极的保健和治疗方法,保持健康,达到年老而动作不衰。中医学指出生、长、壮、老、已是人体生命发展的自然规律,提出随着年龄的增长,身体机能的衰退,人们应该服食一些滋补强壮的药物,预防和减缓衰老的发生。如孙思邈曰:"人年以后,美药当不离于身。"正是指出当经常用滋补的药来调养身体。

4. 社会人际关系

中医学早在几千年前就认识到了人际关系对人体健康的影响,强调医生在考察人们的健康时,要"上知天文,下知地理,中知人事"。这里的人事不仅指人体的生理病理,而且还包括了人与人之间的人事关系。认为和睦的人际关系,可以延年益寿。"忧恐悲喜怒,令不得以其次,故令人有大病矣"(《素问·玉机真脏论》)"才觉孤寂,便见郁闷"(宋·《养老奉生书》)认为不利的社会因素如家庭纠纷、邻里不和和亲人亡故等可破坏人的心理平衡,导致疾病的发生。

5. 环境状况

生存质量环境因素中包括了身体安全、家庭环境、工作环境、财政资源等内容,中医学认为人处的社会环境的不同,政治、经济地位的不同不仅可以影响人的体质,而且可以对人的身心产生影响。即环境影响情志,情志导致疾病,"王公大人,血食之君,骄恣纵欲,轻人"(《灵枢·师传》)"大抵富贵之人多劳心,贫贱之人多劳力……劳心则中虚而筋柔骨脆,劳力则中实而骨劲筋强"(明·李中梓《医宗必读》)。

第四节　中医诊法在生命质量评价中应用

中医望闻问切四诊中,问诊和望诊是两种对评价生命质量最有效、最直接的方法。通过问诊和望诊可以了解个体的生理状况、心理状况、社会功能状况、自我评价健康和幸福感;也可以了解社区的卫生健康状况,从而为做出社区中卫生诊断提供有力的依据。

一、中医问诊

1. 概念

中医问诊是通过询问患者或者其陪诊者,以了解病情的一种诊察方法。有关疾病的发生时间、原因、经过、既往病史、患者的病痛所在等,均需要通过问诊才能了解。所以问诊是了解病情和病史的重要方法之一,在四诊中占有重要的地位。

2. 特点

对一般健康人群可以按照问诊要点逐一进行问诊,而对于亚健康人群和患者在问诊时要注意抓住重点,找到"最痛苦的症状、最希望解决的问题",这样此后的四诊就能围绕重点展开,进行辨证论治。

在进行生命质量评价和社区中医卫生诊断时,问诊也是我们了解和收集大量信息的最重要手段,对做出正确的评价有着直接的影响。正确的问诊方式和循循善诱的访谈式问卷调查有利于获取更多信息,全面了解个体的状况和社区的情况。其主要优点是信息量大、灵活度高。缺点是常常受被访者影响,真实性难以确定。

3. 内容

问诊涉及的范围较广泛,究竟如何进行询问才较恰当,除了运用著名的《十问歌》来询问个体的寒热、疼痛、睡眠、饮食、二便等生理状况,现在我们更多的是通过问诊获取更多的信息,以及以问诊的形式来完成各种相关的评价生命质量的量表。如在测定生命质量方法中最常用的访谈法,以及标准化的量表评定法中的他评法都可以用问诊的形式实施,以达到进一步了解个体的心理状况、社会功能状况、自我评价健康和幸福感的目的。

4. 问诊与生命质量评价的应用

《素问·征四失论》指出:"诊病不问其始,忧患饮食之失节,起居之过度,或伤于毒。不先言此,卒持寸口,何病能中。"可见当时已经奠定了问诊是最早评价生命质量的有效方法。因为除了病情,患者的心理状况、生活起居、用药情况和社会环境等必须由医生在问诊的过程中详细了解,其临症诊病的过程就类似如今我们做评价问卷的过程,由此评价患者的身心痛苦程度和生命质量状况,最后诊治疾病,提高生命质量。

二、中医望诊

1. 概念

中医望诊是对人体的神、色、形、态、舌象以及分泌物、排泄物色质的异常变化进行有目的观察,以测知内脏病变,了解疾病情况的一种诊断方法。

2. 特点

《难经·六十一难》曰"望而知之为之神"。通过对被观察者的神态、色泽、形体、形态、动态等整体表现进行扼要的观察,以期对病情的轻重缓急获得一个总体的印象。望诊获取的信息都非常直观,可以结合问诊对表象的信息进行确认。

3. 内容望诊

主要内容包括:①望全身情况和望局部情况;望舌和望排泄物等要点。其中,望全身情况是以观察患者的精气神为主;望局部以观察患者的头、发及五官情况为主。②望舌又称舌诊,是望诊中的重要部分,也是中医诊断的重要依据之一。中医通过望舌可以推断正气的盛衰、病邪的性质以及疾病的预后等,从而对个体的生理状况有一个大体的了解,并初步判断出其心理状况和社会功能状况。我们在特殊人群的生命质量测定中所用的观察法就是通过望诊来完成的。

4. 望诊与生命质量评价的应用

望诊是获得的信息直观,符合"眼见为实"的思维模式;又因为望诊从局部和整体不同的视角获取大量的信息,为疾病的诊断和治疗提供了确实可靠的依据。医生在望诊的同时结合自己以往的经验,已经对患者的生命质量状况有了一个初步的、大致的评判,又能结合其他方法进一步证实获取的信息,为之后做出正确的评价奠定了基础。

三、中医学在生命质量评价中作用与意义

1. 作用

（1）中医学诊断方法中的问诊和望诊,是生命质量评价中的重要手段。既可运用于一般人群的生命质量评价,也可以运用于一些特殊人群,如亚健康人群、社区老人和一些慢性病人群的综合健康状况的评价。

（2）因为其方式比较接近平时的门诊形式,所以更加能为大家接受,使得在完成评价量表时受访者具有较高的配合度。

（3）运用中医学的诊断方法在社区中医卫生诊断中能快速、直接地获取更多有益的信息。

2. 意义

中医学不仅注重生命质量,而且在改善生命质量方面也有良好的疗效。临床实践中,运用中医药不仅能改善现代医学客观指标,而且能消除患者的痛苦和不适,如纳呆食少、疲倦乏力、畏寒肢冷、腰酸乏力等,这些自觉症状往往与患者的生命质量有着密切的联系。因此我们运用中医的诊断方法在进行个体和人群健康综合状况分析时,能做出较为全面的评价。并对某些特殊人群的在不同时段的生命质量改善,进行全面的观察。

（宋慧君）

第三篇

技能篇

第九章

基本公共卫生服务中医药技能

本章主要阐述了公共卫生、预防保健、基本公共卫生服务项目等概念与特征,介绍了我国基本公共卫生服务项目和设计原则,帮助进一步理解公共卫生服务中医药内容。

第一节 概 述

一、基本概念

1. 公共卫生概念

公共卫生实际上就是大众健康。它是相对临床而言,临床是针对个体的,公共卫生是关注人群的健康。早期公共卫生概念主要表现为卫生学,是研究疾病与环境之间关系的学科。卫生学阐明环境因素对人体健康影响的规律,提出改善和利用环境因素的卫生要求,以达到预防疾病、促进健康和提高生命质量的目的。卫生学主要强调自然环境因素对健康的影响,以环境卫生、职业卫生、营养与食品卫生、儿童少年卫生、放射卫生等为主要研究领域。1920年,美国耶鲁大学公共卫生学院温斯洛教授首次提出了早期经典的公共卫生概念。公共卫生是通过有组织的社区行动,改善环境卫生,控制传染病流行,教育个体养成良好的卫生习惯,组织医护人员对疾病进行早期诊断和预防性治疗,发展社会体系以保证社区中的每个人享有维持健康的足够的生活水准,最终实现预防疾病、延长寿命,促进机体健康,提高生命力的目标。

深化医疗卫生事业改革,健全基本医疗保障体系,合理配置医疗卫生资源,加强医疗机构运行管理,整顿药品生产和流通秩序,大力发展中医药,为群众提供优质、廉价的医疗服务,发展家庭医生和社区卫生服务,推进分级诊疗,建立和完善农村新型合作医疗制度,积极推行优生优育、强化食品、药品、餐饮卫生等监管等,所有这些,同样都是政府的职能,我们可以认定其为广义的公共卫生概念,或者说,广义的公共卫生就应该是我们通常认为的"卫生事业"。因为公共卫生有着非常广泛的内涵与外延,不仅包括对传染病的监督与控制,还包括个人的卫生习惯、健康理念、环境卫生、室内卫生等方面。

2. 公共卫生定义

(1) 1952年,世界卫生组织(WHO)定义:公共卫生是一门通过有组织的社会活动来改善环境、预防疾病、延长生命及促进心理和躯体健康,并能发挥个人最大潜能的科学和艺术。从这个定义可见,公共卫生的目的不仅是疾病预防,而且还要进一步促进人类的健康,并且维护与促进健康的活动是有组织的。因此,为了实现这个目的的所有活动都属于公共卫生范畴。

(2) 1995年,英国的约翰拉斯特给出了详细的定义,即"公共卫生是为了保护、促进、恢复人们的健康。是通过集体的或社会的行动,维持和促进公众健康的科学、技能和信仰的集合体。公共卫生项目、服务和机构强调整个人群的疾病预防和健康需求"。美国医学会:公共卫生就是履行社会责任,以确保提供给居民维护健康的条件,这些条件包括:生产、生活环境、生活行为方式和医疗卫生服务。

尽管公共卫生活动会随着技术和社会价值等改变而变化,但是其目标始终保持不变,即减少人群的疾病发生、早死、疾病导致的不适和伤残。因此,公共卫生是一项制度、一门学科、一种实践。随着社会经济的发展,医学模式的转变,公共卫生的概念和内涵有了进一步发展。公共卫生通常涉及都很广泛,包括生物学、环境医学、社会文化、行为习惯、政治法律和涉及健康的许多其他方面。现代公共卫生最简单的定义就是:健康促进(promotion)、疾病预防(prevention)和健康保护(protection)。

(3) 2003年,中国时任副总理兼卫生部部长吴仪在全国卫生工作会议上对公共卫生做了一个明确的定义:公共卫生就是组织社会共同努力,改善环境卫生条件,预防控制传染病和其他疾病流行,培养良好卫生习惯和文明的生活方式,提供医疗服务,达到预防疾病,促进人民身体健康的目的。

3. 公共卫生含义

(1) 1998年现代预防医学辞典:公共卫生是以社会为对象,以行政管理、法规监督、宣传教育为手段,通过宏观调控协调社会力量,改善社会卫生状况,提高全民健康水平的一种社会管理职能。它是在现代社会发展、人民的健康日益成为社会问题的情况下,在预防医学领域中最能体现医学与社会经济发展和社会稳定密切关联的一种社会管理职能。

(2) 2009年,中华医学会提出公共卫生是以保障和促进公众健康为宗旨的公共事业,通过国家和社会共同努力,预防和控制疾病与伤残,改善与健康相关的自然和社会环境提供预防保健与必要的医疗服务,培养公众健康素养,创建人人享有健康的社会。

(3) 目前,我们习惯于把狭义的公共卫生与广义的公共卫生加以区分,也是为了避免混乱。从长远来看,广义的公共卫生(大卫生)才是公共卫生的真正内涵。

4. 公共卫生内涵

根据公共卫生概念和定义,我们可以认为公共卫生是社会问题,公共卫生的核心就是公众的健康,公共卫生服务于社会全体成员,公共卫生的实质是公共政策。公共卫生实践需要"循证"。

1) 公共卫生是社会问题

公共卫生其实是政府的一个职能,它主要涉及的是与公众有关的健康问题,如疾病预防、健康促进、提高生命力。其主要目的是在政府的领导下组织社会共同努力,保护和增进人民群众健康。公共卫生是社会公共服务的重要组成部分,公共卫生服务对于实现经济和社会的协调发展具有重要的作用。

2）公共卫生的核心是公众的健康

如疾病预防、健康促进、提高生命质量。健康是人世间最宝贵的财富,健康是人类的最基本的权利,健康是生存最重要的前提。保护和促进健康,不仅是卫生事业的根本任务,也是国家和世界发展的重要社会指标。公共卫生工作的使命就是通过对疾病、伤害和残疾等公共卫生问题的预防控制,确保经济发展、社会进步及国家安全,促进人类健康,提高生活质量。

3）公共卫生服务与社会全体成员

公共卫生不同于个人卫生,也不等同于个人卫生总和。公共卫生的最终目的是通过有组织的社会努力改善环境卫生、控制疾病、开展健康教育,保障每个社会成员个人卫生。它不像个人卫生那样只涉及某个人,而是涉及社会全体成员。

4）公共卫生的实质在于它的"公共性"

这就是根本上与既有公共权力和权威的"政府"直接相关,也需要有政府建立健全公共卫生服务体系,制定公共卫生政策,颁布公共卫生法律法规。从以上有代表性的公共卫生定义也能够看出,公共卫生的实质是公共政策。卫生政策实质上是一项公共政策,涉及全体社会成员。在有限的资源条件下,公共政策的趋向和政府作用就是改善公平、提高效率、促进发展。具体就公共政策而言,是要通过制定和实施旨在投资于人民健康的基本公共卫生服务政策,使有限的资源得到充分利用,促进人类健康发展,保障人类健康安全,缩小健康差距,消除健康贫穷。

5）公共卫生实践需要"循证"

公共卫生领域中的循证实践过程不能完全套用循证医学的那一套理论。与针对患者个体的临床干预相比,公共卫生干预倾向更加复杂和有计划性,并且受干预实施的具体环境、背景的影响。用来评价其干预效果的证据必须足够全面,能够涵盖这些复杂性。

5. 预防医学概念

预防医学是研究社会人群健康和疾病发生、发展、转归的本质与规律,探讨内外环境以及社会活动对人类健康和疾病的影响,制定预防、控制、消灭疾病发生和流行的对策,着眼于优化和改善人类生存环境,创造和维护有利于人类身心健康的最佳劳动和生活条件,保护劳动力,增进人类健康,提高人类生命价值的科学和技术。预防医学作为医学的一个分支,主要服务于公共卫生。预防医学致力于健康促进,预防疾病和过早的劳动力丧失。健康促进活动可以在个体、社区和全人群水平进行。预防医学要求的能力主要包括生物统计学、流行病学、管理学、环境卫生等,因此,预防医学是包含了公共卫生知识和医学技能的一个专科。从事预防医学实践的人必定是医生。预防医学是医学和公共卫生的交集。医学主要应用于个体病人的疾病诊断和治疗,公共卫生通常通过改善、维护健康、卫生服务达到促进人群健康、提高生活质量的目标。预防医学作为医学的分支,在医学和公共卫生之间起到了桥梁的作用,通过预防医学工作者的工作,确保个体、群体和社区健康促进和疾病预防。

二、公共卫生特征

现代公共卫生的特征有以下八个方面：

（1）社会公正是公共卫生的基础和出发点，决定社会的每个成员如何分享其应得的社会利益，承担其应负担的社会负担。每个社会成员分享的社会利益包括幸福、收入和社会地位等。从健康的角度来说，市场公正认为健康是个人的事，社会除了解决个人不能解决的健康问题之外，保护和促进健康完全是每个社会成员自己的事。社会公正认为，许多重要的社会因素影响社会利益和社会分担的分配。根据社会公正的原则，公共卫生应该为社会上所有的人提供潜在的生物医学和行为科学的利益，保护和促进所有人的健康。因此，公共卫生作为一个种社会事业，必须从社会公正出发，面对现实。

（2）公共卫生的社会公正理念决定了公共卫生与政治有千丝万缕的关系。公共卫生并非仅靠科学就行，还取决于政治对价值和伦理道德的选择。政治决定了公共卫生如何应用科学，即保障人民的健康，又保护人民的基本权利。

（3）专业的动态拓展。例如，1950年前后，我国公共卫生的主要问题是传染病；1980年后，慢性病防治成为公共卫生的重要议题；21世纪初出现的"非典"危机、禽流感流行，又一次改变了公共卫生的重点。

（4）公共卫生与政府的密切关系。政府保证了社会必需的基本公共卫生服务。只有政府才能制定和执行公共卫生法规。政府可以通过两种策略来影响公共卫生。第一种策略是通过制定与社会和环境有关的政策来影响公共卫生。第二种策略就是直接为公众提供公共卫生服务，例如我国实施的基本公共卫生服务项目。

（5）科学性是公共卫生有别于其他社会活动。如公共卫生可以依靠流行病学，可以阐明疾病的基本特性，发现疾病的传播规律，依靠基础医学学科，特别是病毒学和免疫学，搞清楚疾病的发病机制和病理变化，依靠生物统计学，来设计临床试验进行药物开发，依靠行为科学家，公共卫生还可以说服人们避免各种疾病传播的危险行为。

（6）"预防第一"是我们一贯坚持的公共卫生指导原则。预防的特点在于事件发生之前采取行动减少发生的可能性，或者减少事件发生带来的危害。如果目标明确的话，预防是很容易被理解和重视的。

（7）连接公共卫生各学科的既不是相同的教育训练背景，也不是类似的工作经验，公共卫生专业人员包括来自医学、管理学、护理学、流行病学、社会学、心理学、人类学、营养学、统计学、卫生工程学、法学、政治学、新闻传播学、老年病学、中医学以及其他许多专业的人员，为的是一个共同的目标：解决公共卫生问题。因此，公共卫生人员的多学科性和学科交叉特点让我们相信，把公共卫生看成一个事业要比看成一门专业更让人接受。

（8）现代公共卫生的特征包括五个核心内容：一是政府对整个卫生系统起领导作用；二是公共卫生工作需要所有部门协同行动；三是用多学科的方法理解和研究所有的健康决定因素，用合适的方法回答相应的问题，为决策提供科学依据；四是理解卫生政策发展和实施过程中的政治本质，整合公共卫生科学与政府领导和全民参与；五是与服务的人群建立伙伴关系,是有效的卫生政策能够得到长期的社区和政治支持。

三、公共卫生特性

公共卫生具有三大特性:一是公共性。其包括两层含义,消费的非排他性,即一些人对公共卫生产品的使用并不排除其他对人此产品的同时使用;非竞争性,即一个人对公共卫生产品的消费并不减少其他人对这种产品的消费。二是公益性,即对公众的有益性。加强公共卫生产品的生产和供给,改善公共卫生质量,会带来社会公众福利的普遍增加。三是公平性,这是公共卫生公共性的延伸,即每个公民都有平等接受公共卫生保障的基本权利。

第二节　公共卫生体系与项目

一、公共卫生体系定义

(1) 美国提出的公共卫生体系定义为:在辖区范围内提供基本公共卫生的所有公、私和志愿机构、组织或团体。政府公共卫生机构是公共卫生体系的重要组成部分,在建设和保障公共卫生体系运行的过程中发挥关键的作用。

(2) 2003 年,我国政府在全国卫生工作会议上,界定了在公共卫生方面的五大责任:①制定相关法律法规和政策;②执法监督;③应对突发公共卫生事件和控制传染病流行;④健康教育;⑤公共卫生人才培养。

(3) 一个完整的公共卫生体系,应该包括公共卫生服务体系、医疗保障体系和卫生执法监督体系等。

(4)《世界贸易组织(WTO)与公共卫生协议案》中,公共卫生分为八大类:第一是传染病的控制;第二是食品的安全;第三是烟草的控制;第四是药品和疫苗的可得性;第五是环境卫生;第六是健康教育与促进;第七是食品保障与营养;第八是卫生服务。

二、公共卫生职能框架

1. 公共卫生基本职能或核心职能

是消除影响健康的决定因素,预防和控制疾病,预防伤害,保护和促进人群健康,实现健康公平性的一组活动,公共卫生基本职能涉及的活动不仅限于卫生部门管辖的公共卫生领域,很多活动还需要政府的其他部门以及非政府组织、私营机构来参与或者实施。美国提山公共卫生三项基本职能,即评估—政策发展—保证。

2. 公共卫生的 10 项基本服务

(1) 通过监测监控状况找出社区健康问题。

(2) 诊断和调查社区中的健康问题和健康危害。

（3）通报、教育，增强人们对于健康问题的应对能力。

（4）动员社区合作伙伴找出和解决健康问题。

（5）制定支持个人和社区为健康促进而努力的政策和规划。

（6）切实执行为保护健康和确保安全而制定的法律法规。

（7）加强人们与必需的个人卫生服务之间的联系，并确保这种基本卫生服务的可及性。

（8）确保有一支称职的公共卫生和个人卫生保健的工作人员队伍。

（9）评估个人和群体健康服务的效果、科技性和质量。

（10）研究发现解决健康问题的新方法和新思路。

三、我国公共卫生体系基本职能分类

公共卫生体系应该履行的基本职能，三大类卫生服务提供：

（1）人群为基础的公共卫生服务，如虫媒控制、人群为基础的健康教育活动等。

（2）个体预防服务，如免疫接种、婚前和孕产期保健。

（3）具有公共卫生学意义的疾病的个体治疗服务，如治疗肺结核和性传播疾病等，可减少传染源，属于疾病预防控制策略之一。

在此基础上，我国现代公共卫生体系的基本职能包括以下 10 个方面。

1. 监测人群健康相关状况

（1）连续地收集、整理与分析、利用、报告与反馈、交流与发布与人群健康相关的信息。

（2）建立并定期更新人群健康档案，编撰卫生年鉴。其中与人群健康相关的信息包括：①人口、社会、经济学等信息；②人群健康水平，如营养膳食水平、生长发育水平等；③疾病或健康问题，如传染病和寄生虫病、地方病、母亲和围产期疾病、营养缺乏疾病、非传染性疾病、伤害、心理疾患以及突发公共卫生事件等；④疾病或健康相关因素，如生物的、环境的、职业的、放射的、食物的、行为的、心理的、社会的、健康相关产品的；⑤公共卫生服务的提供，如免疫接种、农村改水改厕、健康教育、妇幼保健等，以及人群对公共卫生服务的需要和利用情况；⑥公共卫生资源，如经费、人力、机构、设施等；⑦公共卫生相关的科研和培训信息。

2. 疾病或健康危害事件的预防和控制

（1）对正在发生的疾病流行或人群健康危害事件，如传染病流行、新发疾病的出现、慢性病流行、伤害事件的发生、环境污染、自然灾害的发生、化学、辐射和生物危险物暴露、突发公共卫生事件等，开展流行病学调查，采取预防和控制措施，对有公共卫生学意义的疾病开展病例发现、诊断和治疗。

（2）对可能发生的突发公共卫生事件做好应急准备，包括应急预案和常规储备。

（3）对有明确病因或危险因素或具备特异预防手段的疾病实施健康保护措施，如免疫接种、饮水加氟、食盐加碘、职业防护、婚前和孕产期保健等。

3. 发展健康的公共政策和规划

（1）发展和适时更新健康的公共政策、法律、行政法规、部门规章、卫生标准等，指导公共卫生实践，支持个体和社区的健康行动，实现健康和公共卫生服务的公平性。

（2）发展和适时更新卫生规划，制订适宜的健康目标和可测量的指标，跟踪目标实现进程，实现连续的健康改善。

（3）多部门协调，保证公共政策的统一性。

（4）全面发展公共卫生领导力。

4. 执行公共政策、法律、行政法规、部门规章和卫生标准

（1）全面执行公共政策、法律、行政法规、部门规章、卫生标准等。

（2）依法开展卫生行政许可、资质认定和卫生监督。

（3）规范和督察监督执法行为。

（4）通过教育和适当的机制，促进依从。

5. 开展健康教育和健康促进活动

（1）开发和制作适宜的健康传播材料。

（2）设计和实施健康教育活动，发展个体改善健康所需的知识、技能和行为。

（3）设计和实施场所健康促进活动，如在学校、职业场所、居住社区、医院、公共场所等，支持个体的健康行动。

6. 动员社会参与，多部门合作

（1）通过社区组织和社区建设，提高社区解决健康问题的能力，实现增权。

（2）开发伙伴关系和建立健康联盟，共享资源、责任、风险和收益，创造健康和安全的支持性环境，促进人群健康。

（3）组织合作伙伴承担部分公共卫生基本职能，并对其进行监督和管理。

国际上健康促进的理念，即加强个体的知识和技能，同时改变自然的、社会的、经济的环境，以减少环境对人群健康及其改善健康的行动的不良影响，促使人们维护和改善自身的健康。这四项职能与1986年《渥太华宪章》中提出的健康促进行动的五项策略相吻合，即"制定健康的公共政策、创造支持性的环境、加强社区行动、发展个人技能、重新调整卫生服务的方向和措施"。

7. 保证卫生服务的可及性和可用性

（1）保证个体和人群卫生服务的可及性和可用性。

（2）帮助弱势人群获取所需的卫生服务。

（3）通过多部门合作，实现卫生服务公平性。

8. 保证卫生服务的质量和安全性

（1）制订适当的公共卫生服务的质量标准，确定有效和可靠的测量工具。

（2）监督卫生服务的质量和安全性。

（3）持续地改善卫生服务质量，提高安全性。

9. 公共卫生体系基础结构建设

（1）发展公共卫生人力资源队伍，包括开展多种形式的、有效的教育培训，实现终身学习；建立和完善执业资格、岗位准入、内部考核和分流机制；通过有效的维持和管理，保证人力资源队伍的稳定、高素质和高效率。

（2）发展公共卫生信息系统，包括建设公共卫生信息平台；管理公共卫生信息系统；多部门合作，整合信息系统。

（3）建设公共卫生实验室，发展实验室检测能力。

（4）加强和完善组织机构体系，健全公共卫生体系管理和运行机制。此项是对公共卫生体系基础结构的建设。

10. 研究、发展和实施革新性的公共卫生措施

（1）全面地开展基础性和应用性科学研究，研究公共卫生问题的原因和对策，发展革新性的公共卫生措施，支持公共卫生决策和实践。

（2）传播和转化研究结果，应用于公共卫生实践。

（3）与国内外其他研究机构和高等教育机构保持密切联系，开展合作。此项职能是为公共卫生实践和公共卫生体系的可持续发展提供科学支撑。

上述 10 项职能的履行又可具体分解为规划、实施、技术支持、评价和质量改善、资源保障（包括人力、物力、技术、信息和资金等）等五个关键环节。

四、基本公共卫生服务项目设计原则

基本公共卫生服务，是指由疾病预防控制机构、城市社区卫生服务中心、乡镇卫生院等城乡基本医疗卫生机构向全体居民提供，是公益性的公共卫生干预措施，主要起疾病预防控制作用。基本公共卫生服务均等化有三方面含义：一是城乡居民，无论年龄、性别、职业、地域、收入等，都享有同等权利；二是服务内容将根据国力改善、财政支出增加而不断扩大；三是以预防为主的服务原则与核心理念。

我国从 2009 年开始实施基本公共卫生服务项目制度，作为公共卫生产品的国家基本公共卫生服务项目，其设计应遵循以下七个原则。

1. 公共产品理论原则

基本公共卫生服务项目属于公共卫生产品，在界定上应该要符合公共产品的两个属性：一要看其是否具有供给上的非排他性与消费上的非竞争性；二要看其是否具有良好的社会性影响和外部效应。

2. 经济适用原则

基本公共卫生服务优先项目的确定要能充分考虑当地的经济发展水平、居民收入水平以及政府的经济承受能力。

3. 健康需要原则

公共卫生服务应根据公共卫生服务项目对居民健康的影响程度，优先解决严重影响社区居民健康的社区公共卫生问题，优先开展这些公共卫生服务项目。

4. 成本效果（或效用）原则

成本效果原则是保证有限卫生资源的合理高效利用和有效利用的重要方法，在政府财政能力有限的情况下，可以优先提供那些成本低、效果好、具有较大社会效益的公共卫生服务项目，如卫生知识宣传、健康教育、传染病防治和控制、中医药适宜技术应用等。它能够在改善广大人民群众的健康状况的同时，节约大量的医疗支出。

5. 社区承受能力原则

基本公共卫生服务是保证社区公民享有基本健康保障的重要基础。其公共性的特征要求政府应在其中扮演主导角色。政府主导能够在一定程度上确保社区公共卫生服务的充足投入;同时,政府的参与能够更好地坚持公正公平,以保证不同社会群体尤其是低收入人群及社会弱势群体能够平等享有卫生资源。

6. 公平与社会效益原则

卫生保健涉及人的基本生存权利,要求必须具有广泛覆盖面。基本卫生服务其公平性尤其体现在如何保证保障贫困地区和低收入人群的基本卫生服务上,使人人都能享有基本卫生服务。

7. 政府主导原则

公共卫生服务是城镇公民身体健康保障的重要基础。作为公共性的基础服务,这就要求政府发挥主导作用,引导各方力量聚集其中,并能保证基本公共卫生服务提供的公平性和开放性,保障不同社会群体的人们都能够平等享有公共卫生服务。

五、基本公共卫生服务项目

(1) 2009 年,卫生部发布的《国家基本公共卫生服务规范(2009 年版)》中明确,基本公共卫生服务项目包含预防接种、健康教育、儿童健康管理、孕产妇健康管理、老年人健康管理、重性精神疾病管理、建立城乡居民健康档案、高血压、糖尿病等慢性疾病患者管理、传染病及突发公共卫生事件报告和处理 9 项内容。2011 年,在此基础上,新增两项服务内容:突发公共卫生事件报告和处理服务规范和卫生监督协管服务规范。至此,公共卫生服务项目包内容已达到 11 项。

(2) 2013 年,国家层面再次对基本公共卫生服务项目包进行整合,同时按照当时政府财政的补偿能力,新增了 65 岁以上老年人中医体质辨识与 0～36 个月儿童中医健康调养两个中医药服务健康管理项目,作为基层公共卫生服务机构必须开展、居民应该享受到的公共卫生服务要求。

(3) 2014 年人均基本公共卫生服务经费补助标准由 30 元提高至 35 元,按照"倾斜基层、优化结构、突出重点、提高质量"的原则,国家基本公共卫生服务项目不增加新的服务类别,重点巩固现有服务项目,进一步扩大服务覆盖面,提高服务规范程度,提高居民感受度。加大对基层机构支持力度,农村地区新增人均 5 元经费全部用于村卫生室,城市地区新增经费统筹用于社区卫生服务中心和服务站。

新增经费使用和项目调整如下:一是适当增加高血压、糖尿病患者规范管理目标人数,提高随访补助水平;二是适当增加重性精神疾病(严重精神障碍)患者管理目标人数,提高随访补助水平,增加患者随访次数;三是适当提高村卫生室承担高血压、糖尿病、重性精神疾病(严重精神障碍)患者和老年人健康管理任务(不包括实验室和辅助检查)比重;四是提高村卫生室和社区卫生服务站开展健康教育、传染病和突发公共卫生事件报告和处理、卫生监督协管服务补助水平;五是适当降低健康档案服务项目补助水平,取消新建档案补助。暂不调整预防接种、0～6岁儿童健康管理、孕产妇健康管理和中医药健康管理项目,对于由于服务对象数量自然增加引起的所需经费的增加,通过减少健康档案补助经费加以解决,不占用新增的人均5元经费。至此我国国家基本公共卫生服务共11大类,具体如表9-1所示。

表9-1　2014年国家基本公共卫生服务项目一览表

序号	类别	服务对象	项目及内容
一	建立居民健康档案	辖区内常住居民,包括居住半年以上非户籍居民	1. 建立健康档案
			2. 健康档案维护管理
二	健康教育	辖区内居民	1. 提供健康教育资料
			2. 设置健康教育宣传栏
			3. 开展公众健康咨询服务
			4. 举办健康知识讲座
			5. 开展个体化健康教育
三	预防接种	辖区内0～6岁儿童和其他重点人群	1. 预防接种管理
			2. 预防接种
			3. 疑似预防接种异常反应处理
四	儿童健康管理	辖区内居住的0～6岁儿童	1. 新生儿家庭访视
			2. 新生儿满月健康管理
			3. 婴幼儿健康管理
			4. 学龄前儿童健康管理
五	孕产妇健康管理	辖区内居住的孕产妇	1. 孕早期健康管理
			2. 孕中期健康管理
			3. 孕晚期健康管理
			4. 产后访视
			5. 产后42天健康检查
六	老年人健康管理	辖区内65岁及以上常住居民	1. 生活方式和健康状况评估
			2. 体格检查
			3. 辅助检查
			4. 健康指导
七	慢性病患者健康管理(高血压)	辖区内35岁及以上原发性高血压患者	1. 检查发现
			2. 随访评估和分类干预
			3. 健康体检

序号	类别	服务对象	项目及内容
	慢性病患者健康管理（2型糖尿病）	辖区内35岁及以上2型糖尿病患者	1. 检查发现
			2. 随访评估和分类干预
			3. 健康体检
八	重性精神疾病（严重精神障碍）患者管理	辖区内诊断明确、在家居住的重性精神疾病（严重精神障碍）患者	1. 患者信息管理
			2. 随访评估和分类干预
			3. 健康体检
九	传染病和突发公共卫生事件报告和处理	辖区内服务人口	1. 传染病疫情和突发公共卫生事件风险管理
			2. 传染病和突发公共卫生事件的发现和登记
			3. 传染病和突发公共卫生事件相关信息报告
			4. 传染病和突发公共卫生事件的处理
十	中医药健康管理	辖区内65岁及以上常住居民和0～36个月儿童	1. 老年人中医体质辨识
			2. 儿童中医调养
十一	卫生监督协管	辖区内居民	1. 食品安全信息报告
			2. 职业卫生咨询指导
			3. 饮用水卫生安全巡查
			4. 学校卫生服务
			5. 非法行医和非法采供血信息报告

注：对基本稳定和不稳定的重性精神疾病患者在每年4次随访的基础上增加4次随访。

（陆超娣）

第十章

国家基本公共卫生服务中医药技术规范

第一节　概　述

　　中医药历史悠久,是中华民族特有的医学理念与实践体系,也是世界传统医学的重要组成部分。在五千年的悠长历史中,中医药积累了丰富的医药知识,在诊疗疾病、保护健康方面发挥了重要作用,深受群众的欢迎和信任。随着西医医学知识和技术的引进,国家提出"中西医并重"的指导方针,西医发展迅速,而中医发展相对较慢。近年来,医学技术和科学研究的发展都显示,中医药对于疾病防治和人群保健的价值、功能与基本卫生保健、社区卫生服务的中心理念十分契合。国家近年来的卫生发展规划都提到中医药在城市社区卫生服务中的重要作用:2004 年吴仪副总理在全国中医药工作会议上讲话中指出,"社区卫生服务具有综合、便捷、低廉、持续的特点,治疗的病种以慢性病、老年病为主,中医药在这方面有着鲜明的优势,在社区卫生服务中具有广阔的发展前景。"2009 年 7 月 7 日,国家卫生部、财政部、国家人口和计划生育委员会印发《关于促进基本公共卫生服务逐步均等化的意见》(卫妇社发〔2009〕70 号),提出要规范管理基本公共卫生服务,并明确指出在研究制订和推广基本公共卫生服务项目规范中,要积极应用中医药预防保健技术和方法,充分发挥中医药在公共卫生服务中的作用。

　　2011 年 6 月,原卫生部、国家中医药管理局又联合下发了《关于在深化医药卫生体制改革工作中进一步发挥中医药作用的意见》(卫办发〔2011〕57 号),其中明确提出要在基本公共卫生服务中进一步发挥中医药作用。同年,国家中医药管理局下发《国家中医药管理局办公室关于开展基本公共卫生服务中医药服务项目试点工作的通知》(国中医药办医政发〔2011〕40 号),进一步推进中西医结合的基本公共卫生服务模式。

　　2013 年 6 月 6 日,国家卫生和计划生育委员会、财政部、国家中医药管理局联合发布《关于做好 2013 年国家基本公共卫生服务项目工作的通知》(卫计生发〔2013〕26 号),提高了人均基本公共卫生服务经费补助标准,新增经费部分用于将中医药健康管理服务纳入基本公共卫生服务范围,进一步发挥中医药在基本公共卫生服务中的作用。通知还提出,注重发挥中医药健康教育作用,积极推进中医药健康管理服务,2013 年起开展老年人中医体质辨识和儿童中医调养服务。2013 年,各省(区、市)中医药健康管理服务目标人群覆盖率要达到

30％。2015 年,中医药健康管理目标人群覆盖率进一步提高至了 40％。

第二节　老年人中医药健康管理服务规范

一、服务对象

辖区内 65 岁及以上常住居民。

二、服务内容

每年为老年人提供 1 次中医药健康管理服务,内容包括中医体质辨识和中医药保健指导。

(1) 中医体质辨识。按照老年人中医药健康管理服务记录表前 33 项问题采集信息,根据体质判定标准进行体质辨识,并将辨识结果告知服务对象。

(2) 中医药保健指导。根据不同体质从情志调摄、饮食调养、起居调摄、运动保健、穴位保健等方面进行相应的中医药保健指导。

三、服务流程(见图 10-1)

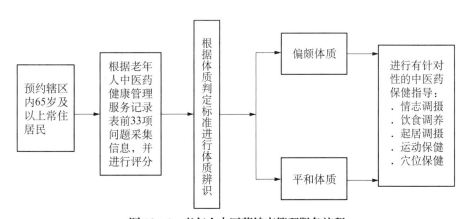

图 10-1　老年人中医药健康管理服务流程

四、服务要求

(1) 开展老年人中医药健康管理服务可结合老年人健康体检和慢病管理及日常诊疗时间。

(2) 开展老年人中医药健康管理服务的乡镇卫生院、村卫生室和社区卫生服务中心(站)应当具备相应的设备和条件。有条件的地区应利用信息化手段开展老年人中医药健康管理服务。

（3）开展老年人中医体质辨识工作的人员应当为接受过老年人中医药知识和技能培训的卫生技术人员。开展老年人中医药保健指导工作的人员应当为中医类别执业（助理）医师或接受过中医药知识和技能专门培训能够提供上述服务的其他类别医师（含乡村医生）。

（4）服务机构要加强与村（居）委会、派出所等相关部门的联系，掌握辖区内老年人口信息变化。

（5）服务机构要加强宣传，告知服务内容，使更多的老年人愿意接受服务。

（6）每次服务后要及时、完整记录相关信息，纳入老年人健康档案。

五、考核指标

（1）老年人中医药健康管理服务率＝接受中医药健康管理服务 65 岁及以上居民数/年内辖区内 65 岁及以上常住居民数×100％。

（2）老年人中医药健康管理服务记录表完整率＝抽查填写完整的中医药健康管理服务记录表/抽查的中医药健康管理服务记录表×100％。

六、附件

（1）老年人中医药健康管理服务记录表（见《国家基本公共卫生服务规范》）。

（2）体质判定标准表（见《国家基本公共卫生服务规范》）。

第三节　老年人中医药健康管理技术要点

一、概述

人体处于不同的年龄阶段，在结构、功能、代谢以及对外界刺激反应等方面表现出体质差异性。老年人机体生理功能衰退，随着阴阳气血、津液代谢和情志活动的变化，老年性疾病逐渐增多，平和体质相对较少，偏颇体质较多。因此，老年人中医药健康管理服务可根据老年人的体质特点从情志调摄、饮食调养、起居调摄、运动保健和穴位保健等方面进行相应的中医药保健指导。

二、服务主要内容

对 65 岁及以上居民，在其知情同意下开展老年人中医药健康管理服务。主要内容包括：

1. 中医体质信息采集

按照老年人中医药健康管理服务记录表前 33 项问题，逐项询问居民近一年的体验、感觉,查看舌苔和舌下静脉及皮肤情况等,将信息在相应分值内划"√"。

2. 中医体质辨识

按照体质判定标准表计算出该居民的具体得分,将计算得分填写在老年人中医药健康管理服务记录表体质辨识栏内。根据得分,判断该居民的体质类型是平和体质抑或偏颇体质,并将体质辨识结果及时告知居民。

3. 中医药保健指导

针对老年人不同体质特点,从情志调摄、饮食调养、起居调摄、运动保健、穴位保健等方面进行中医药保健指导。

三、老年人体质特征与特点

2009年中华中医药学会发布了《中医体质分类与判定》标准,将中医体质分为平和质、气虚质、阳虚质、阴虚质、痰湿质、湿热质、血瘀质、气郁质、特禀质九种基本类型,每种体质有其独自的特征。在此基础上,结合老年人的生理病理特点,制订了《老年版中医体质分类与判定》标准。

老年人中医体质可分为以下几种。

1. 平和质

总体特征:阴阳气血调和,以体态适中、面色润泽、精力充沛等为主要特征。

形体特征:体形匀称,无明显驼背。

常见表现:面色、肤色润泽,头发较密,目光有神,不易疲劳,精力充沛,耐受寒热,睡眠良好,胃纳佳,二便正常,舌色淡红、苔薄白,脉和缓有力。

心理特征:性格随和开朗。

发病倾向:平素患病较少。

对外界环境适应能力:对自然环境和社会环境适应能力较强。

2. 气虚质

总体特征:元气不足,以疲乏、气短、自汗等表现为主要特征。

形体特征:形体偏胖,肌肉松软不实。

常见表现:平素语音低弱,气短懒言,容易疲乏,精神不振,易出汗,易头晕,活动量减少,舌淡红,舌边有齿痕,脉弱。

心理特征:性格偏内向,喜安静。

发病倾向:易患感冒、内脏下垂等病;病后康复缓慢。

对外界环境适应能力:不耐受风、寒、暑、湿邪。

3. 阳虚质

总体特征:阳气不足,以畏寒怕冷、手足不温等表现为主要特征。

形体特征:肌肉松软不实。

常见表现:平素畏冷,以胃脘、背部、腰膝多见,手足不温,喜热饮食,精神不振,舌淡胖嫩,脉沉迟。

心理特征：性格内向，多沉静。

发病倾向：易患痹证、咳喘、泄泻等病；感邪易从寒化。

对外界环境适应能力：耐夏不耐冬；易感风、寒、湿邪。

4．阴虚质

总体特征：阴液亏少，以口燥咽干、手足心热等表现为主要特征。

形体特征：体形偏瘦。

常见表现：眼睛干涩，口燥咽干，鼻微干，皮肤干燥、脱屑，偏好冷饮，大便干燥，舌红少津，脉细数。

心理特征：性格外向，易急躁。

发病倾向：易患便秘、燥证、消渴等病；感邪易从热化。

对外界环境适应能力：耐冬不耐夏；不耐受暑、热、燥邪。

5．痰湿质

总体特征：痰湿凝聚，以形体肥胖、腹部肥满、口黏苔腻等表现为主要特征。

形体特征：体形肥胖，腹部肥满松软。

常见表现：面部皮肤油脂较多，多汗且黏，胸闷，痰多，口黏腻或甜，喜食肥甘甜黏，苔腻，脉滑。

心理特征：性格温和、稳重，善于忍耐。

发病倾向：易患鼾症、中风、胸痹等病。

对外界环境适应能力：对梅雨季节及湿重环境适应能力差。

6．湿热质

总体特征：湿热内蕴，以面垢油光、口苦、苔黄腻等表现为主要特征。

形体特征：形体中等或偏瘦。

常见表现：面垢油光，口苦口中异味，身重困倦，大便黏滞不畅，小便短黄，男性易阴囊潮湿，女性易带下发黄，舌质偏红，苔黄腻，脉滑数。

心理特征：性格多变，易烦恼。

发病倾向：易患皮肤湿疹、疮疖、口疮、黄疸等病。

对外界环境适应能力：对夏末秋初湿热气候，湿重或气温偏高环境较难适应。

7．血瘀质

总体特征：血行不畅，以肤色晦黯、舌质紫黯等表现为主要特征。

形体特征：胖瘦均见。

常见表现：肤色、目眶晦黯，色素沉着，容易出现瘀斑，肢体麻木，好卧，口唇黯淡，舌黯或有瘀点，舌下络脉紫黯或增粗，脉涩。

心理特征：性格偏浮躁，易健忘。

发病倾向：易患胸痹、癥瘕及痛证、血证等。

对外界环境适应能力：不耐受寒邪。

8. 气郁质

总体特征：气机郁滞，以神情抑郁、紧张焦虑等表现为主要特征。

形体特征：形体瘦者为多。

常见表现：神情抑郁，紧张焦虑，烦闷不乐，有孤独感，容易受到惊吓，舌淡红，苔薄白，脉弦。

心理特征：性格不稳定，敏感多虑。

发病倾向：易患不寐、郁证等。

对外界环境适应能力：对精神刺激适应能力较差；不适应阴雨天气。

9. 特禀质

总体特征：过敏体质者，禀赋不耐、异气外侵，以过敏反应等为主要特征；先天失常者为另一类特禀质，以禀赋异常为主要特征。

形体特征：过敏体质者一般无特殊；先天失常者或有畸形，或有生理缺陷。

常见表现：过敏体质者常见哮喘、风团、咽痒、鼻塞、喷嚏等；先天失常者患遗传性疾病者，有垂直遗传、先天性、家族性特征。

心理特征：随禀质不同情况各异。

发病倾向：过敏体质者易患哮喘、荨麻疹、过敏性鼻炎及药物过敏等；遗传疾病如血友病等。

对外界环境适应能力：适应能力差，如过敏体质者对季节变化、异气外侵适应能力差，易引发宿疾。

四、老年人体质的中医药保健方法

下面所列是九种基本类型体质的中医药保健方法，兼夹体质的中医药保健方法可参照执行。

（一）平和质

1. 情志调摄

宜保持平和的心态。可根据个人爱好，选择弹琴、下棋、书法、绘画、听音乐、阅读、旅游、种植花草等放松心情。

2. 饮食调养

饮食宜粗细粮食合理搭配，多吃五谷杂粮、蔬菜瓜果，少食过于油腻及辛辣食品；不要过饥过饱，也不要进食过冷过烫或不干净食物；注意戒烟限酒。

3. 起居调摄

起居宜规律，睡眠要充足，劳逸相结合，穿戴求自然。

4. 运动保健

形成良好的运动健身习惯。可根据个人爱好和耐受程度，选择运动健身项目。

5. 穴位保健

（1）选穴：涌泉、足三里。

（2）定位：涌泉位于足底部，卷足时足前部凹陷处，约当足底 2、3 趾趾缝纹头端与足跟连线的前三分之一与后三分之二交点上。足三里位于小腿前外侧，当犊鼻下 3 寸（1 寸＝3.333厘米），距胫骨前缘一横指处。

（二）气虚质

1. 情志调摄

宜保持稳定乐观的心态，不可过度劳神。宜欣赏节奏明快的音乐，如笛子曲《喜相逢》等。

2. 饮食调养

宜选用性平偏温、健脾益气的食物，如大米、小米、南瓜、胡萝卜等。

3. 起居调摄

提倡劳逸结合，不要过于劳作，以免损伤正气。平时应避免汗出受风。居室环境应采用明亮的暖色调。

4. 运动保健

宜选择比较柔和的传统健身项目，如八段锦。在做完全套八段锦动作后，将"两手攀足固肾腰"和"攒拳怒目增力气"各加做 1～3 遍。避免剧烈运动。

5. 穴位保健

（1）选穴：气海、关元。

（2）定位：气海位于下腹部，前正中线上，当脐中下 1.5 寸；关元位于下腹部，前正中线上，当脐下 3 寸。

（三）阳虚质

1. 情志调摄

宜保持积极向上的心态，正确对待生活中的不利事件，及时调节自己的消极情绪。宜欣赏激昂、高亢、豪迈的音乐，如《黄河大合唱》等。

2. 饮食调养

宜选用甘温补脾阳、温肾阳为主的食物，如羊肉、鸡肉、带鱼等。

3. 起居调摄

居住环境以温和的暖色调为宜，不宜在阴暗、潮湿、寒冷的环境下长期工作和生活。平时要注意腰部、背部和下肢保暖。

白天保持一定活动量，避免打盹瞌睡。睡觉前尽量不要饮水，睡前将小便排净。

4. 运动保健

宜在阳光充足的环境下适当进行舒缓柔和的户外活动，尽量避免在大风、大寒、大雪的环境中锻炼。

日光浴、空气浴是较好的强身壮阳之法。也可选择八段锦，在完成整套动作后将"五劳七伤往后瞧"和"两手攀足固肾腰"加做 1～3 遍。

5. 穴位保健

（1）选穴：关元、命门。

（2）定位：关元（位置见气虚质）。命门位于腰部，当后正中线上，第 2 腰椎棘突下凹陷中。

(四) 阴虚质

1. 情志调摄

宜加强自我修养、培养自己的耐性,尽量减少与人争执、动怒,不宜参加竞争胜负的活动,可在安静、优雅环境中练习书法、绘画等。有条件者可以选择在环境清新凉爽的海边、山林旅游休假。宜欣赏曲调轻柔、舒缓的音乐,如舒伯特《小夜曲》等。

2. 饮食调养

宜选用甘凉滋润的食物,如鸭肉、猪瘦肉、百合、黑芝麻、蜂蜜等。

3. 起居调摄

居住环境宜安静,睡好"子午觉"。避免熬夜及在高温酷暑下工作,不宜洗桑拿、泡温泉。节制房事,勿吸烟。注意防晒,保持皮肤湿润,宜选择选择蚕丝等清凉柔和的衣物。

4. 运动保健

宜做中小强度的运动项目,控制出汗量,及时补充水分。不宜进行大强度、大运动量的锻炼,避免在炎热的夏天或闷热的环境中运动。

可选择八段锦,在做完八段锦整套动作后将"摇头摆尾去心火"和"两手攀足固肾腰"加做 1～3 遍。也可选择太极拳、太极剑等。

5. 穴位保健

(1) 选穴:太溪、三阴交。

(2) 定位:太溪位于足内侧,内踝后方,当内踝尖与跟腱之间的凹陷处;三阴交位于小腿内侧,当足内踝尖上 3 寸,胫骨内侧缘后方。

(五) 痰湿质

1. 情志调摄

宜多参加社会活动,培养广泛的兴趣爱好。宜欣赏激进、振奋的音乐,如二胡《赛马》等。

2. 饮食调养

宜选用健脾助运、祛湿化痰的食物,如冬瓜、白萝卜、薏苡仁等。

3. 起居调摄

居住环境宜干燥,不宜潮湿,穿衣面料以棉、麻、丝等透气散湿的天然纤维为佳,尽量保持宽松,有利于汗液蒸发,祛除体内湿气。

晚上睡觉枕头不宜过高,防止打鼾加重;早睡早起,不要过于安逸,勿贪恋沙发和床榻。

4. 运动保健

坚持长期运动锻炼,强度应根据自身的状况循序渐进。不宜在阴雨季节、天气湿冷的气候条件下运动。

可选择快走、武术以及打羽毛球等,使松弛的肌肉逐渐变得结实、致密。如果体重过重、膝盖受损,可选择游泳。

5. 穴位保健

(1) 选穴:丰隆、足三里。

(2) 定位：足三里(位置见气虚质)。丰隆位于小腿前外侧,当外踝尖上 8 寸,条口外,距胫骨前缘二横指处。

(六) 湿热质

1. 情志调摄

宜稳定情绪,尽量避免烦恼,可选择不同形式的兴趣爱好。

宜欣赏曲调悠扬的乐曲,如古筝《高山流水》等。

2. 饮食调养

宜选用甘寒或苦寒的清利化湿食物,如绿豆(芽)、绿豆糕、绿茶、芹菜等。

3. 起居调摄

居室宜干燥、通风良好,避免居处潮热,可在室内用除湿器或空调改善湿、热的环境。选择款式宽松,透气性好的天然棉、麻、丝质服装。注意个人卫生,预防皮肤病变。

保持充足而有规律的睡眠,睡前半小时不宜思考问题、看书、看情节紧张的电视节目,避免服用兴奋饮料,不宜吸烟饮酒。保持二便通畅,防止湿热积聚。

4. 运动保健

宜做中长跑、游泳、各种球类、武术等强度较大的锻炼。夏季应避免在烈日下长时间活动,在秋高气爽的季节,经常选择爬山登高,更有助于祛除湿热。也可做八段锦,在完成整套动作后将"双手托天理三焦"和"调理脾胃须单举"加做 1～3 遍,每日 1 遍。

5. 穴位保健

(1) 选穴：支沟、阴陵泉。

(2) 定位：支沟穴位于前臂背侧,当阳池与肘尖的连线上,腕背横纹上 3 寸,尺骨与桡骨之间。阴陵泉位于小腿内侧,当胫骨内侧踝后下凹陷处。

(七) 血瘀质

1. 情志调摄

遇事宜沉稳,努力克服浮躁情绪。宜欣赏流畅抒情的音乐,如《春江花月夜》等。

2. 饮食调养

宜选用具有调畅气血作用的食物,如生山楂、醋、玫瑰花、桃仁(花)、黑豆、油菜等。

3. 起居调摄

居室宜温暖舒适,不宜在阴暗、寒冷的环境中长期工作和生活。衣着宜宽松,注意保暖,保持大便通畅。不宜贪图安逸,宜在阳光充足的时候进行户外活动。避免长时间打麻将、久坐、看电视等。

4. 运动保健

宜进行有助于促进气血运行的运动项目,持之以恒。如步行健身法,或者八段锦,在完成整套动作后将"左右开弓似射雕"和"背后七颠百病消"加做 1～3 遍。避免在封闭环境中进行锻炼。锻炼强度视身体情况而定,不宜进行大强度、大负荷运动,以防意外。

5. 穴位保健

(1) 选穴：期门、血海。

（2）定位：期门位于胸部，当乳头直下，第 6 肋间隙，前正中线旁开 4 寸。血海：屈膝，在大腿内侧，髌底内侧端上 2 寸，当股四头肌内侧头的隆起处。

（八）气郁质

1. 情志调摄

宜乐观开朗，多与他人相处，不苛求自己也不苛求他人。如心境抑郁不能排解时，要积极寻找原因，及时向朋友倾诉。

宜欣赏节奏欢快、旋律优美的乐曲如《金蛇狂舞》等，还适宜看喜剧、励志剧，以及轻松愉悦的相声表演。

2. 饮食调养

宜选用具有理气解郁作用的食物，如黄花菜、菊花、玫瑰花、茉莉花、大麦、金橘、柑橘、柚子等。

3. 起居调摄

尽量增加户外活动和社交，防止一人独处时心生凄凉。居室保持安静，宜宽敞、明亮。平日保持有规律的睡眠，睡前避免饮用茶、咖啡和可可等饮料。衣着宜柔软、透气、舒适。

4. 运动保健

宜多参加群体性体育运动项目，坚持做较大强度、较大负荷的"发泄式"锻炼，如跑步、登山、游泳。也可参与下棋、打牌等娱乐活动，分散注意力。

5. 穴位保健

（1）选穴：合谷、太冲穴。

（2）定位：合谷位于手背，第 1、2 掌骨间，当第 2 掌骨桡侧的中点处。太冲位于足背侧，当第 1 跖骨间隙的后方凹陷处。

（九）特禀质

1. 情志调摄

过敏体质的人因对过敏原敏感，容易产生紧张、焦虑等情绪，因此要在尽量避免过敏原的同时，还应避免紧张情绪。

2. 饮食调养

饮食宜均衡、粗细粮食搭配适当、荤素配伍合理，宜多食益气固表的食物，尽量少食辛辣、腥发食物，不食含致敏物质的食品，如蚕豆、白扁豆、羊肉、鹅肉等。

3. 起居调摄

起居要有规律，保持充足的睡眠时间。居室宜通风良好。生活环境中接触的物品如枕头、棉被、床垫、地毯、窗帘、衣橱易附有尘螨，可引起过敏，应经常清洗、日晒。外出也要避免处在花粉及粉刷油漆的空气中，以免刺激而诱发过敏病症。

4. 运动保健

宜进行慢跑、散步等户外活动，也可选择下棋、瑜伽等室内活动。不宜选择大运动量的活动，避免春天或季节交替时长时间在野外锻炼。运动时注意避风寒，如出现哮喘、憋闷的现象应及时停止运动。

5. 穴位保健

（1）选穴：神阙、曲池。

（2）定位：神阙位于腹中部，脐中央。曲池位于肘横纹外侧端，屈肘，当尺泽与在肘横纹外侧端与肱骨外上髁连线中点。

第四节　0～36个月儿童中医药健康管理服务技术规范

一、服务对象

辖区内居住的0～36个月儿童。

二、服务内容

在儿童6、12、18、24、30、36月龄时对儿童家长进行儿童中医药健康指导，具体内容包括：

（1）向家长提供儿童中医饮食调养、起居活动指导；

（2）在儿童6、12月龄给家长传授摩腹和捏脊方法；在18、24月龄传授按揉迎香穴、足三里穴的方法；在30、36月龄传授按揉四神聪穴的方法。

三、服务流程（见图10-2）

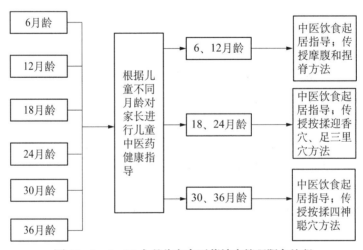

图10-2　0～36个月儿童中医药健康管理服务流程

四、服务要求

（1）开展儿童中医药健康管理服务应当结合儿童健康体检和预防接种的时间。

（2）开展儿童中医药健康管理服务的乡镇卫生院、村卫生室和社区卫生服务中心（站）应当具备相应的设备和条件。

（3）开展儿童中医药健康管理服务的人员应当为中医类别执业（助理）医师或接受过儿童中医药保健知识和技能培训能够提供上述服务的其他类别医师（含乡村医生）。

（4）服务机构要加强宣传，告知服务内容，提高服务质量，使更多的儿童家长愿意接受服务。

（5）每次服务后要及时记录相关信息，纳入儿童健康档案。

五、考核指标

0～36个月儿童中医药健康管理服务率＝年度辖区内按照月龄接受中医药健康管理服务的0～36月儿童数/年度辖区内的0～36个月儿童数×100％。

六、附件

（1）1岁以内儿童中医药健康管理服务记录表（见《国家基本公共卫生服务规范》）。

（2）1～2岁儿童中医药健康管理服务记录表（见《国家基本公共卫生服务规范》）。

（3）3～6岁儿童中医药健康管理服务记录表（见《国家基本公共卫生服务规范》）。

第五节　0～36个月儿童中医药健康管理服务技术要点

一、概述

小儿具有生机旺盛而又稚嫩柔软的生理特点，一方面生机蓬勃，发育旺盛；另一方面脏腑娇嫩，形气未充。其"发病容易，传变迅速"而又"脏气清灵，易趋康复"。

0～36个月儿童中医药健康管理服务主要是针对小儿的生理病理特点和主要健康问题，通过对家长开展中医饮食起居指导、传授中医穴位按揉方法，改善儿童健康状况，促进儿童生长发育。

二、服务内容

1. 预约儿童家长

在儿童6、12、18、24、30、36月龄时，结合儿童健康体检和预防接种的时间，预约儿童家长来基层医疗卫生机构接受儿童中医药健康指导。

2. 儿童中医饮食起居指导

根据不同月龄儿童的特点，向家长提供儿童中医饮食调养、起居活动指导。

3. 传授中医穴位按揉方法

在儿童 6、12 月龄时,向家长传授摩腹和捏脊的方法;在 18、24 月龄时,向家长传授按揉迎香、足三里穴的方法;在 30、36 月龄时,向家长传授按揉四神聪穴的方法。

三、儿童中医保健方法和技术

1. 饮食调养

(1) 养成良好的哺乳习惯,尽量延长夜间喂奶的间隔时间。

(2) 养成良好饮食习惯,避免偏食,节制零食,按时进食,提倡"三分饥",防止乳食无度。

(3) 食物宜细、软、烂、碎,而且应品种多样。

(4) 严格控制冷饮,寒凉食物要适度。

2. 起居调摄

(1) 保证充足的睡眠时间,逐步养成夜间睡眠、白天活动的作息习惯。

(2) 养成良好的小便习惯,适时把尿;培养每日定时大便的习惯。

(3) 衣着要宽松,不可紧束而妨碍气血流通,影响骨骼生长发育。

(4) 春季注意保暖,正确理解"春捂";夏季纳凉要适度,避免直吹电风扇,空调温度不宜过低;秋季避免保暖过度,提倡"三分寒",正确理解"秋冻";冬季室内不宜过度密闭保暖,应适当通风,保持空气新鲜。

(5) 经常到户外活动,多见风日,以增强体质。

第六节　中医药参与孕产妇健康管理服务要点

一、概述

(一) 产妇生理特点

1. 阴血骤虚,元气耗损,百脉空虚

产妇由于分娩时的产创出血、产时用力、出汗等,导致产妇处于气血虚弱、百脉空虚的状态,中医有"产后一盆冰"之说。容易出现虚弱、怕冷、怕风、多汗、微热等现象。若失于调养,容易罹患"月子病"(中医称之为"产后病")。

2. 易发生瘀血阻滞现象

"十月怀胎,一朝分娩"。元气亏虚,运血无力,气虚血滞,易出现产后腹痛、恶露不绝等症状。

3. 泌乳育儿

4. 子宫缩痛,排出恶露

（二）病理特点

产后病证种种,总以"虚""瘀"居多。无论何种病机,其发病因素不外乎:一是产后生理变化;二是素体禀赋不足;三是产后摄生失慎。其中前者是必然因素,若这种异常变化,超过生理常态,则可发生疾病。

（三）日常中医保健知识

重视"三审",防病于未然。

产妇之产后身体状况,可以通过以下几方面进行判断:

1. 审少腹痛与不痛,辨恶露有无停滞

若腹痛拒按、下腹有块为瘀阻;无腹痛或腹痛喜按为血虚。

2. 审大便通与不通,验津液的盛衰

大便干结、秘涩不通为津液亏损;若大便通畅,为津液尚充。

3. 审乳汁行与不行和饮食多寡,察胃气的强弱

乳汁量少、质清,乳房柔软不胀,纳谷不馨属脾胃虚弱;乳汁充足,胃纳如常,为胃气健旺。

（四）产后养生须知

1. 寒温适度,起居有方

根据气候变化,恰当着衣,以免伤寒或中暑;居室既要避风,又要保证空气流通;避免汗出当风。睡眠充足,适当运动,避免过分屏气努责,防止恶露不绝、阴挺下脱(子宫脱垂)等病症的发生。

2. 饮食易清淡,有营养,好消化

产妇的饮食应注意:在保证足够的水分和均衡的营养的前提下,尊重产妇的饮食嗜好。注意食物的色、香、味、形,以增进食欲;保证食物种类的多样化,以少食多餐为原则,不宜多食寒凉、生冷或过于辛热、煎炸、肥腻的食品。

3. 其他

（1）保持心情舒畅,创造安和的育儿环境。

（2）产后百日内,不宜交合。

（3）谨慎用药与进补。

哺乳的产妇用药或进补要谨慎,以免给婴儿带来潜在的风险。

二、产妇日常中医保健适宜技术和方法

产后经常出现下述症状:产后乳汁蓄积或缺乳、腹痛、便秘、多汗等。以下是常用的中医诊断及保健方法。

（一）儿枕痛（产后宫缩痛）

1. 临床表现

产后三四天内,下腹部阵发性疼痛,哺乳时加重,不伴有寒热,恶露无异常。

2. 适宜技术

1) 饮食调理

(1) 山楂肉 30 克,红糖 15 克(冲),水煎服。

(2) 益母草 30 克,生姜 3 片,红糖 15 克(冲),水煎服。

(3) 红糖煮鸡蛋 1～2 个。

2) 穴位按摩

可以选用三阴交、足三里、关元、中极等穴位按压。

(二) 产后乳汁蓄积

1. 临床表现

乳房胀痛、乳腺结块触痛,乳汁难出或有结块;但局部无红肿灼热感,不伴有发热恶寒等症状。

2. 适宜技术

1) 乳房按摩

由乳房四周向乳头方向按摩,保证挤压乳头每侧至少有 10 个乳腺管喷乳为佳。

2) 外敷

(1) 芒硝 500 克,分次纳布包内,敷于乳房处,芒硝结块后,更换。可以有效地缓解乳房疼痛的症状。

(2) 如意金黄散用米醋调开外敷;随干随换。

(3) 仙人掌去刺,捣泥外敷,一天 2～3 次。

(三) 产后缺乳

1. 临床表现

产后哺乳时,乳汁缺乏,不足以喂养婴儿,或乳汁全无;乳房松软不胀不痛,挤压乳房,乳汁点滴而出。

2. 适宜技术

1) 饮食调理

(1) 猪蹄 1 只,八爪鱼适量,木瓜 1 只,共煮汤。

(2) 猪蹄汤:猪蹄 2 只(或用鲫鱼),通草 24 克,同炖,去通草,食猪蹄饮汤。

(3) 鲫鱼汤:活鲫鱼洗净、背上剖十字花刀。略煎两面后,烹黄酒,加清水、姜、葱等,小火焖炖 20 分钟。丝瓜洗净切片,投入鱼汤,旺火煮至汤呈乳白色后加盐,3 分钟后即可起锅。如根据口味和习惯,将丝瓜换成豆芽,效亦相仿。

2) 穴位按摩

可以选用乳根、膻中、少泽、足三里等穴,手指点穴,每日一次,每次每穴 3 分钟。

(四) 产后便秘

1. 临床表现

产后大便干燥,或解时坚涩难下,饮食如常,且无腹胀及腹痛呕吐等症状。常伴面色萎黄,皮肤不润。

2. 适宜技术

1) 饮食调理

(1) 蜂蜜饮：清晨空腹顿服蜂蜜一匙，然后再饮温开水一大杯，轻症者有效。

(2) 黑芝麻、胡桃、松子仁等分研碎，加白糖或蜂蜜适量，分次服用。

2) 穴位按摩

用双手各一指以适当的压力按压迎香穴 5～10 分钟。

(五) 产后多汗

1. 临床表现

产后汗出过多，不能自止，动则益甚，时或恶风。

2. 适宜技术

浮小麦 30～50 克，煎水，代茶饮。

第七节　高血压患者中医健康管理技术

一、概述

(一) 服务要求

(1) 开展高血压患者中医健康管理的乡镇卫生院、社区卫生服务中心应当具备高血压患者中医健康管理所需的基本设备和条件。

(2) 从事高血压患者中医健康管理工作的人员应为接受过高血压患者中医保健知识与技术培训的中医类别医师或临床类别医师。

(3) 按照社区有关高血压管理规范对患者进行健康管理。在高血压慢病管理的基础上联合中医保健治疗，每年中医健康管理不少于 1 次，有中医内容的随访不少于 1 次。

(4) 要加强宣传，告知服务内容，提高服务质量，使更多的高血压病患者愿意接受服务。

(5) 每次服务后及时记录相关信息，纳入居民健康档案。

(二) 高血压患者中医健康管理程序

根据各试点地区实际情况，各地区可结合高血压患者健康管理的时间要求，每年至少 1 次中医健康指导和 1 次有中医内容的，主要内容如下：

(1) 运用中医四诊合参方法对高血压患者进行证候辨识。

(2) 对高血压患者进行饮食调养、起居活动等指导，传授四季养生、穴位按摩、足浴等适宜居民自行操作的中医技术。

(3) 对不同证型的高血压患者有针对性地提供中医干预方案或给予转诊建议。

(4) 记录在居民健康档案中。

高血压患者中医健康管理服务流程如图 10-3 所示。

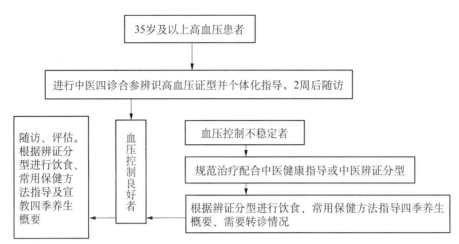

图 10-3 高血压患者服务流程

二、高血压患者日常中医保健方法

对高血压病人,食疗、导引及养生功法有助于血压的控制,配合中药内服,能使部分患者血压恢复正常,对顽固性高血压及合并有较多症状的患者,中医药方法可起到减轻症状,协助降压,减少减缓靶器官损伤的作用,从而起到未病先防、已病防变的作用。

（一）高血压常见辨证分型

1. 阴虚阳亢证

主症：头部胀痛、烦躁易怒、腰膝酸软。

次症：面红目赤,胁痛口苦,便秘溲黄,五心烦热,口干口渴,失眠梦遗。

舌脉：舌红少苔,脉细数或弦细。

2. 气血两虚证

主症：头晕时作、少气乏力。

次证：动则气短,头部空痛,自汗或盗汗、心悸失眠。

舌脉：舌质淡,脉沉细无力。

3. 痰瘀互结证

主症：头重或痛。

次证：头重如裹,胸脘痞闷,胸痛心悸,纳呆恶心,身重困倦,手足麻木。

舌脉：苔腻脉滑。

4. 肾精不足证

主症：心烦不寐、耳鸣腰酸。

次证：心悸健忘、失眠梦遗、口干口渴等症。

舌脉：舌淡暗,脉细大无力。

5. 肾阳亏虚证

主症：背寒恶风,腰膝酸软。

次症：头痛遇冷加重，手足发冷，夜尿频数。

舌脉：舌淡，脉沉细。

6. 冲任失调证

主症：妇女月经来潮或更年期前后出现头痛、头晕。

次证：心烦、失眠、胁痛。

舌脉：舌淡暗，脉弦细。

以上凡具备一项主症和两项次症症状，即可诊断该证候成立，采取相应治疗。

证候计分及疗效评价方法如下。

中医证候计分定量标准：

0 分：无证候；

1 分：上证较轻，偶尔出现，不影响工作和生活；

2 分：上证时轻时重，间断出现，不影响工作和生活；

3 分：上证明显，经常出现，不影响工作和生活；

4 分：上证持续出现，影响工作和生活。

（二）常用代茶饮及食疗推荐方

1. 阴虚阳亢证

1）茶饮

菊花茶：白菊花、绿茶，开水冲泡饮服。

苦丁桑叶茶：苦丁茶、菊花、桑叶、钩藤各适量，开水冲泡饮服。

菊楂决明饮：菊花，生山楂片，草决明子各适量。开水冲泡饮服。

2）推荐食物

芹菜、绿豆、绿豆芽、莴苣、西红柿、菊花、海蜇、山楂、荠菜、西瓜、茭白、茄子、柿子、胡萝卜、香蕉、黄瓜、苦瓜、紫菜、芦笋。

3）推荐食疗方

葛根粥：葛根、粳米、花生米，加适量水，用武火烧沸后，转用文火煮 1 小时，分次食用。

菊花粥：菊花摘去蒂，上笼蒸后，取出晒干或阴干，然后磨成细末，备用。粳米淘净放入锅内，加清水适量，用武火烧沸后，转用文火煮至半成熟，再加菊花细末，继续用文火煮至米烂成粥。每日两次，晚餐食用。

2. 气血两虚证

1）茶饮

龙眼红枣茶：龙眼肉，红枣，白糖适量，开水冲泡饮服。

党参红枣茶：党参，红枣，茶叶各适量。开水冲泡饮服。亦可将党参、红枣、茶叶加水煎沸 3 分钟后饮用。

2）推荐食物

大枣、银耳、芝麻、桑椹。

3) 推荐食疗方

当归炖猪蹄：将猪蹄洗净切成大块，在开水中煮两分钟，去其腥味，捞出。然后再在锅内加水烧开放入猪蹄，加入当归及调料适量，用旺火烧开，改用文火煮至猪蹄熟烂。

归芪蒸鸡：炙黄芪，当归，嫩母鸡1只。将黄芪、当归装入纱布袋，口扎紧。将鸡放入沸水锅内氽透，捞出，用凉水冲洗干净。将药袋装入鸡腹，置于蒸盆内，加入葱、姜、盐、黄酒、陈皮、胡椒粉及适量清水，上笼隔水蒸约1小时，食时弃去药袋，调味即成，佐餐食用。

3. 痰瘀互结证

1) 茶饮

降脂益寿茶：荷叶、山楂、丹参、菊花、绿茶各适量，开水冲泡饮服。

陈山乌龙茶：陈皮、山楂、乌龙茶各适量，开水冲泡饮服。

2) 推荐食物

白萝卜、紫菜、白薯、玉米、花生、洋葱、木耳、山楂、海带、海蜇、大蒜、冬瓜。

3) 推荐食疗方

马兰头拌海带：马兰头洗净，用沸水烫至色泽泛青，取出后沥水，切成丝备用。海带用温水浸泡12小时洗净，用沸水烫10分钟，取出切成丝，与马兰头同拌，加盐、味精、糖、麻油拌和均匀，佐餐用。

绿豆海带粥：绿豆、海带、大米适量。将海带切碎与其他两味同煮成粥，可当晚餐食用。

4. 肾精不足证

1) 茶饮

杞菊茶：枸杞子、白(杭)菊花、绿茶各适量，开水冲泡饮服。

黑芝麻茶：黑芝麻、绿茶各适量，开水冲泡饮服。

2) 推荐食物

银耳、枸杞子、黑枣、核桃仁、海参、淡菜、芝麻。

3) 推荐食疗方

桑葚粥：桑葚、粳米各适量，煮成粥，可早晚2次分服。

首乌豆枣香粥：何首乌、加水煎浓汁，去渣后加粳米、黑豆、黑芝麻、大枣3～5枚、冰糖适量，同煮为粥，服用不拘时。

5. 肾阳亏虚证

1) 茶饮

杜仲茶：杜仲、绿茶各适量。用开水冲泡，加盖5分钟后饮用。

胡桃蜜茶：胡桃仁、茶、蜂蜜各适量。将胡桃仁捣碎，与茶、蜂蜜共放入茶杯中，开水冲泡代茶饮。

2) 推荐食物

韭菜、芝麻、胡桃仁、龙眼肉、羊肉、狗肉、鹿肉。

3) 推荐食疗方

复元汤：淮山药、核桃仁、瘦羊肉、羊脊骨、粳米、葱白各适量，先羊脊骨半小时，加羊肉煮开，撇去浮沫，再加生姜、花椒、料酒、胡椒、八角、食盐即可。

杜仲羊肾汤：杜仲，五味子，羊肾，姜、葱、盐、料酒适量。杜仲、五味子洗净包好，加水煮约 1 小时后加入羊肾片(已去筋膜)，加姜等调料再煮 30 分钟，去药包调味即成。

6. 冲任失调证

茶饮

归杞梅花茶：当归、枸杞子、白梅花各适量，开水冲泡代茶饮。

以上所有的代茶饮及食疗方仅为推荐服用，中医为辨证施治，强调个体化，因此社区医师在为患者做推荐时切勿盲目，以免对患者造成不必要的损害。

(三) 常用中医针灸保健疗法

1. 耳穴疗法

(1) 材料：一般常选用生王不留行。

(2) 选穴：降压沟、降压点、肝、皮质下、高血压点等。

(3) 操作方法：将王不留行置于相应耳穴处，用胶布固定，每穴用拇、食指对捏，以中等力量和速度按压 30～40 次，达到使耳郭轻度发热、发痛。

疗程：两耳穴交替贴压，3～5 天一换，14 天 1 个疗程。

2. 体穴按压

1) 原理

对于高血压病患者可辨证施穴，穴位按压可起到以指代针、激发经络、疏通气血的效果。

2) 选穴

阴虚阳亢证者可选用太冲、太溪、三阴交、风池、内关；

气血两虚证者，可选用气海、血海、中脘、太阳、合谷、足临泣；

痰瘀互结证，可按压中脘、丰隆、足三里、头维、血海、公孙；

肾精亏虚者，可选用肾俞、命门、志室、气海、关元、足三里、三阴交；

肾阳亏虚证者，可选用关元、百会、足三里、三阴交、神阙、大椎；

冲任失调者，可选用关元、中极、归来、三阴交、蠡沟、中都。

3) 方法

用指尖或指节按压所选的穴位，每次按压 5～10 分钟，以有酸胀感觉为宜，14 天 1 个疗程。

(四) 推荐中医足浴疗法

1. 基本原理及要求

(1) 原理：泡脚水选用温热(热水)，通过温热刺激使腿及全身毛细血管扩张，周围血液分布增多，循环阻力减少，全身血压也随之下降。可以减轻高血压的症状。

(2) 材料：足浴盆或桶尽量选用木质的为好，桶高应不小于 40 cm，泡脚水选用温热(热水)，水温为 40℃。

(3) 足浴时间：泡脚可每天 2 次进行，下午与晚间各 1 次，每次 30～40 分钟。

(4) 方法：双足浸泡，尽量让水没过足踝(有足浴桶者可至膝以下)，水温保持在 40℃。

2. 中药配方

阴虚阳亢证者可选用磁石降压方：磁石、石决明、当归、桑枝、枳壳、乌药、蔓荆子、白蒺藜、白芍、炒杜仲、牛膝各 6 克,独活 18 克。将诸药水煎取汁,放入浴盆中,待温时足浴,每日 1 次,每次 10～30 分钟,每剂药可用 2～3 次。

痰瘀互阻证,可法夏三皮汤:法半夏、陈皮、大腹皮、茯苓皮各 30 克。水煎取汁,待温时足浴,每次 15～30 分钟,每日 2 次,每日 1 剂,连续 3～5 天。

肾精亏虚者,可选用杜仲木瓜汤:杜仲、桑寄生、木瓜各 30 克。水煎取汁,放入浴盆中,用毛巾蘸药液热熨腰痛部位,待温时足浴,每日 2 次,每次 10～30 分钟,每日 1 剂,连续 3～5 天。

肾阳亏虚证者,可选用杜仲木瓜汤:杜仲、桑寄生、木瓜各 30 克。水煎取汁,放入浴盆中,用毛巾蘸药液热熨腰痛部位,待温时足浴,每日 2 次,每次 10～30 分钟,每日 1 剂,连续 3～5 天。

冲任失调者,可选用三藤汤:香瓜藤、黄瓜藤、西瓜藤各 30 克。水煎取汁,候温足浴,每日 2 次,每次 10～15 分钟,每日 1 剂,连续 7～10 天。

附:高血压足浴通用方——邓铁涛教授"浴足方"

怀牛膝、川芎各 15 克,天麻、钩藤(后下)、夏枯草、吴茱萸、肉桂各 10 克。上方加水 2 000 ml 煎煮,水沸后 10 分钟,取汁趁温热浴足 30 分钟,上、下午各 1 次,2～3 周为 1 疗程。

(五) 季节更替养生

中医理论中有"天人合一",即人与自然的统一性,季节更替时天气变化无常,如夏秋交替,冷热更迭,患者容易因气候突变而加重病情,出现头痛、头晕、耳鸣、目眩、心悸等症状。中医重在治未病,如能在气候多变的季节根据患者的个体特点在情志、饮食及运动方面加以调节,则可能起到比服用药物更好的效果。

1. 情志调摄

人顺应四季变化规律,遵循四季养生法则,调摄情志,精神乐观,心境清净。孙思邈在《千金方·养性》中告诫人们"莫忧愁、莫大怒、莫悲恐、莫大惧……莫大笑、勿汲汲于所欲,勿悄悄怀忿恨……若能勿犯者,则得长生也。"诗词歌赋、琴棋书画、花鸟虫鱼,均可益人心智、怡神养性,有助于高血压病的调治。

2. 平衡饮食

高血压患者在季节变换中要少吃酸性食品,多吃能补益脾胃的食物,如瘦肉、禽蛋、大枣、水果、干果等;多吃韭菜、菠菜、荠菜和葱等新鲜蔬菜,能有效降低胆固醇,减少胆固醇在血管壁上的沉积,利于血压的调控;多吃甘温食物,如大枣、花生、玉米、豆浆等。

3. 运动调治

高血压患者在季节变换中应当遵循"动中有静、静中有动、动静结合、以静为主"的原则。坚持户外锻炼,以户外散步、慢跑、太极拳、气功锻炼等节律慢、运动量小、竞争不激烈,且不需要过度低头弯腰的项目为宜,并以自己活动后不觉疲倦为度。

4. 顺应季节

在季节变化中,通过顺应四时变化,调整阴阳,使人与自然相和谐,从而达到阴平阳秘,养生保健之功效,使高血压患者在四季更替的过程中泰然自处,血压平稳少波动。春季肝气当令,万物生发,血压易偏高,应多做户外活动,注意戒怒;夏季炎热,暑湿为邪,注意饮食勿过油腻及生冷,勿使大汗伤津;秋季干燥,阴虚之人当注意勿使津伤阴亏;冬季寒冷,肾阳不足之人当注重保护阳气,宜足浴。

第八节 2型糖尿病患者中医健康管理技术

一、概述

(一) 服务要求

(1) 开展2型糖尿病(以下简称糖尿病)中医健康管理的乡镇卫生院、社区卫生服务中心应当具备糖尿病中医健康管理所需的基本设备和条件。

(2) 从事糖尿病中医健康管理工作的人员应为接受过糖尿病中医保健知识与技术培训的中医类别医师或临床类别医师。

(3) 按照社区有关糖尿病管理规范对患者进行健康管理。在糖尿病慢病管理的基础上联合中医保健治疗,每年中医健康管理不少于1次,有中医内容的随访不少于1次。

(4) 要加强宣传,告知服务内容,提高服务质量,使更多的糖尿病患者愿意接受服务。

(5) 每次服务后及时记录相关信息,纳入居民健康档案。

(二) 管理程序

根据各试点地区实际情况,各地区可结合糖尿病病患者健康管理的时间要求,每年至少1次中医健康指导和1次有中医内容的随访,主要内容为:

(1) 运用中医四诊合参方法对糖尿病患者进行证候辨识。

(2) 对糖尿病患者进行饮食调养、起居活动等指导,传授四季养生、穴位按摩、足浴等适宜居民自行操作的中医技术。

(3) 对不同证型的糖尿病患者有针对性地提供中医干预方案或给予转诊建议。

(4) 记录在居民健康档案中。

图10-4所示为糖尿病患者中医服务的基本流程。

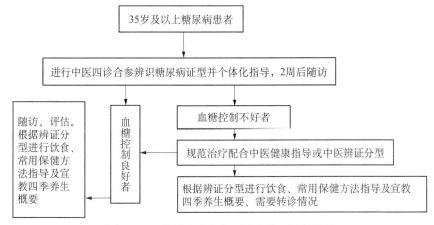

图10-4 糖尿病患者中医健康管理服务流程

二、糖尿病患者日常中医保健方法

糖尿病是由于体内胰岛素分泌绝对或相对不足,而引起的以糖代谢紊乱为主的一种全身性疾病,属中医学消渴范畴。中医药在防治糖尿病及其并发症方面有着悠久的历史和丰富的临床实践经验,形成了从整体认识疾病、综合防治和个体化治疗的优势,通过合理运用中成药、中药饮片,配合中医饮食调养、运动治疗、非药物防治技术,可以改善临床症状、减轻西药副作用、提高生活质量,有效防治并发症。

(一) 常见中医辨证食疗推荐方

饮食养生法对防治消渴病尤为重要。糖尿病的发生和饮食有关,饮食控制的好坏直接影响到治疗的效果。历代医家在长期的医疗实践中也总结出不少药膳验方。具体应用应该在辨体质、辨病、辨证的基础上,合理选用。

1. 阴虚燥热证

证见烦渴多饮,随饮随喝,咽干舌燥,多食善饥,溲赤便秘,舌红少津苔黄,脉滑数或弦数。食疗应以养阴消渴饮为基础。

食疗药膳方为:

(1) 玉粉杞子蛋:天花粉、枸杞、玉竹煎水,沥出,打入鸡蛋,蒸。

(2) 杞薢粥:山药、枸杞适量,加粳米,煮粥。

(3) 三豆饮:绿豆、黑豆、赤小豆,煎汤服用。

(4) 乌梅生津茶:乌梅、麦冬,泡水当茶饮。

(5) 石斛芩叶茶:石斛(干、鲜均可)、黄芩叶,开水沏泡,代茶饮。

主食以荞麦面粉为主。副食以冬瓜、南瓜、苦瓜、藕叶及绿叶菜等食物。

2. 气阴两虚证

证见乏力、气短、自汗,动则加重,口干舌燥,多饮多尿,五心烦热,大便秘结,腰膝酸软,舌淡或红暗、边有齿痕,舌苔薄白少津或少苔,脉细弱。

食疗药膳方为:

(1) 参杞粥:西洋参、山药、枸杞适量,加粳米煮粥。

(2) 归芪鸡:黄芪、当归、母鸡剁大块,加水抄煮,去浮沫,纳入黄芪、当归炖至肉熟。

(3) 苦瓜炒肉:鲜苦瓜、瘦猪肉,武火炒后食用等。

(4) 首乌适量加水煎半小时,取汁煮鸡蛋,每日 1 个。

(5) 益气生津茶:西洋参、石斛,开水沏泡,代茶饮。

主食以黄豆、玉米面粉为主。副食以洋葱、莲藕、豆腐、胡萝卜、黄瓜等。

3. 阴阳两虚证

证见乏力自汗,形寒肢冷,腰膝酸软,耳轮焦干,多饮多尿,混浊如膏,或水肿少尿,或五更泻,阳痿早泄,舌淡苔白,脉沉细无力。

食疗药膳为:

(1) 苁蓉山药苡仁粥:肉苁蓉、山药、薏苡仁适量,煮粥食,每日两次。

(2) 枸杞明目茶:适用于 2 型糖尿病肝肾阴虚证,表现为头晕眼花、双目干涩者。用法用量:枸杞子、桑叶、菊花,开水沏泡代茶饮。

主食以未精加工面粉,全麦、豆类等。副食以山药、蘑芋、南瓜、芋艿、芹菜、胡萝卜、油菜、洋葱等。用菊花泡水代茶饮。

对消渴而症见阳虚畏寒的患者,可酌加鹿茸粉,以启动元阳,助全身阳气之气化。本证见阴阳气血俱虚者,则可选用鹿茸丸以温肾滋阴,补益气血。上述食疗方均可酌加覆盆子、芡实、金樱子等以补肾固摄。

消渴多伴有瘀血的病变,故对于上述各种证型,尤其是对于舌质紫暗,或有瘀点瘀斑,脉涩或结或代,及兼见其他瘀血证候者,均可酌加活血化瘀的药品。如丹参、川芎、郁金、红花、山楂等,或配用降糖活血方药,如丹参、川芎、益母草、当归、赤芍等。

消渴容易发生多种并发症,应在治疗本病的同时,积极治疗并发症。白内障、雀盲、耳聋,主要病机为肝肾精血不足,不能上承耳目所致,宜滋补肝肾,益精补血,可用杞菊地黄丸或明目地黄丸。对于并发疮毒痈疽者,则治宜清热解毒,消散痈肿,用五味消毒饮。在痈疽的恢复阶段,则治疗上要重视托毒生肌。

(二) 预防保健操

运动疗法是糖尿病治疗中的一项重要措施,适度而有规律的运动可以使血糖下降,增加热能消耗,使患者对胰岛素的敏感性得到改善,利于糖尿病病情的控制,改善患者全身状态,预防慢性并发症的发生和发展。

针对糖尿病运动调养的方法有很多,预防保健操可以通过全方位的手法达到调理脏腑,养阴清热,益气补肾从而辅助调节血糖的目的。主要操作方法如下所示:

1. 固气转睛

拇指内叩掌心,其余四指握拳,扣住拇指,置于两胁,双脚五指抓地,同时环转眼球,顺时针逆时针各 20 遍。

2. 横推胰区

双手掌由外向内推腹部胰脏体表投影区,一推一拉交替操作 20 遍。

3. 揉腹部

以神阙为中心揉腹,顺时针逆时针各 20 遍。

4. 按揉腰背

双手握拳,以食指的掌指关节点揉脾俞、胃俞、三焦俞、肾俞,每穴各半分钟。

5. 推擦腰骶

双掌由脾俞自上而下推至八髎穴 10 遍。

6. 通调脾肾

揉脾经血海、地机、三阴交,揉肾经太溪穴,双手拇指沿胫骨内侧缘由阴陵泉推至太溪 5 遍。

7. 拳扣胃经

双手握空拳自上而下叩击小腿外侧胃经循行部位五遍,以酸胀为度。

8. 推擦涌泉

用手掌擦涌泉穴,以透热为度。

(三)情志调摄保健法

心理治疗,即精神治疗,中医学又称之为意疗。在一定条件下,心理因素能改变生理活动,利用情绪对内脏功能气机的影响,通过精神因素去调动机体正气与疾病作斗争。从而达到扶正以祛邪,主明(心神活动正常)则下安(内脏安定)的治疗目的。躯体疾病,进行必要的意疗也是裨益的。

糖尿病患者多阴虚阳亢,肝阳偏亢失于条达则性情易激、易怒。故糖尿病患者应努力做到怡情悦志,胸襟开阔,保持情志舒畅,气血流通,如是则阴阳调和。由于糖尿病患者的善怒情绪,作为糖尿病患者的家人,应多理解沟通,幽默和谐的家庭氛围有助于调节糖尿病患者的情绪波动。三餐定时,细心照顾,常沟通多关爱,帮助其减轻压力与负担。

常用的中医心理疗法有5种:以情胜情法,劝说开导法,移情易性法,暗示解惑法,顺情从欲法。

1. 以情胜情疗法

正确地运用情志之偏,可以纠正阴阳气血之偏,使机体恢复平衡协调而对病情有利。

2. 劝说开导法

运用言语对病人进行劝说开导,是意疗的基本方法。在一定条件下,言语刺激对心理,生理激动都会产生很大影响,因此,应正确地运用"言语",对病人采取启发诱导的方法,宣传糖尿病的有关知识,提高其战胜疾病的信心,使之主动配合医生进行躯体和饮食治疗。劝说开导,要针对病人不同的思想实际和人格及个人特征,做到有的放矢,生动活泼,耐心细致。

3. 移情易性法

就是排遣情思,改易心志。分散病人对疾病的注意力,使思想焦点从病所移于他处,或改变其周围环境,免于与不良因素接触,或改变病人的内心虑恋的指向性,使其从某种情感纠葛中解放出来,转移于另外的人或物身上等,称之为"移情"。

4. 暗示解惑法

采用含蓄、间接的方式,影响病人的心理状态,以诱导病人"无形中"接受医生的治疗性意见或产生某种信念或改变其情绪和行为,甚或影响人体的生理机能,从而达到治疗的目的。暗示疗法一般多用语言,也可采用手势、表情、暗示性药物及其他暗号来进行。

5. 顺情从欲法

顺从病人的意志,情绪,满足病人心身的需要。仅用前几种方法是不够的,只有当其生活的基本欲望得到满足时,疾病才有可能自愈。对于心理上的欲望,应当有分析地对待,若是合理的欲望,客观条件又能允许时,应尽力满足其所求或所恶,如创造条件以改变其所处环境,或对其想法表示同情、理解和支持、保证等。

（四）中医适宜技术保健法

中医防治糖尿病重视综合调治，除了饮食、运动、药物以外，还常用按摩、艾灸、针刺、足浴等多种特色疗法。

1. 按摩

（1）按摩背腰部：手掌匀力推揉脊柱两侧，或用按摩棒、老头乐，敲打后颈到腰骶，重点按揉胰俞（第八胸椎棘突下旁开 1.5 寸）、胃俞（第十二胸椎棘突下旁开 1.5 寸）、肾俞（第二腰椎棘突下旁开 1.5 寸）和局部阿是穴（痛点），适合于 2 型糖尿病伴乏力、腰背酸痛者（见图 10 - 5）。

（2）按摩腹部：双手掌互擦至掌热，左手掌压右手掌紧贴神阙穴（肚脐），从右上腹部向左上腹部，从左上腹部向左下腹部，用力推揉，适合于 2 型糖尿病腹满、大便不畅者。

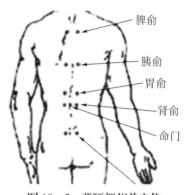

图 10 - 5　背腰部相关穴位

（3）按摩肢体：以手指揉点按足三里（外膝眼向下 4 横指）、三阴交（内踝上 3 寸）2 分钟，以酸胀为度。手擦涌泉穴（前脚掌心）以透热为度，适合于 2 型糖尿病头晕、乏力、眠差，或下肢麻痛者。

2. 艾灸

（1）灸足三里：将艾条一端点燃，对准足三里（外膝眼向下 4 横指），约距 0.5～1 寸左右，进行熏灸，每侧 10～15 分钟。适用于 2 型糖尿病乏力、抵抗力降低、下肢无力者。

（2）灸关元：将艾条一端点燃，对准关元穴（下腹部肚脐下 3 寸），约距 0.5～1 寸左右，进行熏灸，每次 10～15 分钟。适用于 2 型糖尿病畏寒肢冷，或男子阳痿，抵抗力降低者。

（3）注意事项：防止烫伤。糖尿病患者不适宜于化脓灸。

3. 针刺疗法

针刺治疗糖尿病常用选穴方法有以下几种：

主穴为脾俞、膈俞、胰俞、足三里、三阴交。配穴为肺俞、胃俞、肝俞、中脘、关元、神门、然谷、阴陵泉等。针刺方法以缓慢捻转，中度刺激平补平泻法，每日或隔日一次，每次留针 15～20 分钟，10 次为一疗程。疗程间隔 3～5 日。

4. 耳穴

耳穴按压治疗糖尿病常选用的穴位有：

主穴为胰、胆、肝、肾、缘中、屏间、交感、下屏尖。配穴为三焦、渴点、饥点。根据主证及辨证分型，每次选穴 5～6 个。

选定耳穴寻得敏感点后，将王不留行置于相应耳穴处，用胶布固定，用食、拇指捻压至酸沉麻痛，每日自行按压 3 次。每次贴一侧耳，两耳交替。

5. 足浴

推荐方：药物组成有当归，赤芍，川芎，桂枝，红花，鸡血藤，希莶草，伸筋草。

适应证：糖尿病周围神经病变及下肢血管病变。

用法用量：上述中草药加水 3 000 ml 煎熬，现配现用，水温 38～42℃（注意水温不宜太热，以防烫伤），药剂以浸没两足内外踝关节上 2 寸为准，隔日 1 次，每次 30 分钟。10 次为一疗程，总计 5 个疗程。

第九节　城乡居民健康档案管理服务规范

一、概述

1. 基本概念

城乡居民健康档案是医疗卫生机构为城乡居民提供医疗卫生服务过程中的规范记录；是以居民个人健康为核心、贯穿整个生命过程、涵盖各种健康相关因素，满足居民自我保健和健康管理、健康决策需要的系统化信息资源。将人一生中面临的健康和疾病问题、针对性的卫生服务活动（或干预措施）以及所记录的相关信息有机地关联起来，使之系统化、条理化和结构化。

2. 基本内容

个人健康档案是指一个人从出生到死亡的整个过程中，其健康状况的发展变化情况以及所接受的各项卫生服务记录的总和。包括两部分内容：个人基本信息和主要卫生服务记录。其中"个人基本信息"反映了居民个人固有特征，贯穿整个生命过程，内容相对稳定、客观性强，主要包括人口学和社会经济学等基础信息以及基本健康信息；"主要卫生服务记录"是对个人一生中所发生卫生事件的详细记录，主要包括健康体检、重点人群健康管理记录和其他医疗卫生服务记录，记录内容涵盖儿童保健、妇女保健、疾病控制、疾病管理和医疗服务等五大业务领域。现阶段健康档案的记录内容以基本医疗、0～6 岁儿童、孕产妇、老年人、慢性病患者健康管理和重性精神疾病患者管理等卫生服务信息为重点。

二、城乡居民健康档案的目的和意义

1. 提高自我保健能力

城乡居民健康档案是自我保健不可缺少的医学资料，居民可以通过身份安全认证、授权查阅自己的健康档案，系统、完整地了解自己不同生命阶段的健康状况和利用卫生服务资源的情况。居民通过一段时间内相关医学检查及接受卫生服务效果的数据比较，可发现自身健康状况的变化及疾病发展趋向等，提高自我预防保健意识和识别健康危险因素的能力，主动接受医疗卫生机构的健康咨询和指导，提高自我保健能力。

2. 开展循证个体医疗服务

城乡居民健康档案详细、连续地记录了个人的健康问题、所患疾病及相关的危险因素，是全科医师开展连续性服务的基础，是实现双向转诊的必备条件，也是评价居民个体健康水平并针对个体进行医疗、预防、保健和康复的重要依据。从个体层面上讲，通过长期管理和照顾病人，医生有更多的机会及时发现、辨识病人现存的健康危险因素，评估其健康状况的动态变化，有助于恰当地诊断疾病，开展个体化的药物和非药物治疗，针对性地提供预防、保健、医疗服务、控制疾病的发生、发展。通过对居民健康档案静态、动态信息的综合评估，真正实现循证医疗。

3. 实现循证群体健康管理

城乡居民健康档案汇集了丰富的居民健康相关信息，通过定期汇总分析，可以动态监测社区居民患病情况，及时发现异动和监测动态趋势，掌握社区居民中健康问题的发生、发展规律和变化情况，辨识高危人群，了解病人的来源、疾病构成、年龄、职业、时间、地区的分布，以及疾病的严重程度等；可以动态监测相关危险高危因素（如生活方式）的变化，及时制订或调整群体预防保健项目，对个体或者群体进行有针对性的健康教育和干预；可以动态监测重点人群健康管理情况，及时采取措施，提高管理效果。持续积累、动态更新的健康有助于卫生服务提供者系统掌握服务对象的健康状况，及时发现重要疾病或健康问题、筛选高危人群并实施有针对性的防治措施，从而达到预防为主和健康促进目的。基于知情选择的健康档案共享将使居民跨机构、跨地区的就医行为以及医疗保险转移逐步成为现实。

4. 提供科研教学资源

城乡居民健康档案为医学科研教学提供了重要的资料来源，对科研教学具有重要的利用价值。居民健康档案收集一个人从出生到死亡的整个过程中的健康状况发展变化以及所接受的各项卫生服务记录，资料的全面性和连续性不断满足了基层卫生服务机构连续性医疗服务的需要，还可以为各种不同累积的科研机构开展各种课题研究提供良好的素材。同时，居民健康档案以问题为中心的健康记录模式，反映了居民生理、心理、社会方面的问题，具有连续性、逻辑性，是很好的教材，有利于培养医学生的临床思维和全科医学诊疗思维能力。

5. 满足健康决策需要

完整的健康档案能够及时、有效地提供基于个案的各类卫生统计信息。卫生行政管理部门可以利用健康档案客观评价居民健康水平、医疗费用负担以及卫生服务工作的质量和效果，为区域卫生规划、卫生政策制定以及突发公共卫生事件的应急指挥提供科学决策依据。基层卫生机构通过居民健康档案信息的汇总分析，可以对本机构卫生服务工作（特别是基本公共卫生服务项目）进展情况做出总体评价，及时了解各相关部门、科室的工作效率，为绩效考核提供依据。

三、城乡居民健康档案的基本要求

1. 真实性

城乡居民健康档案是由各种原始资料组成的,这些原始资料应能真实地反映居民当时的健康状况,要如实地记载居民的病情变化、治疗经过、康复状况等详尽的资料。在记录时,对于某些不太明晰的情况,一定要通过调查,获取真实的结果,不能想当然地加以描述。已经记录在案的资料,绝不能出于某种需要而任意改变。城乡居民健康档案应属于医学文书一种,除了具有医学效力还具有法律效力,这就需要保证资料的真实可靠。

2. 科学性

城乡居民健康档案作为医学信息资料,应该按照医学科学的通用规范进行记录。各种图表制作、文字描述、计量单位的使用,都要符合有关规定,做好精准无误。医疗卫生服务中经常使用的健康问题名称,要符合疾病分类的标准,健康问题的描述应符合医学规范。

3. 完整性

城乡居民健康档案在记录方式虽然比较简洁,但是记录的内容必须完整。这种完整性一是体现在各种资料必须齐全,一份完整的健康档案应该包括个人基本信息和一个人从出生到死亡的整个过程中其健康状况的发展变化以及所接受的各项卫生服务记录;二是所记录的内容必须完整,如居民个人健康档案应该包括个人的社会阶层,就是社会经济状况(主要与其家庭出生、受教育程度、收入等有关)、就医背景、病情变化、评价结果、处理计划,并能从生物、心理、社会各个层面去记录。

4. 连续性

城乡居民健康档案以问题为导向的卫生服务记录方式及其使用的一些表格都充分体现了连续性这个基本特色,这是与传统的以疾病为导向的卫生服务记录方式的显著区别。以疾病为导向的卫生服务记录是以个人某次患病为一个完整资料保存下来的,对个人整体生命过程中的健康变化很难形成一个连续性的资料。而以问题为导向的记录方式市把居民的健康问题进行分类记录,每次患病的资料都可以累加,从而保持了资料的连续性。

5. 可用性

基层医疗卫生服务健康档案的利用频率很高,一份理想的健康档案不应成为一叠被隔离在柜子里、长期储存起来的死档,而是保管渐变、查找方便、能充分体现其使用价值的资料,这就需要我们对健康档案的设计要科学、合理,记录格式要简洁、明了,文句描述要条理清晰、善于使用关键词、关键句。电子健康档案管理信息系统的开发应用,更是为逐步实现各医疗卫生机构间数据的互联互通。

四、健康档案建立与管理流程

1. 服务对象

辖区内常住居民,包括居住半年以上的户籍及非户籍居民。以 0~6 岁儿童、孕产妇、老年人、慢性病患者和重性精神疾病患者等人群为重点。

2. 服务内容与建立

居民健康档案内容包括个人基本信息、健康体检、重点人群健康管理记录和其他医疗卫生服务记录。

(1)个人基本情况包括姓名、性别等基础信息和既往史、家族史等基本健康信息。

(2)健康体检包括一般健康检查、生活方式、健康状况及其疾病用药情况、健康评价等。

(3)重点人群健康管理记录包括国家基本公共卫生服务项目要求的 0~6 岁儿童、孕产妇、老年人、慢性病和重性精神疾病患者等各类重点人群的健康管理记录。

(4)其他医疗卫生服务记录包括上述记录之外的其他接诊、转诊、会诊记录等。

3. 居民健康档案的建立

(1)辖区居民到乡镇卫生院、村卫生室、社区卫生服务中心(站)接受服务时,由医务人员负责为其建立居民健康档案,并根据其主要健康问题和服务提供情况填写相应记录。同时为服务对象填写并发放居民健康档案信息卡。

(2)通过入户服务(调查)、疾病筛查、健康体检等多种方式,由乡镇卫生院、村卫生室、社区卫生服务中心(站)组织医务人员为居民建立健康档案,并根据其主要健康问题和服务提供情况填写相应记录。

(3)已建立居民电子健康档案信息系统的地区应由乡镇卫生院、村卫生室、社区卫生服务中心(站)通过上述方式为个人建立居民电子健康档案,并发放国家统一标准的医疗保健卡。

(4)将医疗卫生服务过程中填写的健康档案相关记录表单,装入居民健康档案袋统一存放。农村地区可以家庭为单位集中存放保管。居民电子健康档案的数据存放在电子健康档案数据中心。

4. 居民健康档案的使用

(1)已建档居民到乡镇卫生院、村卫生室、社区卫生服务中心(站)复诊时,应持居民健康档案信息卡(或医疗保健卡),在调取其健康档案后,由接诊医生根据复诊情况,及时更新、补充相应记录内容。

(2)入户开展医疗卫生服务时,应事先查阅服务对象的健康档案并携带相应表单,在服务过程中记录、补充相应内容。已建立电了健康档案信息系统的机构应同时更新电子健康档案。

(3)对于需要转诊、会诊的服务对象,由接诊医生填写转诊、会诊记录。

(4)所有的服务记录由责任医务人员或档案管理人员统一汇总、及时归档。

5. 服务流程

1) 确定居民健康档案建立对象流程图

图10-6为居民健康档案建立对象流程图。

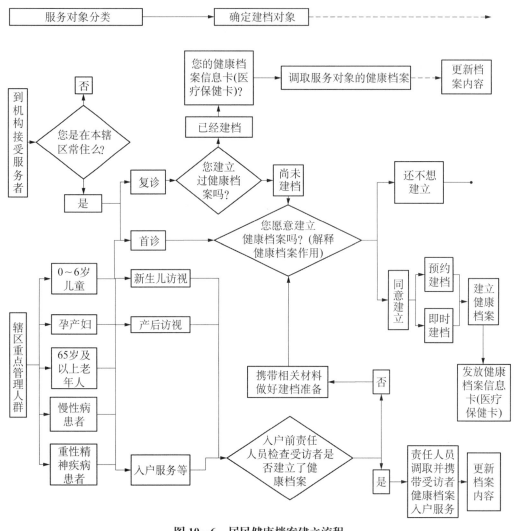

图10-6 居民健康档案建立流程

2) 居民健康档案管理流程图

图10-7为居民健康档案管理流程图。

6. 服务要求

（1）乡镇卫生院、村卫生室、社区卫生服务中心（站）负责首次建立居民健康档案、更新信息、保存档案；其他医疗卫生机构负责将相关医疗卫生服务信息及时汇总、更新至健康档案；各级卫生行政部门负责健康档案的监督与管理。

（2）健康档案的建立要遵循自愿与引导相结合的原则，在使用过程中要注意保护服务对象的个人隐私，建立电子健康档案的地区，要注意保护信息系统的数据安全。

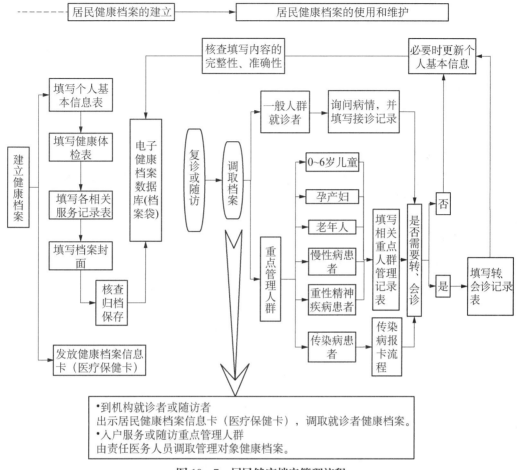

图 10 - 7　居民健康档案管理流程

（3）乡镇卫生院、村卫生室、社区卫生服务中心（站）应通过多种信息采集方式建立居民健康档案，及时更新健康档案信息。已建立电子健康档案的地区应保证居民接受医疗卫生服务的信息能自动汇总到电子健康档案中，保持资料的连续性。

（4）统一为居民健康档案进行编码，采用 17 位编码制，以国家统一的行政区划编码为基础，以村（居）委会为单位，编制居民健康档案唯一编码。同时将建档居民的身份证号作为身份识别码，为在信息平台上实现资源共享奠定基础。

（5）按照国家有关专项服务规范要求记录相关内容，记录内容应齐全完整、真实准确、书写规范、基础内容无缺失。各类检查报告单据和转、会诊的相关记录应粘贴留存归档。

（6）健康档案管理要具有必需的档案保管设施设备，按照防盗、防晒、防高温、防火、防潮、防尘、防鼠、防虫等要求妥善保管健康档案，指定专（兼）职人员负责健康档案管理工作，保证健康档案完整、安全。电子健康档案应有专（兼）职人员维护。

（7）积极应用中医药方法为城乡居民提供中医健康服务，记录相关信息纳入健康档案管理。健康体检表的中医体质辨识内容由基层医疗卫生机构的中医医务人员或经过培训的其他医务人员填写。

（8）电子健康档案在建立完善、信息系统开发、信息传输全过程中应遵循国家统一的相关数据标准与规范。电子健康档案信息系统应与新农合、城镇基本医疗保险等医疗保障系统相衔接，逐步实现各医疗卫生机构间数据互联互通，实现居民跨机构、跨地域就医行为的信息共享。

7. 考核指标

（1）健康档案建档率=建档人数/辖区内常住居民数×100%。

（2）电子健康档案建档率=建立电子健康档案人数/辖区内常住居民数×100%。

（3）健康档案合格率=抽查填写合格的档案份数/抽查档案总份数×100%。

（4）健康档案使用率=抽查档案中有动态记录的档案份数/抽查档案总份数×100%。

注：有动态记录的档案是指1年内有符合各项服务规范要求的相关服务记录的健康档案。

8. 城乡居民健康档案技术标准

1）城乡居民健康档案编码要求

规范健康档案，对于满足医疗保健、社区卫生服务管理相关统计信息、教学和科研等方面的需要，便于全科医生对健康档案的查找和应用都十分重要。规范化是计算机信息化管理的基本要求，是健康档案交流、传递、评价和比较的必要条件，编制健康档案编码需要注意地区统一性，结合当地社区卫生服务工作开展情况，在一个地区内尽可能统一健康档案编码。

居民健康档案编码采用17位编码制，以国家统一的行政区划编码为基础，以居（村）委会为单位，编制居民健康档案唯一编码，居民健康档案封面应完整填写17位编码，而在填写健康档案的其他表格时，必须填写居民个人健康档案编号，但只需要填写后8位编码。

第一段为6位数字，表示县以及县以上的行政区划，统一使用《中华人民共和国行政区划代码》（GB2260）。

第二段为3位数字，表示乡镇（街道）级行政区划，按照国家标准《县以下行政区划代码编码规则》（GB/T10114—2003）。

第三段为3位数字，表示村（居）民委员会等，具体划分为：001～099表示居委会，101～199表示村委会，901～999表示其他组织。

第四段为5位数字，表示居民个人序号，由建档机构根据建档顺序编制。

2）纸制居民健康档案的填写要求

居民健康档案一律用钢笔或者圆珠笔填写，不得使用铅笔或者红色笔。各表单填写要严格按照《城乡居民健康档案管理服务规范（2011）版》的有关规定和说明。各类重点人群健康管理记录应该参见各专项服务规范相关表单要求进行规范、准确填写。

如果居民信息有所变动，可在原条目处修改，并注明修改时间。数字或者代码一律用阿拉伯数字书写，如果数字填错，可用双横线将整笔数码划去，并在原数码上方工整填写正确的数码，不能在原数码上进行涂改。凡有备选答案的项目，应在该栏目指定方框内填写与相应答案选项标号对应的数字，对于选择备选答案中"其他"或者"异常"这一选项时，应在该选项中留白处用文字据实填写。对表单中没有备选答案的项目用文字或数据在相应的横线上或者方框内根据情况填写。

在为居民提供诊疗服务过程中,涉及疾病诊断名称时,疾病名称应遵循国际疾病分类ICD-10填写,涉及疾病中医诊断病名及辨证分型是,应遵循《中医病证分类与代码(GB/T15657—1995,TCD)》。健康体检表的中医体质辨识内容应由基层医疗卫生机构的中医医务人员或者经过培训的其他医务人员填写。填写后,要核查档案各项记录的完整性和准确性,保证居民健康档案能够如实反映居民的信息。

3)城乡居民健康档案基本数据集(WS 365—2011)

城乡居民健康档案基本数据集标准由卫生部卫生信息标准专业委员会提出,由中华人民共和国卫生部批准。规定了城乡居民健康档案基本数据集的数据集元数据属性和数据元目录。数据元目录包括城乡居民健康档案个人基本信息、健康体检信息、重点人群健康管理记录和其他医疗卫生服务记录的相关数据元。适用于城乡居民健康档案的信息收集、存储与共享,以及城乡居民健康档案管理信息系统。

9. 附件

附件1:居民健康档案表单目录;附件2:居民健康档案封面;附件3:个人基本信息表;附件4:健康体检表;附件5:接诊记录表;附件6:会诊记录表;附件7:双向转诊单;附件8:居民健康档案信息卡;附件9:填表基本要求。

附件1
居民健康档案表单目录

1. 居民健康档案封面

2. 个人基本信息表

3. 健康体检表

4. 重点人群健康管理记录表(卡)(见各专项服务规范相关表单)

    4.1 0~6岁儿童健康管理记录表

        4.1.1 新生儿家庭访视记录表

        4.1.2 1岁以内儿童健康检查记录表

        4.1.3 1~2岁儿童健康检查记录表

        4.1.4 3~6岁儿童健康检查记录表

    4.2 孕产妇健康管理记录表

        4.2.1 第1次产前随访服务记录表

        4.2.2 第2~5次产前随访服务记录表

        4.2.3 产后访视记录表

        4.2.4 产后42天健康检查记录表

    4.3 预防接种卡

    4.4 高血压患者随访服务记录表

    4.5 2型糖尿病患者随访服务记录表

    4.6 重性精神疾病患者管理记录表

4.6.1　重性精神疾病患者个人信息补充表

4.6.2　重性精神疾病患者随访服务记录表

5. 其他医疗卫生服务记录表

　　5.1　接诊记录表

　　5.2　会诊记录表

6. 居民健康档案信息卡

附件 2

居民健康档案封面

编号 □□□□□□-□□□-□□□-□□□□□

居民健康档案

姓名：＿＿＿＿＿＿＿＿＿＿＿＿＿＿

现住址：＿＿＿＿＿＿＿＿＿＿＿＿＿

户籍地址：＿＿＿＿＿＿＿＿＿＿＿＿

联系电话：＿＿＿＿＿＿＿＿＿＿＿＿

乡镇(街道)名称：＿＿＿＿＿＿＿＿＿

村(居)委会名称：＿＿＿＿＿＿＿＿＿

建档单位：＿＿＿＿＿＿＿＿＿＿＿＿

建档人：＿＿＿＿＿＿＿＿＿＿＿＿＿

责任医生：＿＿＿＿＿＿＿＿＿＿＿＿

建档日期：＿＿＿＿年＿＿月＿＿日

个人基本信息表

姓名：   编号□□□-□□□□□

性别	0 未知的性别 1 男 2 女 9 未说明的性别 □	出生日期	□□□□ □□ □□
身份证号		工作单位	
本人电话		联系人姓名	联系人电话
常住类型	1 户籍 2 非户籍 □	民族	1 汉族 2 少数民族 □
血型	1 A 型 2 B 型 3 O 型 4 AB 型 5 不详/RH 阴性：1 否 2 是 3 不详 □/□		
文化程度	1 文盲及半文盲 2 小学 3 初中 4 高中/技校/中专 5 大学专科及以上 6 不详 □		
职业	1 国家机关、党群组织、企业、事业单位负责人 2 专业技术人员 3 办事人员和有关人员 4 商业、服务业人员 5 农、林、牧、渔、水利业生产人员 6 生产、运输设备操作人员及有关人员 7 军人 8 不便分类的其他从业人员 □		
婚姻状况	1 未婚 2 已婚 3 丧偶 4 离婚 5 未说明的婚姻状况 □		
医疗费用支付方式	1 城镇职工基本医疗保险 2 城镇居民基本医疗保险 3 新型农村合作医疗 □/□/□ 4 贫困救助 5 商业医疗保险 6 全公费 7 全自费 8 其他_____		
药物过敏史	1 无 有：2 青霉素 3 磺胺 4 链霉素 5 其他_____ □/□/□/□		
暴露史	1 无 有：2 化学品 3 毒物 4 射线 □/□/□		

既往史	疾病	1 无 2 高血压 3 糖尿病 4 冠心病 5 慢性阻塞性肺疾病 6 恶性肿瘤_____ 7 脑卒中 8 重性精神疾病 9 结核病 10 肝炎 11 其他法定传染病 12 职业病_____ 13 其他_____ □ 确诊时间 年 月/□ 确诊时间 年 月/ □ 确诊时间 年 月 □ 确诊时间 年 月/□ 确诊时间 年 月/ □ 确诊时间 年 月
	手术	1 无 2 有：名称1 _____时间_____/名称2 _____时间_____ □
	外伤	1 无 2 有：名称1 _____时间_____/名称2 _____时间_____ □
	输血	1 无 2 有：原因1 _____时间_____/原因2 _____时间_____ □

家族史	父亲	□/□/□/□/□/□	母亲	□/□/□/□/□/□
	兄弟姐妹	□/□/□/□/□/□	子女	□/□/□/□/□/□
	1 无 2 高血压 3 糖尿病 4 冠心病 5 慢性阻塞性肺疾病 6 恶性肿瘤 7 脑卒中 8 重性精神疾病 9 结核病 10 肝炎 11 先天畸形 12 其他			

（续表）

遗传病史		1　无　2　有：疾病名称＿＿＿＿＿＿□		
残疾情况		1　无残疾　2　视力残疾　3　听力残疾　4　言语残疾　5　肢体残疾 6　智力残疾　7　精神残疾　8　其他残疾＿＿＿＿＿＿　□/□/□/□/□/□		
生活 环境*	厨房排风设施	1　无　2　油烟机　3　换气扇　4　烟囱　□		
	燃料类型	1　液化气　2　煤　3　天然气　4　沼气　5　柴火　6　其他　□		
	饮水	1　自来水　2　经净化过滤的水　3　井水　4　河湖水　5　塘水 6　其他　□		
	厕所	1　卫生厕所　2　一格或二格粪池式　3　马桶　4　露天粪坑　5　简易 棚厕　□		
	禽畜栏	1　单设　2　室内　3　室外　□		

填表说明

1. 本表用于居民首次建立健康档案时填写。如果居民的个人信息有所变动，可在原条目处修改，并注明修改时间。

2. 性别：按照国标分为未知的性别、男、女及未说明的性别。

3. 出生日期：根据居民身份证的出生日期，按照年（4位）、月（2位）、日（2位）顺序填写，如19490101。

4. 工作单位：应填写目前所在工作单位的全称。离退休者填写最后工作单位的全称；下岗待业或无工作经历者须具体注明。

5. 联系人姓名：填写与建档对象关系紧密的亲友姓名。

6. 民族：少数民族应填写全称，如彝族、回族等。

7. 血型：在前一个"□"内填写与A、B、O血型对应编号的数字；在后一个"□"内填写是否为"RH阴性"对应编号的数字。

8. 文化程度：指截至建档时间，本人接受国内外教育所取得的最高学历或现有水平所相当的学历。

9. 药物过敏史：表中药物过敏主要列出青霉素、磺胺或者链霉素过敏，如有其他药物过敏，请在其他栏中写明名称，可以多选。

10. 既往史：包括疾病史、手术史、外伤史和输血史。

（1）疾病　填写现在和过去曾经患过的某种疾病，包括建档时还未治愈的慢性病或某些反复发作的疾病，并写明确诊时间，如有恶性肿瘤，请写明具体的部位或疾病名称，如有职业病，请填写具体名称。对于经医疗单位明确诊断的疾病都应以一级及以上医院的正式诊断为依据，有病史卡的以卡上的疾病名称为准，没有病史卡的应有证据证明是经过医院明确诊断的。可以多选。

（2）手术　填写曾经接受过的手术治疗。如有,应填写具体手术名称和手术时间。

（3）外伤　填写曾经发生的后果比较严重的外伤经历。如有,应填写具体外伤名称和发生时间。

（4）输血　填写曾经接受过的输血情况。如有,应填写具体输血原因和发生时间。

11. 家族史:指直系亲属(父亲、母亲、兄弟姐妹、子女)中是否患过所列出的具有遗传性或遗传倾向的疾病或症状。有则选择具体疾病名称对应编号的数字,没有列出的请在"＿＿＿"上写明。可以多选。

12. 生活环境:农村地区在建立居民健康档案时需根据实际情况选择填写此项。

附件 4

健康体检表

姓名:＿＿＿＿　　　　　　　　　　　　　　　编号□□□-□□□□□

体检日期	年　月　日		责任医生	

内容	检查项目			
症状	1　无症状　2　头痛　3　头晕　4　心悸　5　胸闷　6　胸痛　7　慢性咳嗽　8　咳痰 9　呼吸困难　10　多饮 11　多尿　12　体重下降　13　乏力　14　关节肿痛　15　视力模糊　16　手脚麻木 17　尿急　18　尿痛 19　便秘　20　腹泻　21　恶心呕吐　22　眼花　23　耳鸣　24　乳房胀痛　25　其他＿＿＿ ＿＿ □/□/□/□/□/□/□/□/□/□			
一般状况	体温	℃	脉率	次/分钟
	呼吸频率	次/分钟	血压	左侧　　　/mmHg 右侧　　　/mmHg
	身高	cm	体重	kg
	腰围	cm	体质指数(BMI)	kg/m²
	老年人健康状态自我评估*	1　满意　2　基本满意　3　说不清楚　4　不太满意　5　不满意　□		
	老年人生活自理能力自我评估*	1　可自理(0～3分)　2　轻度依赖(4～8分) 3　中度依赖(9～18分)　4　不能自理(≥19分)　□		
	老年人认知功能*	1　粗筛阴性 2　粗筛阳性,简易智力状态检查,总分＿＿＿　□		
	老年人情感状态*	1　粗筛阴性 2　粗筛阳性,老年人抑郁评分检查,总分＿＿＿　□		

		锻炼频率	1 每天 2 每周一次以上 3 偶尔 4 不锻炼 □		
生活方式	体育锻炼	每次锻炼时间	分钟	坚持锻炼时间	年
		锻炼方式			
	饮食习惯		1 荤素均衡 2 荤食为主 3 素食为主 4 嗜盐 5 嗜油 6 嗜糖 □/□/□		
	吸烟情况	吸烟状况	1 从不吸烟 2 已戒烟 3 吸烟 □		
		日吸烟量	平均 支		
		开始吸烟年龄	岁	戒烟年龄	岁
	饮酒情况	饮酒频率	1 从不 2 偶尔 3 经常 4 每天 □		
		日饮酒量	平均 两		
		是否戒酒	1 未戒酒 2 已戒酒，戒酒年龄：_____ 岁 □		
		开始饮酒年龄	岁	近一年内是否曾醉酒	1 是 2否
		饮酒种类	1 白酒 2 啤酒 3 红酒 4 黄酒 5 其他_____ □/□/□/□		
	职业病危害因素接触史		1 无 2 有(工种_____从业时间___年)□ 毒物种类 粉尘_____防护措施 1 无 2 有___□ 放射物质_____防护措施 1 无 2 有___□ 物理因素_____防护措施 1 无 2 有___□ 化学物质_____防护措施 1 无 2 有___□ 其他_____防护措施 1 无 2 有___		
脏器功能	口腔		口唇 1 红润 2 苍白 3 发绀 4 皲裂 5 疱疹 □ 齿列 1 正常 2 缺齿┼ 3 龋齿┼ 4 义齿(假牙)┼ □ 咽部 1 无充血 2 充血 3 淋巴滤泡增生 □		
	视力		左眼_____右眼_____（矫正视力：左眼_____右眼_____）		
	听力		1 听见 2 听不清或无法听见 □		
	运动功能		1 可顺利完成 2无法独立完成其中任何一个动作 □		
查体	眼底*		1 正常 2 异常_____		
	皮肤		1 正常 2 潮红 3 苍白 4 发绀 5 黄染 6 色素沉着 7 其他_____ □		
	巩膜		1 正常 2 黄染 3 充血 4 其他_____ □		
	淋巴结		1 未触及 2 锁骨上 3 腋窝 4 其他_____ □		
	肺		桶状胸：1 否 2 是 □		
			呼吸音：1 正常 2 异常_____ □		
			罗音：1 无 2 干啰音 3 湿啰音 4 其他_____ □		

心脏	心率＿＿＿＿次/分钟　心律：1　齐　2　不齐　3　绝对不齐 □ 杂音：1　无　2　有＿＿＿＿ □	
腹部	压痛：1　无　2　有＿＿＿＿ □ 包块：1　无　2　有＿＿＿＿ □ 肝大：1　无　2　有＿＿＿＿ □ 脾大：1　无　2　有＿＿＿＿ □ 移动性浊音：1无　2有＿＿＿＿ □	
下肢水肿	1　无　2　单侧　3　双侧不对称　4　双侧对称 □	
足背动脉搏动	1　未触及　2　触及双侧对称　3　触及左侧弱或消失　4　触及右侧弱或消失	
肛门指诊*	1　未及异常　2　触痛　3　包块　4　前列腺异常　5　其他＿＿＿＿ ＿＿ □	
乳腺*	1　未见异常　2　乳房切除　3　异常泌乳　4　乳腺包块　5　其他＿＿＿＿　□/□/□/	
妇科*	外阴	1　未见异常　2　异常＿＿＿＿＿＿＿＿ □
	阴道	1　未见异常　2　异常＿＿＿＿＿＿＿ □
	宫颈	1　未见异常　2　异常＿＿＿＿＿＿＿ □
	宫体	1　未见异常　2　异常＿＿＿＿＿＿＿ □
	附件	1　未见异常　2　异常＿＿＿＿＿＿＿ □
其他*		
辅助检查 血常规*	血红蛋白＿＿＿＿g/L 白细胞＿＿＿＿×10^9/L 血小板＿＿＿＿ ×10^9/L 其他＿＿＿＿＿＿＿＿＿＿＿	
尿常规*	尿蛋白＿＿＿＿尿糖＿＿＿＿尿酮体＿＿＿＿尿潜血＿＿＿ ＿＿ 其他＿＿＿＿＿＿＿＿	
空腹血糖*	＿＿＿＿＿＿＿mmol/L 或＿＿＿＿＿＿＿mg/dL	
心电图*	1　正常　2　异常＿＿＿＿ □	
尿微量白蛋白*	＿＿＿＿＿＿＿＿＿mg/dL	
大便潜血*	1　阴性　2　阳性 □	
糖化血红蛋白*	＿＿＿＿＿%	
乙型肝炎表面抗原*	1　阴性　2　阳性 □	
肝功能*	血清谷丙转氨酶＿＿＿＿U/L 血清谷草转氨酶＿＿＿＿U/L 白蛋白＿＿＿＿g/L 总胆红素＿＿＿＿μmol/L 结合胆红素＿＿＿＿μmol/L	

（续表）

	肾功能*	血清肌酐_____μmol/L　血尿素氮_____mmol/L 血钾浓度_____mmol/L　血钠浓度_____mmol/L
	血脂*	总胆固醇_____mmol/L　甘油三酯_____mmol/L 血清低密度脂蛋白胆醇_____mmol/L
	胸部 X 线片*	1　正常　2　异常_____　□
	B　超*	1　正常　2　异常_____　□
	宫颈涂片*	1　正常　2　异常_____　□
	其他*	
中医 体质 辨识*	平和质	1是　2基本是　□
	气虚质	1是　2倾向是　□
	阳虚质	1是　2倾向是　□
	阴虚质	1是　2倾向是　□
	痰湿质	1是　2倾向是　□
	湿热质	1是　2倾向是　□
	血瘀质	1是　2倾向是　□
	气郁质	1是　2倾向是　□
	特秉质	1是　2倾向是　□
现存 主要 健康 问题	脑血管疾病	1　未发现　2　缺血性卒中　3　脑出血　4　蛛网膜下腔出血 5　短暂性脑缺血发作　6　其他_____　□/□/□/□/□
	肾脏疾病	1　未发现　2　糖尿病肾病　3　肾功能衰竭　4　急性肾炎 5　慢性肾炎　6　其他_____　□/□/□/□/□
	心脏疾病	1　未发现　2　心肌梗死　3　心绞痛　4　冠状动脉血运重建 5　充血性心力衰竭　6　心前区疼痛　7　其他_____ □/□/□/□/□
	血管疾病	1　未发现　2　夹层动脉瘤　3　动脉闭塞性疾病　4　其他____ ____　□/□/□/□
	眼部疾病	1　未发现　2　视网膜出血或渗出　3　视乳头水肿　4　白内障 5　其他_____　□/□/□
	神经系统疾病	1　未发现　2　有_____　□
	其他系统疾病	1　未发现　2　有_____　□

住院 治疗 情况	住院史	入/出院日期	原因	医疗机构名称	病案号
		/			
		/			

	家庭病床史	建/撤床日期	原因	医疗机构名称	病案号
		/			
		/			

	药物名称	用法	用量	用药时间	服药依从性 1　规律　2　间断　3　不服药
主要用药情况	1				
	2				
	3				
	4				
	5				
	6				

	名称	接种日期	接种机构
非免疫规划预防接种史	1		
	2		
	3		

健康评价	1　体检无异常　□ 2　有异常 异常1 ＿＿＿＿＿ 异常2 ＿＿＿＿＿ 异常3 ＿＿＿＿＿ 异常4 ＿＿＿＿＿

健康指导	1　纳入慢性病患者健康管理 2　建议复查 3　建议转诊 □/□/□/	危险因素控制：□/□/□/□/□/□ 1　戒烟　2　健康饮酒　3　饮食　4　锻炼 5　减体重(目标＿＿＿＿) 6　建议接种疫苗＿＿＿＿ 7　其他＿＿＿＿

填表说明

1. 本表用于居民首次建立健康档案以及老年人、高血压、2型糖尿病和重性精神疾病患者等的年度健康检查。

2. 表中带有＊号的项目，在为一般居民建立健康档案时不作为免费检查项目，不同重点人群的免费检查项目按照各专项服务规范的要求执行。

3. 一般状况：体质指数＝体重(kg)/身高的平方(m²)。

老年人生活自理能力评估：65岁及以上老年人需填写此项，详见老年人健康管理服务规范附表。

老年人认知功能粗筛方法：告诉被检查者"我将要说三件物品的名称（如铅笔、卡车、书),请您立刻重复"。过1分钟后请其再次重复。如被检查者无法立即重复或1分钟后无法完整回忆三件物品名称为粗筛阳性,需进一步行"简易智力状态检查量表"检查。

老年人情感状态粗筛方法:询问被检查者"你经常感到伤心或抑郁吗"或"你的情绪怎么样"。如回答"是"或"我想不是十分好",为粗筛阳性,需进一步行"老年抑郁量表"检查。

4. 生活方式:体育锻炼:指主动锻炼,即有意识地为强体健身而进行的活动。不包括因工作或其他需要而必须进行的活动,如为上班骑自行车、做强体力工作等。锻炼方式填写最常采用的具体锻炼方式。

吸烟情况:"从不吸烟者"不必填写"日吸烟量"、"开始吸烟年龄"、"戒烟年龄"等。

饮酒情况:"从不饮酒者"不必填写其他有关饮酒情况项目。"日饮酒量"应折合相当于白酒"××两"。白酒1两折合葡萄酒4两、黄酒半斤、啤酒1瓶、果酒4两。

职业暴露情况:指因患者职业原因造成的化学品、毒物或射线接触情况。如有,需填写具体化学品、毒物、射线名或填不详。

职业病危险因素接触史:指因患者职业原因造成的粉尘、放射物质、物理因素、化学物质的接触情况。如有,需填写具体粉尘、放射物质、物理因素、化学物质的名称或填不详。

5. 脏器功能:

视力:填写采用对数视力表测量后的具体数值,对佩戴眼镜者,可戴其平时所用眼镜测量矫正视力。

听力:在被检查者耳旁轻声耳语"你叫什么姓名"(注意检查时检查者的脸应在被检查者视线之外),判断被检查者听力状况。

运动功能:请被检查者完成以下动作:"两手触枕后部"、"捡起这支笔"、"从椅子上站起,行走几步,转身,坐下。"判断被检查者运动功能。

6. 查体:如有异常请在横线上具体说明,如可触及的淋巴结部位、个数;心脏杂音描述;肝脾肋下触诊大小等。建议有条件的地区开展眼底检查,特别是针对高血压或糖尿病患者。

眼底:如果有异常,具体描述异常结果。

足背动脉搏动:糖尿病患者必须进行此项检查。

乳腺:检查外观有无异常,有无异常泌乳及包块。

妇科:外阴 记录发育情况及婚产式(未婚、已婚未产或经产式),如有异常情况请具体描述。

阴道 记录是否通畅,黏膜情况,分泌物量、色、性状以及有无异味等。

宫颈 记录大小、质地、有无糜烂、撕裂、息肉、腺囊肿;有无接触性出血、举痛等。

宫体 记录位置、大小、质地、活动度;有无压痛等。

附件 记录有无块物、增厚或压痛;若扪及块物,记录其位置、大小、质地;表面光滑与否、活动度、有无压痛以及与子宫及盆壁关系。左右两侧分别记录。

7. 辅助检查:该项目根据各地实际情况及不同人群情况,有选择地开展。老年人,高血压、2 型糖尿病和重性精神疾病患者的免费辅助检查项目按照各专项规范要求执行。

尿常规中的"尿蛋白、尿糖、尿酮体、尿潜血"可以填写定性检查结果,阴性填"－",阳性根据检查结果填写"＋""＋＋""＋＋＋"或"＋＋＋＋",也可以填写定量检查结果,定量结果需写明计量单位。

大便潜血、肝功能、肾功能、胸部 X 线片、B 超检查结果若有异常,请具体描述异常结果。其中 B 超写明检查的部位。

其他:表中列出的检查项目以外的辅助检查结果填写在"其他"一栏。

8. 中医体质辨识:该项由有条件的地区基层医疗卫生机构中医医务人员或经过培训的其他医务人员填写。根据不同的体质辨识,提供相应的健康指导。

体质辨识方法:采用量表的方法,依据中华中医药学会颁布的《中医体质分类与判定标准》进行测评。

9. 现存主要健康问题:指曾经出现或一直存在,并影响目前身体健康状况的疾病。可以多选(本栏内容老年人健康管理年度体检时不需填写)。

10. 住院治疗情况:指最近 1 年内的住院治疗情况。应逐项填写。日期填写年月,年份必须写 4 位。如因慢性病急性发作或加重而住院/家庭病床,请特别说明。医疗机构名称应写全称。

11. 主要用药情况(老年人健康管理年度体检时不需填写"服药依从性"一栏):对长期服药的慢性病患者了解其最近 1 年内的主要用药情况,西药填写化学名(通用名)而非商品名,中药填写药品名称或中药汤剂,用法、用量按医生医嘱填写。用药时间指在此时间段内一共服用此药的时间,单位为年、月或天。服药依从性是指对此药的依从情况,"规律"为按医嘱服药,"间断"为未按医嘱服药,频次或数量不足,"不服药"即为医生开了处方,但患者未使用此药。

12. 非免疫规划预防接种史:填写最近 1 年内接种的疫苗的名称、接种日期和接种机构。疫苗名称填写应完整准确。

附件 5

接诊记录表

姓名:　　　　　　　　　　　　　　　　　　　　　编号□□□-□□□□□

就诊者的主观资料:

就诊者的客观资料:

评估:

处置计划:

医生签字:

接诊日期:_____年___月___日

填表说明

1. 本表供居民由于急性或短期健康问题接受咨询或医疗卫生服务时使用,应以能够如实反映居民接受服务的全过程为目的、根据居民接受服务的具体情况填写。

2. 就诊者的主观资料:包括主诉、咨询问题和卫生服务要求等。

3. 就诊者的客观资料:包括查体、实验室检查、影像检查等结果。

4. 评估:根据就诊者的主、客观资料作出的初步印象、疾病诊断或健康问题评估。

5. 处置计划:指在评估基础上制定的处置计划,包括诊断计划、治疗计划、病人指导计划等。

附件6

会诊记录表

姓名: 编号□□□-□□□□□

会诊原因:

会诊意见:

会诊医生及其所在医疗卫生机构:

医疗卫生机构名称	会诊医生签字		
————	————	————	————
————	————	————	————
————	————	————	————
————	————	————	————

责任医生:_____

会诊日期:_____年___月___日

填表说明

1. 本表供居民接受会诊服务时使用。

2. 会诊原因:责任医生填写患者需会诊的主要情况。

3. 会诊意见:责任医生填写会诊医生的主要处置、指导意见。

4. 会诊医生及其所在医疗卫生机构:填写会诊医生所在医疗卫生机构名称并签署会诊医生姓名。来自同一医疗卫生机构的会诊医生可以只填写一次机构名称,然后在同一行依次签署姓名。

附件 7

双向转诊单

存根

患者姓名_____性别_____年龄_____档案编号_____

家庭住址_____联系电话_____

于_____年____月____日因病情需要,转入_____单位

_____科室_____接诊医生。

转诊医生(签字):

年　月　日

双向转诊(转出)单

_____(机构名称):

现有患者_____性别_____年龄_____因病情需要,需转入贵单位,请予以接诊。

初步印象:

主要现病史(转出原因):

主要既往史:

治疗经过:

转诊医生(签字):

联系电话:

_____(机构名称)

年　月　日

填表说明

1. 本表供居民双向转诊转出时使用，由转诊医生填写。

2. 初步印象：转诊医生根据患者病情做出的初步判断。

3. 主要现病史：患者转诊时存在的主要临床问题。

4. 主要既往史：患者既往存在的主要疾病史。

5. 治疗经过：经治医生对患者实施的主要诊治措施。

存根

患者姓名_____性别_____年龄_____病案号_____
家庭住址_____联系电话_____
于_____年____月____日因病情需要，转回_____单位
_____接诊医生。

转诊医生(签字)：

年　月　日

双向转诊(回转)单

_____(机构名称)：
现有患者_____因病情需要，现转回贵单位，请予以接诊。
诊断结果_____住院病案号_____
主要检查结果：

治疗经过、下一步治疗方案及康复建议：

转诊医生(签字)：
联系电话：
_____(机构名称)
年　月　日

填表说明

1. 本表供居民双向转诊回转时使用，由转诊医生填写。

2. 主要检查结果：填写患者接受检查的主要结果。

3. 治疗经过：经治医生对患者实施的主要诊治措施。

4. 康复建议：填写经治医生对患者转出后需要进一步治疗及康复提出的指导建议。

附件 8

居民健康档案信息卡

姓名		性别		出生日期		年 月 日	
健康档案编号				□□-□□□□□			
ABO 血型		□A □B □O □AB		RH 血型		□Rh 阴性 □Rh 阳性 □不详	

慢性病患病情况：
□无　　　□高血压　　□糖尿病　　□脑卒中　　□冠心病　□哮喘
□职业病　□其他疾病＿＿＿＿＿＿＿＿＿＿

过敏史：

（正面）

（反面）

家庭住址		家庭电话	
紧急情况联系人		联系人电话	
建档机构名称		联系电话	
责任医生或护士		联系电话	

其他说明：

填表说明

1. 居民健康档案信息卡为正反两面，根据居民信息如实填写，应与健康档案对应项目的填写内容一致。

2. 过敏史：过敏主要指青霉素、磺胺、链霉素过敏，如有其他药物或食物等其他物质（如花粉、酒精、油漆等）过敏，请写明过敏物质名称。

附件9

填表基本要求

一、基本要求

(1) 档案填写一律用钢笔或圆珠笔,不得用铅笔或红色笔书写。字迹要清楚,书写要工整。数字或代码一律用阿拉伯数字书写。数字和编码不要填出格外,如果数字填错,用双横线将整笔数码划去,并在原数码上方工整填写正确的数码,切勿在原数码上涂改。

(2) 在居民健康档案的各种记录表中,凡有备选答案的项目,应在该项目栏的"□"内填写与相应答案选项编号对应的数字,如性别为男,应在性别栏"□"内填写与"1 男"对应的数字1。对于选择备选答案中"其他"或者是"异常"这一选项者,应在该选项留出的空白处用文字填写相应内容,并在项目栏的"□"内填写与"其他"或者是"异常"选项编号对应的数字,如填写"个人基本信息表"中的既往疾病史时,若该居民曾患有"腰椎间盘突出症",则在该项目中应选择"其他",既要在"其他"选项后写明"腰椎间盘突出症",同时在项目栏"□"内填写数字13。对各类表单中没有备选答案的项目用文字或数据在相应的横线上或方框内据情填写。

(3) 在为居民提供诊疗服务过程中,涉及疾病诊断名称时,疾病名称应遵循国际疾病分类标准 ICD‐10 填写,涉及到疾病中医诊断病名及辨证分型时,应遵循《中医病证分类与代码》(GB/T15657—1995,TCD)。

二、居民健康档案编码

统一为居民健康档案进行编码,采用 17 位编码制,以国家统一的行政区划编码为基础,以乡镇(街道)为范围,村(居)委会为单位,编制居民健康档案唯一编码。同时将建档居民的身份证号作为统一的身份识别码,为在信息平台下实现资源共享奠定基础。

第一段为 6 位数字,表示县及县以上的行政区划,统一使用《中华人民共和国行政区划代码》(GB2260)。

第二段为 3 位数字,表示乡镇(街道)级行政区划,按照国家标准《县以下行政区划代码编码规则》(GB/T10114—2003)编制。

第三段为 3 位数字,表示村(居)民委员会等,具体划分为:001~099 表示居委会,101~199 表示村委会,901~999 表示其他组织。

第四段为 5 位数字,表示居民个人序号,由建档机构根据建档顺序编制。

在填写健康档案的其他表格时,必须填写居民健康档案编号,但只需填写后 8 位编码。

三、各类检查报告单据及转诊记录粘贴

服务对象在健康体检、就诊、会诊时所做的各种化验及检查的报告单据,都应该粘贴留存归档。可以有序地粘贴在相应健康体检表、接诊记录表、会诊记录表的后面。

双向转诊(转出)单存根与双向转诊(回转)单可另页粘贴,附在相应位置上与本人健康档案一并归档。

四、其他

各类表单中涉及的日期类项目,如体检日期、访视日期、会诊日期等,按照年(4 位)、月(2 位)、日(2 位)顺序填写。

第十节　健康教育中医药素养

一、健康教育服务规范

（一）服务对象

辖区内居民。

（二）服务内容

1. 健康教育内容

（1）宣传普及《中国公民健康素养——基本知识与技能（试行）》。配合有关部门开展公民健康素养促进行动。

（2）对青少年、妇女、老年人、残疾人、0～6岁儿童家长、农民工等人群进行健康教育。

（3）开展合理膳食、控制体重、适当运动、心理平衡、改善睡眠、限盐、控烟、限酒、控制药物依赖、戒毒等健康生活方式和可干预危险因素的健康教育。

（4）开展高血压、糖尿病、冠心病、哮喘、乳腺癌和宫颈癌、结核病、肝炎、艾滋病、流感、手足口病和狂犬病、布病等重点疾病健康教育。

（5）开展食品安全、职业卫生、放射卫生、环境卫生、饮水卫生、计划生育、学校卫生等公共卫生问题健康教育。

（6）开展应对突发公共卫生事件应急处置、防灾减灾、家庭急救等健康教育。

（7）宣传普及医疗卫生法律法规及相关政策。

2. 服务形式及要求

1）提供健康教育资料

（1）发放印刷资料。

印刷资料包括健康教育折页、健康教育处方和健康手册等。放置在乡镇卫生院、村卫生室、社区卫生服务中心（站）的候诊区、诊室、咨询台等处。每个机构每年提供不少于12种内容的印刷资料，并及时更新补充，保障使用。

（2）播放音像资料。

音像资料包括录像带、VCD、DVD等视听传播资料，机构正常应诊的时间内，在乡镇卫生院、社区卫生服务中心门诊候诊区、观察室、健教室等场所或宣传活动现场播放。每个机构每年播放音像资料不少于6种。

2）设置健康教育宣传栏

乡镇卫生院和社区卫生服务中心宣传栏不少于2个，村卫生室和社区卫生服务站宣传栏不少于1个，每个宣传栏的面积不少于2平方米。宣传栏一般设置在机构的户外、健康教育室、候诊室、输液室或收费大厅的明显位置，宣传栏中心位置距地面1.5～1.6米高。每个机构每2个月最少更换1次健康教育宣传栏内容。

3）开展公众健康咨询活动

利用各种健康主题日或针对辖区重点健康问题，开展健康咨询活动并发放宣传资料。每个乡镇卫生院、社区卫生服务中心每年至少开展9次公众健康咨询活动。

4）举办健康知识讲座

定期举办健康知识讲座，引导居民学习、掌握健康知识及必要的健康技能，促进辖区内居民的身心健康。每个乡镇卫生院和社区卫生服务中心每月至少举办1次健康知识讲座，村卫生室和社区卫生服务站每两个月至少举办1次健康知识讲座。

5）开展个体化健康教育

乡镇卫生院、村卫生室和社区卫生服务中心（站）的医务人员在提供门诊医疗、上门访视等医疗卫生服务时，要开展有针对性的个体化健康知识和健康技能的教育。

（三）健康教育服务流程

服务流程如图10-8所示。

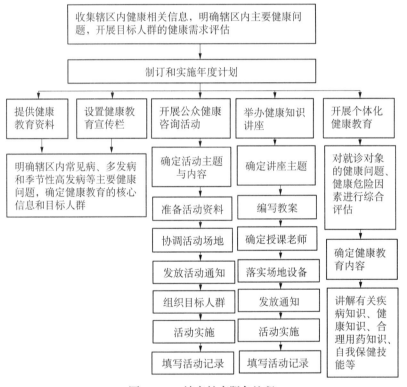

图10-8　健康教育服务流程

（四）服务要求

（1）乡镇卫生院和社区卫生服务中心应配备专（兼）职人员开展健康教育工作，每年接受健康教育专业知识和技能培训不少于8学时。树立全员提供健康教育服务的观念，将健康教育与日常提供的医疗卫生服务结合起来。

（2）具备开展健康教育的场地、设施、设备，并保证设施设备完好，正常使用。

（3）制订健康教育年度工作计划，保证其可操作性和可实施性。健康教育内容要通俗易懂，并确保其科学性、时效性。健康教育材料可委托专业机构统一设计、制作，有条件的地区，可利用互联网、手机短信等新媒体开展健康教育。

（4）有完整的健康教育活动记录和资料，包括文字、图片、影音文件等，并存档保存。每年做好年度健康教育工作的总结评价。

（5）加强与乡镇政府、街道办事处、村（居）委会、社会团体等辖区其他单位的沟通和协作，共同做好健康教育工作。

（6）充分发挥健康教育专业机构的作用，接受健康教育专业机构的技术指导和考核评估。

（7）运用中医理论知识，在饮食起居、情志调摄、食疗药膳、运动锻炼等方面，对城乡居民开展养生保健知识宣教等中医健康教育，在健康教育印刷资料、音像资料的种类、数量、宣传栏更新次数以及讲座、咨询活动次数等方面，应有一定比例的中医药内容。

（五）考核指标

（1）发放健康教育印刷资料的种类和数量。

（2）播放健康教育音像资料的种类、次数和时间。

（3）健康教育宣传栏设置和内容更新情况。

（4）举办健康教育讲座和健康教育咨询活动的次数和参加人数。

（六）附件

附件：健康教育活动记录表。

附件　健康教育活动记录表

活动时间：	活动地点：
活动形式：	
活动主题：	
组织者：	
接受健康教育人员类别：	接受健康教育人数：
健康教育资料发放种类及数量：	
活动内容：	
活动总结评价：	
存档材料请附后 □书面材料　　□图片材料　　□印刷材料　□影音材料　□签到表 □其他材料	

填表人（签字）：　　　　　负责人（签字）：

填表时间：　　　年　月　日

二、健康教育中医药内容

（一）中医药基本知识

1. 中医对生命的认识

介绍中医学天地生人的观念，了解人的生命来源于自然，是自然的一种现象，生长壮老是生命的自然过程。

2. 中医对人与自然、社会关系的认识

介绍中医学的天人合一的观念，即人与自然界的运动变化是息息相应的观念。

3. 中医对健康的认识

介绍中医学天人合一、形神合一、脏腑相关、阴阳平衡的健康观念；介绍法于阴阳，和于术数，食饮有节，起居有常，不妄作劳、恬淡虚无、规避虚邪贼风的健康生活方式。

4. 中医对疾病的认识

介绍中医学对疾病产生的原因和病理变化的认识；介绍病、证、症的关系及中医学分析疾病的基本方法及特点。

5. 中医学的诊治手段

介绍中医学独特的望、闻、问、切四诊合诊的诊断方法和辨证的原理，中医学治疗疾病的基本原则和方法，中医学治未病的思想，中医的内治和外治方法以及中医药在养生保健和疾病防治方面一些具有特色的方法，如针灸、推拿、拔罐、足疗、刮痧、膏方等，着重介绍其使用方法、适用范围、注意事项等。介绍中医学对体质的认识和辨识体制的方法；介绍不同体质（平和、阳虚、阴虚、气虚、痰湿、湿热、血瘀、气郁、特禀等）的特征及其相应的日常养生方法。

（二）中医养生保健的理念和方法

1. 养生保健的理念和基本原则

介绍中医学的顺应自然、阴阳平衡理念和思想；介绍养生保健的基本原则。

2. 养生保健常用方法

介绍中医学常用的养生方法，如时令养生、情志养生、饮食养生、运动养生、经穴养生等。

（1）时令养生：介绍中医学按照春夏秋冬四时变化，采用的相应的养生方法。

（2）情志养生：介绍中医学对精神情志活动的认识和情志与脏腑的关系以及产生疾病的道理；介绍常用调摄情绪的方法。

（3）饮食养生：介绍中医学饮食养生的常用方法，树立正确的饮食养生理念，采取适宜合理的饮食方式，尤其是适合自己的饮食方式。

（4）运动养生：介绍中医学对运动养生的认识，介绍太极拳、八段锦、五禽戏、六字诀等常用的运动养生方法，分别介绍其特点、作用、操作要领及注意事项。

（5）经穴养生：介绍中医学对经络的认识以及经络在人体中的作用，介绍常用穴位的部位、养生保健功效、按压方式以及注意事项。

（6）其他养生：介绍中医学有关起居、房事、气功等养生方法。

（三）常见疾病的中医药预防和保健

重点介绍中医学对常见病、多发病如冠心病、高血压、高血脂、糖尿病、恶性肿瘤、慢性支气管炎、哮喘、结核病、肝炎、风湿性关节炎、颈椎病、骨质疏松症、流行性感冒、失眠、便秘等疾病的认识和预防保健方法。

（四）重点人群的中医药养生保健

1. 老年人的基本特点及养生保健

介绍中医学对老年人的生理特点、病理特点、常见疾病的认识，着重介绍中医学针对老年人（尤其是 65 岁以上）生理、病理特点所采取的养生保健方法和常见疾病的预防保健方法。

2. 女性的基本特点及养生保健

介绍中医学对女性的生理特点、病理特点、常见疾病的认识，着重介绍中医学针对女性各个阶段的生理、病理特点所采取的养生保健方法和常见疾病的预防保健方法。解释针对孕产妇常用的中医药养生保健方法。

3. 儿童的基本特点及中医养生保健

介绍中医学对儿童的生理特点、病理特点、常见疾病的认识，着重介绍中医学针对儿童（尤其是 0～3 岁儿童）生理、病理特点所采取的养生保健方法和常见疾病的预防保健方法。

（五）中医药常识

1. 一般常识

介绍中医诊治疾病的基本特点和找中医看病应注意的基本事项。

2. 中药常识

介绍中药的基本知识；简要介绍中药炮制方法和目的（炮制减毒增效的知识），介绍中药简单的加工炮制、中药的煎煮方法，服用中药的注意事项以及常用中药的鉴别知识等。

3. 家庭常备中成药

介绍家庭常备中成药的主治、功效、适应证，以及使用方法、注意事项、服用禁忌等。

4. 应急知识

在突发公共卫生事件、自然灾害、疾病暴发流行、家庭急救时，介绍中医药应急处置的知识和技能等。

三、中医药素养

（一）基本理念和知识

（1）中医养生保健，是指在中医理论指导下，通过各种方法达到增强体质、预防疾病、延年益寿目的的保健活动。

（2）中医养生的理念是顺应自然、阴阳平衡、因人而异。

（3）情志、饮食、起居、运动是中医养生的四大基石。

（4）中医养生保健强调全面保养、调理,从青少年做起,持之以恒。

（5）中医治未病思想涵盖健康与疾病的全程,主要包括三个阶段:一是"未病先防",预防疾病的发生;二是"既病防变",防止疾病的发展;三是"瘥后防复",防止疾病的复发。

（6）中药保健是利用中药天然的偏性调理人体气血阴阳的盛衰。服用中药应注意年龄、体质、季节的差异。

（7）药食同源。常用药食两用的中药有:蜂蜜、山药、莲子、大枣、龙眼肉、枸杞子、核桃仁、茯苓、生姜、菊花、绿豆、芝麻、大蒜、花椒、山楂等。

（8）中医保健五大要穴是膻中、三阴交、足三里、涌泉、关元。

（9）自我穴位按压的基本方法有:点压、按揉、掐按、拿捏、搓擦、叩击、捶打。

（10）刮痧可以活血、舒筋、通络、解郁、散邪。

（11）拔罐可以散寒湿、除瘀滞、止肿痛、祛毒热。

（12）艾灸可以行气活血、温通经络。

（13）煎服中药避免使用铝、铁质煎煮容器。

（二）健康生活方式与行为

（1）保持心态平和,适应社会状态,积极乐观地生活与工作。

（2）起居有常,顺应自然界晨昏昼夜和春夏秋冬的变化规律,并持之以恒。

（3）四季起居要点:春季、夏季宜晚睡早起,秋季宜早睡早起,冬季宜早睡晚起。

（4）饮食要注意谷类、蔬菜、水果、禽肉等营养要素的均衡搭配,不要偏食偏嗜。

（5）饮食宜细嚼慢咽,勿暴饮暴食,用餐时应专心,并保持心情愉快。

（6）早餐要好,午餐要饱,晚餐要少。

（7）饭前洗手,饭后漱口。

（8）妇女有月经期、妊娠期、哺乳期和更年期等生理周期,养生保健各有特点。

（9）不抽烟,慎饮酒,可减少相关疾病的发生。

（10）人老脚先老,足浴有较好的养生保健功效。

（11）节制房事,欲不可禁,亦不可纵。

（12）体质虚弱者可在冬季适当进补。

（13）小儿喂养不要过饱。

（三）常用养生保健内容

（1）情志养生:通过控制和调节情绪以达到身心安宁、情绪愉快的养生方法。

（2）饮食养生:根据个人体质类型,通过改变饮食方式,选择合适的食物,从而获得健康的养生方法。

（3）运动养生:通过练习中医传统保健项目的方式来维护健康、增强体质、延长寿命、延缓衰老的养生方法,常见的养生保健项目有太极拳、八段锦、五禽戏、六字诀等。

（4）时令养生:按照春夏秋冬四时节令的变化,采用相应的养生方法。

（5）经穴养生:根据中医经络理论,按照中医经络和腧穴的功效主治,采取针、灸、推拿、按摩、运动等方式,达到疏通经络、调和阴阳的养生方法。

(6) 体质养生：根据不同体质的特征制定适合自己的日常养生方法，常见的体质类型有平和质、阳虚质、阴虚质、气虚质、痰湿质、湿热质、血瘀质、气郁质、特禀质九种。

（四）常用养生保健简易方法

(1) 叩齿法：每天清晨睡醒之时，把牙齿上下叩合，先叩臼齿 30 次，再叩前齿 30 次。有助于牙齿坚固。

(2) 闭口调息法：经常闭口调整呼吸，保持呼吸的均匀、和缓。

(3) 咽津法：每日清晨，用舌头抵住上颚，或用舌尖舔动上颚，等唾液满口时，分数次咽下。有助于消化。

(4) 搓面法：每天清晨，搓热双手，以中指沿鼻部两侧自下而上，到额部两手向两侧分开，经颊而下，可反复 10 余次，至面部轻轻发热为度。可以使面部红润光泽，消除疲劳。

(5) 梳发：用双手十指插入发间，用手指梳头，从前到后按搓头部，每次梳头 50～100 次。有助于疏通气血，清醒头脑。

(6) 运目法：将眼球自左至右转动 10 余次，再自右至左转动 10 余次，然后闭目休息片刻，每日可做 4～5 次。可以清肝明目。

(7) 凝耳法：两手掩耳，低头、仰头 5～7 次。可使头脑清净，驱除杂念。

(8) 提气法：在吸气时，稍用力提肛门连同会阴上升，稍后，在缓缓呼气放下，每日可做 5～7 次。有利于气的运行。

(9) 摩腹法：每次饭后，用掌心在以肚脐为中心的腹部顺时针方向按摩 30 次左右。可帮助消化，消除腹胀。

(10) 足心按摩法：每日临睡前，以拇指按摩足心，顺时针方向按摩 100 次。有强腰固肾的作用。

四、附篇

1. 政策法规

介绍国家有关中医药的法律法规和方针政策、中医药服务体系、中医药工作管理体制以及中医药在国家卫生事业中的地位和作用等。

2. 中医药科学内涵、发展简史、代表人物和代表著作

介绍中医药的科学内涵、发展简史以及各个历史发展阶段的代表人物和代表著作。

3. 亚健康

介绍中医学对亚健康状态的认识，着重介绍中医学对亚健康状态预防和养生保健方法。

4. 民族医药

介绍具有特色、有影响的民族医药。

（陆超娣）

第十一章

社区卫生诊断

社区卫生诊断是社区卫生服务的重要内容,是社区开展卫生服务的前提和基础。要想提供规范和优质的社区卫生保健服务,首先要有一个正确、完整的社区卫生诊断,以了解社区的健康问题及其需求,从而制订出有效可持续发展的卫生服务计划和有针对性地提出辖区的社区卫生服务发展的政策与措施。本章将从社区卫生诊断的概述、研究现状、流程展开论述,并对典型案例进行了详细介绍。

第一节　概　述

一、卫生的概念

卫生是指个人和集体的生活卫生和生产卫生的总称。一般指为增进人体健康,预防疾病,改善和创造合乎生理、心理需求的生产环境、生活条件所采取的个人的和社会的卫生措施。

二、诊断的定义

"诊断"是医学上的名词。诊为识别,断为判断,所以诊断是通过症状、体征以及实验室和相关专业仪器的利用,识别和判断疾病病情及其发展的一个过程,是治疗疾病的前提。而社区诊断是以社区人群及其工作、生活环境为对象,以社区人群健康促进为目的。

三、社区卫生诊断的概念含义

1. 概念

由于"社区诊断"的概念泛化,目前更倾向于定名为"社区卫生诊断",以区别于社区其他方面的诊断,由此社区卫生诊断应运而生。

2. 定义

社区卫生诊断是社区医务工作者运用社会学、人类学和流行病学的研究方法对社区进行调查,发现社区存在的主要健康问题及其影响因素,以及这些问题有关的社区内的组织机构、政策和可利用的卫生资源情况,并确定社区内优先的健康问题和居民实际需求的过程。

3. 含义

社区卫生诊断是社会—心理—生物医学模式下的产物,是医学发展的重要标志。

(1) 社区卫生诊断是对一定时期内,社区的主要健康问题及其影响因素、社区卫生服务的供给与利用以及社区综合资源环境进行客观、科学的确定和评价。

(2) 发现和分析问题,提出优先干预项目,并针对性地制订社区卫生服务工作规划;从而充分利用现有卫生资源,动员社区参与,实施社区干预,逐步解决社区主要卫生问题。

四、社区卫生诊断的特点

与社区诊断相比,社区卫生诊断有以下四个主要特点:

(1) 在名称上强调卫生的概念与内涵;

(2) 在扩大需求主体上强调政府主导;

(3) 在拓展诊断内容上不仅仅是了解需方(社区主要卫生问题),更强调了解供方(社区卫生资源的现状、供给与效率),同时强调了解社区环境的支持保障能力;

(4) 在明确诊断目上强调大卫生观念,促进社区卫生服务发展。

五、社区卫生诊断的目的与意义

1. 目的

社区卫生诊断的目的主要有以下七个方面:

(1) 了解和掌握社区健康状况;

(2) 发现并确定社区主要健康问题及其危险因素;

(3) 了解并分析发展社区卫生服务的政策环境及其社区资源综合支持特征;

(4) 调查并分析居民卫生知识水平、卫生服务需求与利用;

(5) 总结并评价社区卫生资源,确定优先卫生问题,以及寻求解决问题的方法和措施;

(6) 制订社区卫生服务工作计划,并为社区卫生服务的综合效果评估提供基线数据;

(7) 评价社区卫生服务效果。

2. 意义

社区卫生诊断的意义有以下四个方面:

(1) 社区卫生诊断对于保证和促进社区卫生服务健康、可持续发展,促进社会公平,构建和谐社会,达到提高社区居民整体健康水平和生活质量的最终目的具有重要意义。

(2) 社区卫生诊断是发展社区卫生服务的一项重要的基础性工作,是政府履行社会管理和公共服务职能的重要内容,有利于政府及有关社会部门编制社区卫生规划、计划以及合理配置卫生资源与科学决策。

(3) 社区卫生诊断有利于针对性地解决本社区主要健康问题;有利于提高社区卫生服

务供给与利用效率;有利于发挥社区各类相关资源的综合利用效益;有利于评价社区卫生工作成效,促进社区卫生服务健康、可持续发展。

（4）社区卫生诊断既是宏观上政府决策、科学发展社区卫生服务的必要前提和重要依据,也是微观上科学组织、提供优质高效社区卫生服务的必要条件和重要保证,同时还是评价社区卫生工作实施效果的主要手段之一。

六、社区卫生诊断的基本原则

社区卫生诊断应遵循以下五个原则:

（1）政府主导原则。社区卫生诊断已经纳入基本公共卫生服务项目,应保证政府投入与组织协调。

（2）科学完整原则。社区卫生诊断设计应该科学规范,资料完整准确,结果客观可靠。

（3）适宜可行原则。社区卫生诊断流程与方法应该适宜可行,争取最低成本发挥最大效益。

（4）求实特异原则。社区卫生诊断应本着实事求是,有特异性,因地制宜,突出本社区特点。

（5）周期渐进原则。社区卫生诊断一般具有时段性、持续性和周期性,一般五年进行一次。

七、社区卫生诊断的重要性

随着社会经济的发展,人民生活条件的改善,人口老龄化进程的加快,心脑血管疾病、肿瘤等慢性非传染性疾病已成为危害人民生命健康的重要公共卫生问题,开展社区卫生诊断迫在眉睫。

1. 社区卫生服务是城市卫生工作的中要组成部分

社区卫生诊断是卫生部在《城市社区卫生服务基本工作内容》中明确规定的一项基本工作内容。政府必须全面了解社区人群主要健康问题、卫生资源供给与利用以及环境支持保障等方面的现状和问题,才能针对社区主要健康问题和居民基本卫生服务需求,制订规划、计划,以促进社区卫生服务政策配套到位、资源优化、网络健全、功能完善;才能达到发展社区卫生服务促进社会公平、维护居民健康、构建和谐社会的最终目的。社区卫生服务机构执行基本医疗和公共卫生服务功能,只有准确地了解社区的主要健康问题及其居民需求,才能提供优质社区卫生服务。

2. 慢性非传染性疾病的危害

影响我国人民群众身体健康的慢性病主要有心脑血管疾病、恶性肿瘤、糖尿病、慢性呼吸系统疾病等。近年来,随着工业化、城镇化、老龄化进程加快,慢性病患病、死亡呈现持续、快速增长趋势,当前我国已经进入慢性病的高负担期,具有"患病人数多、医疗成本高、患病时间长、服务需求大"的特点。国家卫生计生委发布的《中国疾病预防控制工作进展（2015

年）》报告显示,在我国慢性病防治工作进展情况报告中称目前确诊的慢性病患者已超过2.6亿人,因慢性病死亡占我国居民总死亡的构成已上升至85%,脑血管病、癌症、呼吸系统疾病和心脏病位列城乡死因的前四位;同时慢性病在疾病负担中所占比重达到了近70%,如不采取强有力措施,未来20年,中国40岁以上人群中主要慢性病患者人数将增长1~2倍,慢性病导致的负担将增长80%以上。慢性病已经成为影响我国居民健康水平提高、阻碍经济社会发展的重大公共卫生问题和社会问题。

第二节　社区卫生诊断的研究现状

一、我国社区卫生诊断的开展现状

1. 我国社区卫生诊断初步探索

新中国成立以来,随着我国疾病谱的改变,国内学者在高血压等慢性非传染性疾病的综合干预防治以及社区健康促进项目等方面逐渐开展社区卫生诊断,其调查内容也扩大到社区环境和相关卫生资源状况。为掌握了我国居民高血压患病率的持续增长态势,人群高血压防治的知晓率、治疗率及控制率状况,我国卫生部门先后于1959年、1980年、1991年分别进行三次全国大规模人群高血压调查。此外2002年在国家卫生部、科技部和国家统计局的共同领导下,在全国范围内开展的"中国居民营养与健康状况调查",调查涉及132个县、区,首次将膳食营养调查与高血压、糖尿病和肥胖等多项慢性疾病流行病学调查有机融合,统一组织实施,为制定我国慢性病防治策略提供了非常有价值的科学证据。

2. 我国社区卫生诊断发展阶段

自1997年以来,随着社区卫生工作的深入开展,社区卫生诊断工作也在不断地发展。1997年在国家卫生部疾病控制司的领导下,北京市、天津市和河北省等17个地区(后增加至31个地区)开始进行社区慢性非传染性疾病综合防治示范点工作,重点干预病种包括高血压、糖尿病、肿瘤、慢性阻塞性肺炎(COPD)及牙病,重点从吸烟、运动、膳食以及环境污染等四个方面展开危险因素的干预。各示范点根据方案要求,首先开展社区卫生诊断,形成了一系列社区卫生诊断报告。之后建立了比较健全的慢性病防治网络,开展了广泛的健康教育、健康干预工作,使居民的健康知识水平和健康行为有所改善,慢性病管理率、控制率也显著提高,取得了良好的效果,为我们进一步开展慢性病社区防治提供了工作思路和方法。

3. 我国社区卫生诊断已现雏形

除社区慢性非传染性疾病综合防治示范点外,其他很多城市和地区也开展了社区卫生诊断工作,通过这些有益的研究,提高了当地居民的健康水平,也有力地促进了我国社区卫生服务事业的发展。刘向红等于2003年3月在北京市方庄社区内开展了生活方式疾病的社区卫生诊断工作,分析社区卫生服务的实际需求,确定健康优先解决的问题,为社区生活方式疾病综合防治提供了依据。张亚兰等于2004年对北京市和平里社区进行《行为危险因素与生活方式疾病监测》问卷调查,开展社区诊断,确定社区的主要公共卫生问题。2006至

2007 年期间,天津市红桥区邵公庄街、重庆市江北区大庆村、山东省济南市槐荫区段北街以及吉林省长春市绿园区普阳街四个社区进行了为时半年的社区诊断试点验证和跟踪评估工作。试点结束后,四个社区均撰写了该社区专业版和简化版的卫生诊断报告,编制了该社区卫生服务工作规划。在试点验证的基础上,卫生行政管理部门通过广泛听取相关人员的意见与建议后,2007 年又在全国 13 个社区卫生服务适宜技术试点区和天津市 27 个街道社区进一步试行推广。

4. 我国社区卫生诊断走向成熟

在 2008 年 3 月 1 日,受卫生部妇幼保健与社区卫生司委托,中国社区卫生协会组织有关方面专家,在总结国内外成功经验和研究成果的基础上,出台了《社区卫生诊断技术手册》(试用),这标志着我国社区卫生诊断技术已趋成熟和规范。

二、社区卫生诊断的分析

(1) 社区卫生诊断是制订切实可行和富有成效的社区卫生计划及实施卫生服务的先决条件,虽然取得一定的成绩,但也存在不尽如人意的地方。如社区卫生诊断的概念、内容的认识不统一,缺乏科学、可行的流程规范等问题,制约了社区卫生服务的发展,另外虽然有《社区卫生诊断技术手册》供各地参考,但各地调查表、调查人群年龄段不统一,造成社区诊断内容不正确;调查随访工作量大,但缺乏人力、财力配套支持等,造成此项工作只能草草行事,达不到应有的目的。

(2) 有些地区社区卫生服务机构虽然做了社区卫生诊断工作,但并没有针对发现的社区主要健康问题进行综合防治工作,使得社区卫生诊断只是做表面功夫,并没有真正落到实处。

(3) 社区卫生诊断是一项长期的工作,是社区卫生服务发展中不可缺少的内容,各地卫生行政部门应将其纳入日常工作管理,给予足够的政策支持,促进此项工作更好地发展。

三、社区卫生诊断的模式

1. 模式的概念

模式是指从生产经验和生活经验中经过抽象和升华提炼出来的核心知识体系。模式是解决某一类问题的方法论,把解决某类问题的方法总结归纳到理论高度,那就是模式。模式是一种指导,在一个良好的指导下,有助于你完成任务,有助于你作出一个优良的设计方案,达到事半功倍的效果。而且会得到解决问题的最佳办法。

2. 社区卫生诊断模式

开展任何一项工作都必须有一个可做参考的模式或样板,或起模仿作用或起原型启发作用。国外的经验表明,只有在试点实践的基础上,建立完整、科学、系统、可推广的基本模式之后,才能在国家政策的引导下广泛开展社区卫生诊断。所以社区卫生诊断的模式主要包括调查内容、调查方法、调查对象和调查问卷四个方面。

1）调查内容

从社区卫生诊断的调查内容来看，主要有以病种为高血压、心脑血管疾病、糖尿病、胃及十二指肠疾病、慢性呼吸道疾病、恶性肿瘤等慢性非传染性疾病为主题的现状及原因调查。如慢性非传染性疾病综合防治社区诊断报告、妇女围绝经期综合征及龋齿患病状况进行的调查等等。

2）调查方法

进行社区卫生诊断可以选用多种方法，如可以采用调查表的形式进行定量调查，可以采用访谈、讨论的方法进行定性分析，也可两者综合应用。问卷调查法是社区卫生诊断的主要方法，目前报道的文献大都是应用此种方法。其优点在于能较全面地了解整个社区的卫生问题及人群的卫生需求，为制订社区卫生规划及社区综合防治方案提供科学依据。而选题小组法也不失为一种经济、高效的定性方法，在社区卫生诊断中发挥重要作用。定性、定量两种方法的综合应用，则可更深入了解情况。

3）调查对象

在有关社区卫生诊断的文献中，调查对象不尽相同。报道最多的是按照《社区卫生诊断方案》的要求做的社区卫生诊断，调查对象基本上是按照常住户籍人口进行抽样的全人群。其次是选定 20 岁或 35 岁以上人群作为调查对象。也有选定 6 岁或 15 岁以上人群作为调查对象的，但较为少见。

4）调查问卷

区卫生诊断调查问卷基本上分为四类，一是慢性病基线调查及 KAP（健康知识、态度、行为（knowledge，attitude，belief and practice）问卷调查；二是自制的慢性病及其行为危险因素调查问卷或家庭健康调查表；三是居民健康档案表；四是按《社区卫生诊断方案》的要求及方式使用统一的调查表。

第三节　社区卫生诊断的流程

一、流程

1. 流程的概念

所谓流程，是指一个或一系列连续有规律的行动，这些行动以确定的方式发生或执行，导致特定结果的实现。简言之就是，一组将输入转化为输出的相互关联或相互作用的活动。

2. 流程的六要素

即资源、过程、过程中的相互作用（即结构）、结果、对象和价值。

3. 流程的特点

分析流程的 6 要素，可以发现流程具有以下特点：

（1）目标性：有明确的输出（目标或任务）。

（2）内在性：包含于任何事物或行为。

（3）整体性：至少有两个活动组成。

（4）动态性：从一个活动到另一个活动。流程不是一个静态的概念，它按照一定的时序关系徐徐展开。

（5）层次性：组成流程的活动本身也可以是一个流程。

（6）结构性：流程的结构可以有多种表现形式，如串联、并联、反馈等。

二、社区卫生诊断流程的步骤

社区卫生诊断的流程可以归纳为四个步骤：设计与准备、资料收集、资料统计、分析报告（见图 11 - 1）。

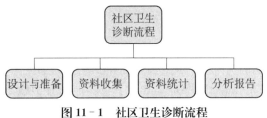

图 11 - 1　社区卫生诊断流程

（一）设计与准备

社区卫生诊断工作需要进行周密的设计，制订实施方案，确定资料的收集、整理、分析的方法以及时间进度，并进行必要的组织准备和物资准备。

1. 技术设计

包括确定社区卫生诊断目标和内容；样本抽样方法；资料汇总统计方法；质量控制评估验收方法和设计调查用的各类表格。

2. 制订实施方案

包括主要内容、确定时间进度、经费预算和质量控制四个方面。

（1）主要内容有：①社区卫生诊断的目的和意义；②诊断内容、调查对象与方法；③组织领导；④实施内容和步骤；⑤保障措施。

（2）社区卫生诊断确定时间进度应做到：①以时间为引线，按照时间表形式制订；②最多控制在五个月以内；③同时明确社区卫生诊断各项工作开始及完成时间。

（3）经费预算里面应涵盖：①计划设计费；②调查人员培训费；③调查与协查劳务费；④汇总统计费；⑤总结报告与制订工作规划费；⑥质量控制、技术指导与评估验收费；⑦资料印刷与设备购置费；⑧其他必要支出。

（4）质量控制包括：①方案设计论证、预调查；②诊断过程质量控制；③工作人员培训考核；④诊断过程质量控制。

3. 实施前准备

（1）建立有效的管理组织队伍。在社区卫生诊断实施前，除建立各级领导组织和专家指导组外,关键是以社区卫生服务机构组建社区卫生诊断现场工作队伍,即诊断工作组,主要由社区卫生服务中心卫生技术人员组成,同时请相关人员如居委会主任、志愿者等人员协助参加(见图11-2)。诊断工作组要开展现有资料收集、居民卫生调查、服务对象满意度调查、资料统计一分析、调查质量控制等工作。

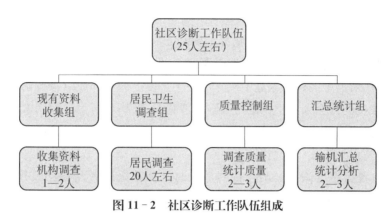

图11-2 社区诊断工作队伍组成

（2）进行人员培训。为顺利实施社区卫生诊断工作,各类工作人员必须经过基础培训和相关分工项目的强化培训,考核合格后上岗。基础培训包括:社区卫生诊断的目的意义、基本原则与主要内容;社区卫生诊断流程与基本方法;资料收集方法及专项调查的内容与抽样方法;调查指标含义与填写说明、调查技术和询问技巧等;质量控制制度、方法与指标。培训活动应该尽早安排,根据工作进度与发现的问题应及时进行强化培训。

（3）开展社区动员。社区动员是把社区卫生诊断的项目目标转化为社区成员广泛参与的过程。通过社区动员可以获得各级领导的支持、建立和加强部门间的合作、动员社区、家庭和个人的参与。社区动员可以按照对象的不同分类进行。社区居民是社区卫生诊断的直接调查对象,因此如何动员居民主动、自愿地参加是至关重要的。对居民的动员可以人户宣传,印制宣传资料广泛发放,讲明现场调查的意义,明确免费查体的项目,制订优惠就诊的制度等,也可以张贴海报告示,广而告之。

（4）物资准备。充足的物资保障是顺利实施社区卫生诊断工作的前提。所需设备物资包括调查表及其相关表格、身高体重计(弹簧秤)、软皮尺、血压计、计算机、各种耗材、交通工具及其他所需设备等。注意调查表的印刷数量应高出实际调查数量的10%为宜。

（二）资料收集

资料收集是社区卫生诊断的重要内容,是做好社区卫生诊断的关键环节。开展社区卫生诊断要尽量收集可能收集到的资料,力求资料翔实可靠,为社区卫生诊断提供较高利用价值的客观数据。资料收集方法包括收集现有资料和进行社区卫生专项调查。

1. 现有资料收集

主要是将各相关部门以及社区卫生服务机构的日常工作报表、年度统计等社区卫生相关资料进行收集。多数资料需要到相关部门收集,因这些部门有较完备的收集、整理资料的体系,社区卫生工作者可直接利用这些收集到的资料,既省时省力,也能保证数据可靠。一般收集资料时限为1~2个年度,收集过程中,要注意资料的全面性、可靠性和准确性。通过现有资料收集,可以总结分析社区人口学特征、社区环境特征和社区卫生资源特征。

2. 社区卫生专项调查

一般包括居民卫生调查、服务对象满意度调查和社区卫生机构调查三个方面。

(1) 居民卫生调查。调查目的是收集居民疾病与健康危险因素状况、卫生知识水平、卫生服务需求与利用以及重点人群健康状况等资料,总结分析并综合评价社区主要健康问题和重点干预项目;调查对象与样本量一般以家庭为调查基本单位,抽取1 000户社区家庭作为样本进行调查,对抽中的样本家庭中实际居住半年以上的全部成员进行调查;调查内容与项目包括家庭成员的社会人口学特征与家庭一般状况;疾病与行为危险因素状况;卫生服务需求与利用状况;卫生知识与对社区卫生服务中心(站)知晓、利用与满意度以及50岁以下已婚妇女和18岁以下未成年人情况等。

(2) 服务对象满意度调查。调查目的是及时把握就医患者及各类服务对象的满意状况,找出差距并分析、预测他们隐含的潜在需求,促进服务质量的改进和创新。调查样本量时一般不分性别年龄,调查人数100人,未成年人或成年人因病不能回答者,由家长或陪护人代答问题。调查内容包括服务对象对社区卫生服务机构提供的各类服务从时效性、舒适性、文明性、技术性、安全性、经济性六个方面以及总体评价进行询问其满意状况。调查基本程序可以归纳为确定调查范围和样本量—设计调查问卷—按照设计要求准备问卷数—随机抽样抽取受访者—调查员表明身分并说明调查用意—填写问卷—收表格—汇总统计—总结评价等九个步骤。

(3) 社区卫生服务机构调查目的是为了掌握社区卫生服务机构(中心/站)卫生资源状况、服务供给与效率,结合社区居民需求、利用与满意度,制订社区卫生服务资源优化调整对策,从而使社区卫生资源得到更合理、有效地利用。调查的内容包括:社区卫生服务中心/站机构概况,包括所有制形式、房屋设施、床位设置和主要设备资源情况;社区卫生服务中心/站科室设置与卫生人力分布,包括人员总数、卫技人员数,卫技人员职称、学历与专业分布;社区卫生服务中心/站服务项目和能力;社区卫生服务中心/站的基本医疗与公共卫生服务供给情况;社区卫生服务中心/站收入与支出情况等。

(三) 资料统计

对于问卷调查的结果,通常使用EpiData软件建立数据库后双录入并核查。如果是政府相关部门的统计年鉴、居民健康档案等表格形式的资料,可用Excel整理。在正式进行统计分析之前,还要对数据库进行包括缺失数据处理、变量转换等处理。资料统计可以分为描述社区环境特征、社区人群特征以及社区卫生服务资源特征三类。

1. 社区环境特征

现有资料自然、生活与组织等基本环境特征;文化、教育与卫生环境特征;社区经济环境特征;政策与其他环境特征。

2. 社区人群特征

将收集到的资料进行分析,针对不同的人群特征进行分析,一般有人口学指标、死亡指标、疾病指标、健康影响因素指标、服务需求与利用指标、卫生知识水平指标、老年人生活质量指标、50 岁以下已婚妇女指标、未成年人健康指标等。

3. 社区卫生服务资源特征

包括社区卫生总资源指标(如社区医疗保健机构数量、大型医疗设备数量、每千人口床位量、每千人口医生/护士量;社区卫生服务中心资源指标(如设施设备统计、卫生人力统计、财务指标);社区卫生服务供给与效率指标(预防保健、基本医疗、重点人群);社区卫生服务利用与费用指标(如两周患病指标、一年住院指标、知晓利用指标、费用指标);社区卫生服务满意度指标。

(四) 分析报告

通过对收集资料的统计结果,全面总结分析本社区人群的主要健康问题及其危险因素、评价卫生资源的供给与利用效率以及社区环境的支持保障能力。从而确定本社区优先干预项目,最后要撰写社区卫生诊断报告以及制订今后五年期间的社区卫生服务工作规划。

1. 总结分析社区卫生特征

为达到社区卫生诊断的目的,需要分析包括社区概况、居民健康状况、社区卫生资源状况和服务对象满意度这四方面的情况。

(1) 社区概况。一般需要描述下列指标:社区地理位置、辖区面积、(某一段时期内)总人口数、户籍人口数、不同年龄别人口数、性别人口数、重点人群(如 60 岁以上的老年人)数、不同民族的人口数、城乡人口数等。

(2) 居民健康状况。一般包括分析居民死亡原因及顺位;社区居民传染病报告发病人数、发病率;社区内的重点人群(儿童、妇女、老年人、残疾人、精神病人)的健康状况。

(3) 社区卫生资源状况。综合分析社区卫生资源的基本情况(描述社区内的所有卫生机构,为了解可利用的卫生资源提供依据);社区卫生人力资源基本特征(包括年龄、学历、专业、技术职称);描述社区卫生服务机构开展医疗卫生服务项目情况(如门急诊量、健康检查人数、日间病床数、家庭诊疗人次等);描述社区卫生服务机构开展的公共卫生服务项目情况(如传染病报告、妇幼保健、健康教育、慢性病管理等);描述社区卫生服务机构收入情况和支出情况。

(4) 服务对象满意度。服务对象满意度调查应在结果中描述调查对象的基本特征以及各调查条目的统计结果。

2. 综合评价确定优先干预项目

社区卫生特征应从人群主要健康问题及危险因素、社区卫生资源、社区环境等方面全面总结,然后按照优先问题确定的原则,确定出本阶段社区需要优先干预的项目。其中包括确定优先干预的重点疾病;确定优先干预的重点人群;确定优先干预的重点危险因素;确定政策与社区环境的优先调整利用项目。

3. 撰写社区卫生诊断报告

1) 卫生诊断报告的要点

(1) 报告要科学严谨,其资料收集方法、数据统计分析与讨论的意见建议有说服力。

（2）报告主要结果与结论要利用多种形式向政府、相关部门、社区、居民等广泛传播、公示，有动员力。

（3）报告要全面、具体，采用形象、生动的方式，对不同对象可采用不同报告方法，有吸引力。

（4）报告应具有本社区特色，有针对性；提出的干预措施和政策建议以及制议有适宜性和可操作性。

2）卫生诊断报告的格式

正式的社区卫生诊断报告应包括：首页、目录、摘要、正文和参考文献，其中数据要求准确翔实，讨论合理。正文内容一般分为背景、资料来源与方法、结果、讨论与结论5部分。

（1）背景部分包括本社区卫生服务发展基础概况、社区卫生诊断的意义和重要性，以及诊断工作的组织领导与实施过程。

（2）资料来源与方法部分包括现有资料和专项调查的类别、对象和内容、资料收集方法以及统计分析方法。

（3）结果部分指从社区人群、社区卫生资源以及社区综合环境三方面进行描述性分析。

（4）讨论部分包括综合分析评价并发现社区居民、社区卫生服务机构以及社区环境的主要问题与原因，针对主要问题结合社区实际情况确定优先干预项目，并对解决问题的策略和方法提出意见和建议。

（5）结论部分指根据讨论内容，从社区居民、社区卫生服务机构以及社区环境三方面作出明确结论。

4. 制订卫生服务工作计划

（1）社区卫生诊断的另一产出为本社区该阶段的卫生服务规划。根据社区卫生诊断报告的研究结果，制订出有针对性的社区卫生服务规划，确定本社区卫生重点干预项目，明确今后几年内的社区卫生服务工作目标，采取社区综合干预策略措施，改善社区环境，充分利用社区卫生资源，满足居民基本卫生服务需求，促进居民建立健康信念，改变不良生活方式，逐步提高社区居民的健康水平和生活质量，保证社区卫生服务可持续发展。

（2）书写格式包括摘要和正文两部分。正文包括规划背景、目标、策略与措施、组织保障以及监测与评价等内容。

● 规划背景指从社区卫生诊断报告的结果与讨论内容中，提炼出关于本社区居民主要健康问题与危险因素、社区卫生服务资源及其利用的薄弱环节与开发潜力以及政策与社区环境特征，进而分析提示规划期间内应解决的重点干预项目。

● 目标指规划理想的最终结果以及为实现理想结果设计的具体的、量化指标，一般分为总目标和具体目标。总目标是通过发展社区卫生服务，在规划期末要达到以人为本、受益居民的总体目标任务。具体目标要求可测量、可完成、可信以及有时间性。

● 策略与措施指要围绕目标人群的特征及预期达到的目标，确定并实施政策与环境支持、社区卫生资源优化调整、健康教育和社区动员等策略与措施。街道社区卫生服务工作规划中主要是针对制约社区卫生服务发展的瓶颈问题向政府及其相关部门提出解决问题的政策和策略建议。

- 组织保障指要制订相应的措施确保工作规划顺利执行。
- 监测与评价指建立监测系统,明确监测内容和方法,进行质量控制,保证规划实施进度与质量。通过评价可以判断规划设计是否合理,是否达到了预期的目标。

(徐　民)

第十二章

社区中医卫生诊断

中医专题社区卫生诊断是社区卫生诊断的延伸,其主要针对社区居民的主要健康问题及体质状态,应用中医药理论和方法,通过对现有社区中医药服务资料的收集及中医药服务专项调查,总结分析社区中医药服务特征,实施社区中医药干预,评价社区中医药服务效果,从而满足社区居民中医药服务需求。

第一节 概 述

一、中医卫生的概念

中医卫生指个人和集体的生活卫生和生产卫生的总称。一般指为增进人体健康,预防疾病,改善和创造合乎生理、心理需求的生产环境、生活条件所采取的个人的和社会的中医卫生措施。

二、社区中医卫生诊断的概念

社区中医卫生诊断,是借用社区卫生诊断这个名词。是通过一定的定量和定性的中医调查研究方法,收集社区健康与中医药相关影响因素等问题相关资料,通过科学、客观的辨证分析,为完善社区卫生服务计划的制订提供科学依据。

(1)社区中医卫生诊断是运用社会学、人类学和流行病学的研究方法对一定时期内,社区的主要健康问题及其影响因素、社区中医卫生服务的供给与利用以及社区中医综合资源环境进行客观、科学的确定和评价。

(2)发现和分析问题,提出优先干预项目,并针对性地制订社区中医卫生服务工作规划。

(3)充分利用现有中医卫生资源,提高社区中医卫生服务质量和效率,满足社区居民基本中医卫生服务需求。

(4)动员社区参与,实施社区干预,逐步解决社区主要中医卫生问题,不断提高居民健康水平和生活质量。

三、社区中医卫生诊断目的

发现并确定本社区居民主要的健康问题及其危险因素,并充分利用现有中医药卫生资源,制订本社区中医药社区卫生服务规划,提高社区中医药卫生服务的质量和效率,满足本社区居民的中医药基本卫生服务需求,实施中医药社区干预,逐步解决本社区主要中医药卫生问题,不断提高居民的健康水平和生活质量。

四、社区中医卫生诊断的意义

1. 社区中医卫生服务的意义

社区中医卫生服务是卫生工作的重要组成部分,是实现人人享有初级卫生保健目标的基础环节。发展社区中医卫生服务作为政府履行社会管理和公共服务职能的重要内容,是促进社会公平、维护居民健康、构建和谐社会的重大举措。

2. 要提供优质高效的社区中医卫生服务

(1) 首位的基础工作就是需要有一个全面、正确的社区中医卫生诊断,开展社区中医卫生诊断对于政府及有关社会部门编制社区中医卫生规划、合理配置中医卫生资源以及发挥社区各类相关资源的综合利用效益。

(2) 对于提高社区中医卫生服务质量与效率、切实落实社区卫生服务机构的公共卫生和基本医疗双重网底功能、满足社区居民基本卫生服务需求。

(3) 保证和促进社区中医卫生服务健康、可持续发展,构建社会主义和谐社会,达到提高社区居民整体健康水平和生活质量的最终目的具有极其重要的意义。

五、社区中医卫生诊断的基本原则

社区中医卫生诊断的基本原则与社区卫生诊断的基本原则相同:政府主导原则;科学完整原则;适宜可行原则;求实特异原则和周期渐进原则。

六、中医社区诊断专题项目

中医社区诊断专题项目是社区卫生诊断报告下的产物,是社区卫生发展的一个标准,也是社区卫生诊断中的一项基本工作内容。为实施社区中医药干预,不断提高居民健康水平和生活质量,以及提高社区卫生服务质量和效率提供依据。

七、社区中医卫生诊断开展的现状

以 2009—2011 年上海市参考中医药特色示范社区卫生服务中心(51 家)开展的中医卫

生诊断为例,52.9%的中医专题社区诊断报告以独立成篇的形式完成;书写格式以简化版为主,占 66.7%;采用的主要诊断方法是问卷调查法 76.5%,而定性、定量综合应用方法仅占21.6%,选题小组法所占比例更少,为 2.0%;内容完整率<60%的所占比例最高,为56.9%,内容完整率>80%的仅占 5.9%。在 18 项内容中,涉及比例最高的 4 项内容是:中医体质辨识(82.4%)、社区卫生服务中心中医药服务需要与利用指标(76.5%)、社区环境特征(74.5%)和人口学指标(74.5%);涉及比例最低的 3 项内容是:社区中医药总资源指标、≥60 岁老年人健康状况与生活质量指标(5.9%)和孕产妇健康状况(19.6%)。中医专题社区诊断项目是开展社区中医药服务首要的基础性工作,但目前上海各社区卫生服务中心的中医专题社区诊断报告与卫生部规范要求尚存在较大差距,建议制订中医专题社区诊断技术手册,提高中医专题社区诊断质量。

第二节　社区中医卫生诊断设计与准备

一、基本概念

1. 设计

这是社区卫生诊断的第一阶段,研究者可以根据社区的实际情况,具体开展以下工作:

(1) 确定诊断的范围,是进行全面的还是专题或局部的社区卫生诊断。

(2) 确定社区中医卫生诊断的时间。

(3) 制订社区中医卫生诊断的实施方案,包括目的、内容、对象、方法、时间进度安排、质量控制方法和经费预算方案等。

(4) 组建社区中医卫生诊断团队,一般应包括社区领导、相关领域专家、社区卫生服务机构等现场工作团队。

(5) 经费预算。主要包括人力成本、物耗成本、社区部门支持和协查成本,以及设施和管理成本。

2. 准备

(1) 组建社区中医卫生诊断团队。

(2) 进行社区中医卫生诊断人员培训。

(3) 进行社区中医卫生诊断物质准备。

(4) 进行社区中医卫生诊断动员。

3. 计划方案

根据社区中医卫生诊断的目的意义,制订工作计划,确定诊断时间、抽样调查内容、工作进度安排、人员安排、经费预算及质量控制情况。

二、制订社区中医卫生诊断工作计划

区县政府卫生和计划生育行政部门应对本辖区的社区卫生诊断工作做出统一计划安排,五年为一个周期,可以独立安排,也可以考虑与国家卫生服务调查同步进行。原则上辖区内全部社区都应同时进行,如果限于财力、人力或技术条件等方面存在的困难,可因地制宜,确定诊断工作实施的社区范围及计划开展社区卫生诊断工作的比例和社区个数。同时,按照法律规定,将有关调查工作向有关统计部门申请备案。

三、技术设计

(一) 诊断内容

(1) 社会学人口学诊断。中医体质辨识。

(2) 教育和文化环境诊断。包括居民信仰,传统社会风俗习惯,中医药依从性等。

(3) 流行病学诊断。社区居民疾病的中医药现患情况;社区主要健康问题中医药相关因素及分布特征;了解对社区中医药知识知晓率情况及对社区中医药服务满意度评价、居民中医药素养指数、居民养生指数等。

(4) 管理与中医政策诊断。中医药社区政策贯彻落实情况;中医药社区政策落实的结果(包括正向和负向两个方面;社区卫生服务中心中医科管理组织、层级及分工等状况)。

(5) 组织与教育诊断。包括社区卫生服务中心中医科独立一级临床科室,科负责人中心中层干部待遇;中医科负责人基本情况;中医科人员现状分析和中医科经济状况及服务量分析等。

(6) 行为与环境诊断。包括社区自然环境、地理、气候;生活环境、居住条件;社区卫生服务中心及中医科(中医药综合服务区)工作环境;区域布局;固定资产;环境氛围;社区居民对中医药的知识、态度和行为现状;中医体质辨识分析与慢性病有关危险因素分析等。

(二) 资料收集方法

1. 现有资料收集

2. 社区中医卫生调查

(1) 居民中医卫生调查。

(2) 服务对象满意度调查。

(3) 社区卫生服务中心中医情况调查。

(三) 统计分析方法

1. 指标对比分析法

又称比较分析法,是统计分析中最常用的方法。是通过有关的指标对比来反映事物数量上差异和变化的方法。有比较才能鉴别。单独看一些指标,只能说明总体的某些数量特征,得不出什么结论性的认识;一经过比较,如与国外、外单位比,与历史数据比,与计划相比,就可以对规模大小、水平高低、速度快慢作出判断和评价。指标分析对比分析方法可分为静态比较和动态比较分析。静态比较是同一时间条件下不同总体指标比较,如不同部门、不同地区、不同国家的比较,也称横向比较;动态比较是同一总体条件不同时期指标数值的比较,也称纵向比较。这两种方法既可单独使用,也可结合使用。进行对比分析时,可以单独使用总量指标或相对指标或平均指标,也可将它们结合起来进行对比。比较的结果可用相对数,如百分数、倍数、系数等,也可用相差的绝对数和相关的百分点(每1%为一个百分点)来表示,即将对比的指标相减。

2. 分组分析法

就是根据统计分析的目的要求,把所研究的总体按照一个或者几个标志划分为若干个部分,加以整理,进行观察、分析,以揭示其内在的联系和规律性。

3. 时间数列及动态分析法

时间数列,是将同一指标在时间上变化和发展的一系列数值,按时间先后顺序排列,就形成时间数列,又称动态数列。它能反映社会经济现象的发展变动情况,通过时间数列的编制和分析,可以找出动态变化规律,为预测未来的发展趋势提供依据。时间数列可分为绝对数时间数列、相对数时间数列、平均数时间数列。动态分析法,在统计分析中,如果只有孤立的一个时期指标值,是很难作出判断的。如果编制了时间数列,就可以进行动态分析,反映其发展水平和速度的变化规律。进行动态分析,要注意数列中各个指标具有的可比性。总体范围、指标计算方法、计算价格和计量单位,都应该前后一致。时间间隔一般也要一致,但也可以根据研究目的,采取不同的间隔期,如按历史时期分。为了消除时间间隔期不同而产生的指标数值不可比,可采用年平均数和年平均发展速度来编制动态数列。

4. 指数分析法

指数是指反映社会经济现象变动情况的相对数。有广义和狭义之分。根据指数所研究的范围不同可以有个体指数、类指数与总指数之分。指数的作用:一是可以综合反映复杂的社会经济现象的总体数量变动的方向和程度;二是可以分析某种社会经济现象的总变动受各因素变动影响的程度,这是一种因素分析法。操作方法是:通过指数体系中的数量关系,假定其他因素不变,来观察某一因素的变动对总变动的影响。

5. 平衡分析法

平衡分析是研究社会经济现象数量变化对等关系的一种方法。它把对立统一的双方按其构成要素一一排列起来,给人以整体的概念,以便于全局来观察它们之间的平衡关系。平衡分析的作用:一是从数量对等关系上反映社会经济现象的平衡状况,分析各种比例关系相适应状况;二是揭示不平衡的因素和发展潜力;三是利用平衡关系可以从各项已知指标中推算未知的个别指标。

6. 综合评价分析

社会经济分析现象往往是错综复杂的,社会经济运行状况是多种因素综合作用的结果,而且各个因素的变动方向和变动程度是不同的。进行综合评价包括四个步骤:确定评价指标体系,这是综合评价的基础和依据。要注意指标体系的全面性和系统性。搜集数据,并对不同计量单位的指标数值进行同度量处理。可采用相对化处理、函数化处理、标准化处理等方法。确定各指标的权数,以保证评价的科学性。根据各个指标所处的地位和对总体影响程度不同,需要对不同指标赋予不同的权数。对指标进行汇总,计算综合分值,并据此作出综合评价。

7. 预测分析

宏观经济决策和微观经济决策,不仅需要了解经济运行中已经发生了的实际情况,而且更需要预见未来将发生的情况。根据已知的过去和现在推测未来,就是预测分析。预测分析的方法有回归分析法、滑动平均法、指数平滑法、周期(季节)变化分析和随机变化分析等。比较复杂的预测分析需要建立计量经济模型,求解模型中的参数又有许多方法。

(四)质量控制方法

质量控制方法是保证产品质量并使产品质量不断提高的一种质量管理方法。常用方法有分层法;调查表;因果图;排列图;散布图;直方图;控制图。

(五)人力经费预算

根据社区中医诊断的内容、目的及实际可支配经费来编制人员经费预算,保障人力物力。

(1) 计划设计费。

(2) 调查人员培训费。

(3) 调查与协查劳务费。

(4) 汇总统计费。

(5) 总结报告与制定工作规划费。

(6) 质量控制、技术指导与评估验收费。

(7) 资料印刷与设备购置费。

(8) 其他。

四、制订实施方案

1. 确定社区中医卫生诊断的范围

(1) 社区健康状态问题:传统指标如死亡率、患病率、发病率等。

(2) 社区自然环境状态:生活方式资料;人类生物学资料。

(3) 人文社会环境状态:环境条件资料;社会经济指标资料。

(4) 社区资源包括社区动员潜力。

2. 确定诊断时间

每3年进行一次社区卫生诊断,并有符合要求的社区中医卫生诊断报告,有2次或以上社区诊断对照。

3. 确定诊断方法

(1) 采用调查表的形式进行定量分析。问卷调查法是社区中医诊断的主要方法。

(2) 采用选题小组法进行社区中医诊断的定性研究。具有简捷、方便、全面、深入的优点。

将定性调查和定量分析两者综合应用,可深入了解情况。

4. 确定社区中医卫生诊断进度安排

社区中医诊断进度安排以时间为引线,按照时间表形式制定进度。社区中医卫生诊断工作时间多控制在五个月以内,明确社区中医卫生诊断各项工作开始及完成时间。

5. 质量控制方案

社区中医诊断的质量控制方案从以下四方面着手:

(1) 社区中医诊断的实施方案设计论证及预调查。预调查是用来检验问卷的效度而做的小样本调查。

(2) 工作人员的培训考核。

(3) 资料调查及统计分析要求资料完整正确,录入质量可靠,统计方法正确。

(4) 诊断过程的质量控制。

五、实施前准备

1. 组建社区中医卫生诊断团队

根据社区中医卫生诊断的实施方案,成立领导小组及工作小组。工作小组分成四个团队:现有资料收集组,负责收集现有资料及机构调查;居民中医卫生调查组,负责抽样居民群体的中医卫生调查;资料汇总统计组,负责录入资料及统计分析;质量控制组,负责调查质量及统计质量控制。

2. 进行人员培训

对社区中医卫生诊断工作团队人员进行基础培训和强化培训,并进行培训考核,考核合格者进行项目调查。

基础培训包括以下内容:

(1) 社区中医卫生诊断的目的意义、基本原则与主要内容。

(2) 社区中医卫生诊断流程与基本方法。

(3) 资料收集方法及专项调查的内容与抽样方法、各类调查对象的出生时间界定范围等。

(4) 调查指标含义与填写说明、调查技术和询问技巧等。

(5) 治疗控制制度、方法和指标。

(6) 模拟演练,讨论可能出现的问题,找出解决的办法等。

培训活动应尽早安排,质量控制组合统计分析组还要进行本组相关专业培训,根据工作进度与发行问题及时进行强化培训。

3. 物质准备

根据社区中医诊断实施方案进行财物方面的准备。工作设备,如计算机、打印机及各种耗材包括纪念品等。调查设备,如体重计、软尺、血压计、四诊仪等。印制各类调查表格,表格数量应高出样本数的 10%。印制质控、汇总、统计等各类工作表格。

4. 社区动员

通过社区动员,获得各级领导的支持,建立和加强部门间的合作,动员社区、家庭和居民个人广泛参与。动员街道办事处、社区卫生干部、社区居民、社区有关单位等广泛参与。

六、社区中医卫生诊断的基本流程(见图 12 - 1)

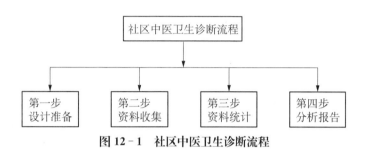

图 12 - 1　社区中医卫生诊断流程

第三节　　社区中医卫生诊断内容

一、社会学诊断

1. 社区概况

描述分析社区环境特征。

(1) 自然、生活与组织等基本环境特征。

(2) 文化、教育与卫生环境特征。

(3) 社区经济环境特征。

(4) 政策与其他环境特征。

2. 人口学特征

描述分析社区人群特征。

(1) 人口学指标。

(2) 死亡指标。

(3) 疾病指标。

(4) 成年人健康影响因素指标。

(5) 成年人自我保健与卫生知识水平指标。

(6) 60 岁及以上老年人健康状况及生活质量指标。

3. 经济状况

社区居民的收入情况、收入构成、消费情况、消费构成等。居民就业及失业或待业情况。

二、流行病学诊断

1. 居民健康状况

1）××××年社区居民死亡原因及顺位

死因顺位式将各类死因按死因构成比的大小排列顺位。该资料一般做统计表和统计图，更能直观看到死于各类死因的比例。

2）××××年社区死亡居民的年龄分布

按死因、年龄、性别、民族、职业等分类计算死亡率，称为死亡专率。统计时分母人口数应与产生分子的人口数相对应。

3）××××年社区居民法定传染病发病报告情况

应从区疾病控制中心获取数据。可以应用发病率和病种构成及顺位等指标表示。

2. ××××年重点人群健康状况

（1）儿童计划免疫（儿童疫苗接种情况）。

（2）社区常住儿童常见病患病情况。

（3）孕产妇患病情况。

（4）慢性病患者健康状况。

（5）残疾人健康状况。

（6）重性精神病患者的健康状况。

（7）老年人健康状况。

3. 居民疾病现患情况

社区居民的常见病发病情况。包括人群慢性病现患率及其顺位；居民两周患病情况分析；年龄、性别不同病因住院率与平均住院天数；年龄、性别不同病因就诊率与日门诊量排序。

4. 疾病负担状况

社区居民患病后就诊模式，医疗费用支付方式，居民负担情况。不同病因的寿命损失年（YLLs），残疾生存人年（YLDs），残疾调整生存人年（DALY），残疾现患率。

5. 社区特殊健康问题

居民损伤与中毒情况，居民或病人的生活质量，心理健康状况，疾病的社会、家庭负担状况。

三、行为与环境诊断

1. 社区居民关于慢性病的知识、态度、行为现状

社区居民对常见慢性病的认知情况，对待疾病的态度和行为等情况。

2. 常见与慢性病有关的危险因素分布现状

吸烟、饮酒、超重、不参加体育锻炼，不合理膳食结构、高血压、高血脂、生活与工作的紧张度、性格特征等。

3. 自然环境

地理、地貌、自然植被、气象、生态、生物、自然灾害等。

4. 工作、生活环境

居住条件、卫生设施、饮用水、生活用燃料、工作环境的污染等。

四、社区中医卫生资源诊断

1. 社区中医卫生资源的基本情况

社区的中医药机构数量、基本情况、概况等。

2. 社区中医人力资源基本特征

社区的中医药技术人员数量、年龄层次、学历、职称、在职情况。

3. 社区卫生服务机构的中医服务开展情况

社区中医药服务情况，为居民提供那些中医药相关的服务，如何获得这些服务。

4. 社区卫生服务机构中医药收入与支出情况

社区卫生服务机构中医药的收入构成，收入情况，人均贡献率；支出情况，支出构成。

五、教育与组织诊断

1. 社区行政管理组织、机构及其功能分工

对社区中医药卫生机构进行行政管理的组织机构有哪些？分别承担什么样的责任和功能？如街道办事处、居民委员会等。

2. 各种组织、机构之间的关系

各种社区中医药卫生相关的管理组织和机构之间的从属关系或上下级关系或指导关系等。对社区中医药卫生有何影响。

3. 教育与文化环境。

居民的宗教信仰，传统、社会风俗习惯，受教育水平与行为观念。

4. 慢性病防治工作中需要依靠的主要组织机构及其理由

慢性病防治是一个长期的工作，需要依靠整个社区参与。

卫生部门制订慢性病防治方案，将慢性病防控作为基本公共卫生服务均等化核心内容，做好新型农村合作医疗与公共卫生服务的衔接，实现防治有效结合。研究建立慢性病综合防控重大专项，做好组织协调、技术指导、健康教育与行为干预、预防治疗和监测评估。评价防治效果，推广适宜技术，指导社会和有关部门开展慢性病预防工作。

发展改革部门将慢性病防治相关内容纳入经济与社会发展规划，加强慢性病防治能力建设，保障慢性病防治工作的基本条件。

教育部门将营养、慢性病和口腔卫生知识纳入中小学健康教育教学内容，监督、管理和保证中小学生校园锻炼的时间和质量。

民政部门进一步完善贫困慢性病患者及家庭的医疗救助政策，逐步加大救助力度，对符

合当地医疗救助条件的,积极纳入医疗救助范围。

财政部门根据经济社会发展水平以及疾病谱的转变和疾病负担的变化,安排必要的慢性病防控经费。

人力资源社会保障部门积极完善基本医疗保险政策,做好基本医疗保险与公共卫生服务在支付上的衔接,逐步提高保障水平,减轻参保人医疗费用负担。

体育部门贯彻落实《全民健身条例》,积极推行《全民健身计划(2011—2015年)》,指导并开展群众性体育活动。

科技、工业和信息化、环境保护、农业、商务、广电、新闻、食品药品监督管理等部门要按照职能分工,密切配合、履职尽责。

5. 卫生防疫、防病机构人员现状分析

本社区卫生防疫防病机构的数量、概况、简介,工作人员数量、构成情况。分析这些机构的配置是否合理到位,对社区产生的作用和影响等。

六、社区中医药政策与措施诊断

(1) 现有社会经济发展政策。

(2) 现有社区中医卫生政策与措施。

(3) 现有社区卫生政策。

(4) 现有和需要制定的慢性病防治政策。

(5) 政策的受益面及实际覆盖面,政策的受损面及可能。

(6) 卫生防病资源及可利用的状况分析。

第四节　社区中医卫生诊断相关资料收集

一、社区中医卫生诊断相关资料的收集

1. 收集哪些资料

根据社区中医卫生诊断的目的和内容,确定需要收集哪些资料。

2. 在哪里收集资料

根据资料的内容,去不同的部门收集资料。

常规资料收集的来源渠道如下:

(1) 公安部门。

(2) 社区卫生服务机构。

(3) 区(县)卫生行政部门。

(4) 区(县)预防保健机构。

(5) 区(县)残联民政部门。

（6）街道办事处。

（7）相关统计年鉴。

（8）文献复习。

3. 如何收集资料

从相关部门收集到的资料是现有资料，很多时候只需要从相关部门获得。其他需要现场中医药卫生调查获得的资料，可通过中医卫生调查获得。包括居民中医药卫生调查、服务对象中医药服务满意度调查、社区中医药卫生服务中心情况调查等。

二、资料的分类

（1）常规资料。即现有资料，包括卫生行政部门及相关单位的统计数据。

（2）现场调查资料。是通过抽样方法确定调查对象后进行的主要以问卷调查形式得来的资料。

三、常规资料收集

常规资料收集的项目内容包括以下三个方面：

（1）社区环境资料。

（2）社区人群资料，如人口学与死亡资料；居民家庭与成员患病资料；成人行为危险因素资料；成人卫生知识水平资料；老年人、儿童与育龄妇女资料等。

（3）社区中医卫生资源资料，如社区中医卫生资源概况；社区中医卫生服务机构供给等。

四、现场调查资料

1. 现场调查资料类型

现场中医卫生调查资料分为居民中医卫生调查；服务对象满意度调查；社区卫生服务中心中医情况调查。

2. 现场调查内容

（1）居民中医卫生调查内容。包括家庭成员的社会人口学特征与家庭一般状况；疾病与行为危险因素状况；卫生服务需求与利用状况；中医卫生知识与对社区卫生服务中心（站）中医知晓、利用与满意度以及50岁以下已婚妇女和18岁以下未成年人情况等。

（2）服务对象满意度调查内容。包括服务对象对社区卫生服务机构提供的各类中医服务从时效性、舒适性、文明性、技术性、安全性、经济性六个方面以及总体评价进行询问其满意状况。

（3）社区卫生服务机构中医情况调查。包括社区卫生服务中心/站概况：社区卫生服务中心/站中医科室设置与中医卫生人力分布；社区卫生服务中心/站中医服务项目和能力；社区卫生服务中心/站基本中医医疗与公共卫生服务供给情况；社区卫生服务中心/站中医收入来源、收入与支出情况等。

五、资料收集的方法

(一) 定性调查法

1. 地图法

地图抽样法是中国综合社会调查(简称"CGSS")项目结合我国国情从国外引进的一种更为精确的抽样方法,它通过对某个社区展开实地绘图确定抽样框及样本,并据此开展入户访谈,是确保入户访谈科学性和有效性的重要保证,因而越来越为各高校及科研院所所认同。

2. 深入访谈(in-depth interview)

是一种无结构的、直接的、一对一的访问形式。访问过程中,由掌握高级访谈技巧的调查员对调查对象进行深入的访问,用以揭示对某一问题的潜在动机、态度和情感,最常应用于探测性调查。

3. 专题小组讨论

专题小组讨论是定性研究方法的一种,它是指一个小组的成员,在一个主持人的带领下,根据研究目的,围绕某个问题或某项研究主题,进行自由的、自愿的座谈讨论。

4. 选题小组法

是一种程序化的小组讨论,其目的是为了寻找中医药健康问题,并把发现的问题按其重要性程度排序。通过由 10 人左右组成小组,由主持人提出讨论的问题,然后参与者独自列出与问题相关的重要性几项因素、并分析原因,然后主持人合并,统计得出最重要的几项即为最突出的问题。

5. 德尔法

Delphi 核心是要找到一种循环过程和一种利用意见不一致作为深入分析的触发器的方法。Delphi 不是通常意义上的面对面团队交流技术,是由地理位置分散的专家组成决策团队,专家彼此之间是匿名的,以专家系统化处理复杂问题或任务。它主要通过几轮投票来完成整个过程。可以简单地认为,Delphi 就是针对一个(或多个)问题对专家提问,然后整理、归纳,整理结果进入下一轮循环。在上一轮讨论结果的影响下,专家组成员可能会改变想法,或仍保留原有意见,并提供相关信息验证它。随着循环讨论次数的增加,Delphi 方法最终能形成一致意见。

6. 参与式观察

参与式观察研究,是指研究者直接参加到所观察的对象的群体和活动中去,不暴露研究者真正的身份,在参与活动中进行隐蔽性研究观察。

7. 案例调查

(二) 定量调查法

1. 抽样调查

是根据随机的原则从总体中抽取部分实际数据进行调查,并运用概率估计方法,根据样本数据推算总体相应的数量指标的一种统计分析方法。抽样调查从研究对象的总体中抽取一部分个体作为样本进行调查,据此推断有关总体的数字特征。具有经济性好、实效性强、适应面广、准确性高的特点。

2. 普查

是为了某种特定的目的而专门组织的一次性的全面调查。普查一般是调查属于一定时点上的社会经济现象的总量,但也可以调查某些时期现象的总量,乃至调查一些并非总量的指标。普查涉及面广,指标多,工作量大,时间性强。为了取得准确的统计资料,普查对集中领导和统一行动的要求最高。

六、资料的核实与录入

1. 资料的核实

对于收集到的资料需进行整理和审核,使采用资料具有完整性、准确性和可靠性。

2. 资料的录入

在资料录入时需进行清洗,对资料进行排序检查,然后资料录入,并进行数据清洗。

(1)排序检查。对收集到的资料按编号进行排序检查,根据调查表编制计算机录入程序,建立数据库和逻辑审核程序。通常使用 EPIDATA 软件。

(2)资料录入。应由两组数据录入人员分别按调查表顺序进行录入,然后进行两次录入比较,录入完成后进行两组录入数据的比较,如果检查出某次数据录入不同时应与调查表进行核对,修改错误的数据。再进行比较、修改,直至无误为止。

(3)数据清洗。编写计算机程序,对数据进行逻辑检查和异常数值的检查。清除异常数值。

第五节　　社区中医卫生诊断内容

一、居民中医药服务需求调查

1. 调查目的

了解社区居民对中医药服务的需求,为制定相应中医药政策提高依据。

2. 调查样本量

以家庭为基本调查单位,抽取 1 000 户社区家庭作为样本调查。

3. 调查内容与项目

被调查社区居民的基本情况;被调查居民接受社区卫生服务站提供的中医药服务情况和居民对社区卫生服务的中医药服务需求情况。内容涉及社区卫生服务机构开展中医服务内容的知晓情况;接受中医药服务情况;不能满足居民中医药服务需求的情况;如何改进以提高社区卫生机构中医药服务能力。

二、居民中医药素养指数调查

1. 调查目的

了解上海市居民健康状况及中医药知识的主要来源。

2. 调查样本量

以家庭为基本调查单位,抽取 1 000 户社区家庭作为样本调查。

3. 调查内容与项目

共包括：①个人基本情况(包括性别、年龄、民族、婚姻、文化程度、医疗费用支付方式、就业状况、职业、居住状况);②自我评价健康状况、两周伤病情况、慢性病情况、调查前一年住院情况;③生病时的选择与原因说明;④中医药健康文化的选择与说明;⑤对中医药了解的情况;⑥对中医药的看法。

三、居民中医体质辨识调查

1. 调查目的

了解社区居民中医体质分类情况。

2. 调查样本量

3. 调查内容与项目

中医体质辨识调查可用问卷调查法,常用的是中华中医药学会标准的《中医体质分类与判定自测表》。

四、社区中医药资源调查

1. 调查目的

掌握社区中医药资源情况,提供中医药服务的机构数量,人才数量及层次,能够提供的中医药服务项目,机构收入及支出情况。

2. 调查样本量

本社区的所有中医药资源均应进行调查。

3. 调查内容与项目

重点调查社区机构中医药业务用房面积、科室设置、中药品种数量、草药品种数量,中医药相关设施设备配备及使用情况。

五、家庭功能调查

1. 调查目的

了解社区居民家庭结构现状及相关因素分析,评估社区家庭情况对居民健康的影响。

2. 调查样本量

以家庭为基本调查单位,抽取 1 000 户社区家庭作为样本调查。

3. 调查内容与项目

可采用 APGAR 问卷及相关因素调查表。APGAR 问卷是 1978 年由美国华盛顿大学的 Smilkstein 医师根据家庭功能特征设计的,是一种家庭成员对其家庭进行主观量化评价的工具(见表 12-1)。

表 12-1　家庭 APGAR 问卷表

内容	经常这样	有时这样	几乎很少
1. 当我遇到问题时,能得到家人满意的帮助			
2. 我很满意家人能与我讨论各种事情及分担压力			
3. 当我希望从事新的活动或发展时,家人都能给予支持			
4. 当我情绪变化(如发怒)时,家人对我表示关心和爱护			
5. 我很满意家人与我相处的方式			

六、居民中医药知识、行为与态度调查

1. 调查目的

了解居民对中医药知识、行为和态度情况,有目的的促进中医药有机融入社区卫生服务,提高居民中医药知识知晓情况。

2. 调查样本量

以家庭为基本调查单位,抽取 1 000 户社区家庭作为样本调查。

3. 调查内容与项目

自觉身体状况,既往病史,生活自理等健康状况;就医地点,目的,服用药物等中医药需求;对中医药社区卫生服务的了解,接受方式、形式的知识态度等。

七、糖尿病患者中医个案调查

1. 调查目的

了解社区糖尿病患者的基本情况和对中医药知识的知晓情况,可以有针对性的制订中医药教育的内容及方法。

2. 调查样本量

根据本社区情况决定样本数量。

3. 调查内容与项目

一般情况;糖尿病患病情况;合并症及并发症;家族史;目前治疗情况,是否使用中医药方法或药物;是否了解中医药对糖尿病的作用;生活习惯,包括是否吸烟、饮酒、饮食嗜好、锻炼习惯等。

八、高血压患者中医个案调查

1. 调查目的

了解社区高血压患者的基本情况和对中医药知识的知晓情况,可以有针对性的制订中医药教育的内容及方法。

2. 调查样本量

根据本社区情况决定样本数量。

3. 调查内容与项目

一般情况;高血压患病情况;合并症及并发症;家族史;目前治疗情况,是否使用中医药方法或药物;是否了解中医药对高血压的作用;生活习惯,包括是否吸烟、饮酒、饮食嗜好、锻炼习惯等。

九、肿瘤患者中医个案调查

1. 调查目的

了解社区肿瘤患者的基本情况及对相关中医药知识的知晓情况,可以有针对性的制订中医药教育的内容及方法。

2. 调查样本量

根据本社区情况决定样本数量。

3. 调查内容与项目

一般情况;发病时间,病理学分期,治疗情况;是否了解相关中医药知识,是否使用中医药治疗方法及药物等。

十、社区居民伤害个案调查

1. 调查目的

了解社区居民伤害产生的原因、伤害后治疗及康复情况;相关中医药知识知晓使用情况,可以有针对性的制订社区中医药宣教内容和方法。

2. 调查样本量

根据本社区情况决定样本数量。

3. 调查内容与项目

一般情况;意外伤害情况,包括伤害种类原因,伤害程度,就医情况,康复情况;是否了解相关中医药知识,是否使用相关中医药方法进行治疗及康复。

十一、居民生活满意指数(ALSIA)调查

1. 调查目的

掌握居民生活满意指数,能够更有效地为居民提供中医健康服务。

2. 调查样本量

调查一般不分性别,调查人数 100 人。未成年儿童和成人因病不能回答者由家长或陪护者回答。

3. 调查内容与项目

主要调查服务利用者对社区卫生服务机构提供的各类服务在时效性、舒适性、文明性、技术性、安全性、经济性等方面以及总体评价上的满意程度。

十二、居民日常生活功能指数调查

1. 调查目的

2. 调查样本量

3. 调查内容与项目

十三、社区居民健康状况调查

(一) 60 岁以上人口百分比

1. 调查目的

了解本社区居民中 60 岁以上老年人口的数量和占比。

2. 调查样本量

通过派出所的人口登记情况进行全社区人口调查。

3. 调查内容与项目

年龄(大于等于 60 岁),性别。

(二) 15 岁以下人口百分比

1. 调查目的

了解本社区居民中 15 岁以下青少年人口的数量和占比。

2. 调查样本量

通过派出所的人口登记情况进行全社区人口调查。

3. 调查内容与项目

年龄(15 岁及以下)。

(三) 人口年龄中位数

1. 调查目的

年龄中位数又称中位年龄。是将全体人口按年龄大小排列,位于中点的那个人的年龄。

年龄在这个人以上的人数和以下的人数相等。年龄中位数是一种位置的平均数,它将总人口分成两半,一半在中位数以上,一半在中位数以下,反映了人口年龄的分布状况和集中趋势。

2. 调查样本量

通过派出所的人口登记情况进行全社区人口调查。

3. 调查内容与项目

年龄。依据公式进行计算。

年龄中位数可按各年龄组的人数计算,其公式为

年龄中位数＝中位数组的年龄下限值＋{[(人口总数)/2－中位数组之前各组人数累计]÷中位数组的人口数}×组距

年龄中位数也可按各年龄组人数的比重计算,公式为

年龄中位数＝中位数组的年龄下限值＋[(0.5－中位数组之前各组人口比重累计)÷中位数所在组的人口比重]×组距

(四) 成人死亡率(15～60 岁之间的死亡概率/千人)

1. 调查目的

了解本社区成年人死亡概率。

2. 调查样本量

根据医院及派出所的统计进行全社区人口调查。

3. 调查内容与项目

15～60 岁成人的死亡率(每千人)。

(五) 年龄标化死亡率(每 10 万人)

1. 调查目的

按标准人口年龄构成计算的死亡率。亦称按年龄调整的死亡率(age-adjusted mortality rate)。

各年龄组死亡率相差悬殊,婴幼儿死亡率及老年人死亡率远高于青少年死亡率。一个地区或人群的总死亡率水平不仅决定于各年龄组死亡率,而且受人口年龄构成的影响。婴幼儿及老年人比重较高地区(或人群)总死亡率比较高,青壮年比重较高地区(或人群)总死亡率则较低。对同一地区(或人群)而言,即使各年龄组死亡率不变,也可能因婴幼儿及老年人比重上升而使总死亡率升高。比较不同地区(或人群)或不同时期的总死亡率时,为消除人口年龄构成的影响,可以按标准人口年龄构成计算标准化死亡率。

2. 调查样本量

根据医院及派出所的统计进行全社区人口调查。

3. 调查内容与项目

死亡率及年龄情况。

十四、医疗预防保健服务调查

(一) 5 岁以下儿童急性呼吸道感染就医百分比

1. 调查目的

了解 5 岁以下儿童急性呼吸道感染就医在儿童就医疾病中的比例。

2. 调查样本量

3. 调查内容与项目

5 岁以下儿童急性呼吸道感染就医百分比。

（二）5 岁以下儿童患有急性呼吸道感染使用抗生素百分比

1. 调查目的

了解 5 岁以下儿童患有急性呼吸道感染使用抗生素百分比例。

2. 调查样本量

3. 调查内容与项目

5 岁以下儿童患有急性呼吸道感染使用抗生素百分比。

（三）高血压（收缩压≥140 mmHg 或舒张压≥90 mmHg 或正在进行降压治疗）的现患率

1. 调查目的

现患率也称患病率，是指某特定事件内总人口中某病新旧病例。患病率可按观察时间的不同分为期间患病率和时点患病率两种。对慢性病进行现况调查，最适宜计算的指标为患病率。

了解本社区居民高血压的患病情况。

2. 调查样本量

3. 调查内容与项目

$$高血压患病率（\%）= 高血压患病病例数 / 调查总人数（\%）$$

（四）糖尿病的现患率

1. 调查目的

了解社区居民糖尿病的患病情况。

2. 调查样本量

3. 调查内容与项目

$$糖尿病患病率（\%）= 糖尿病患病病例数 / 调查总人数（\%）$$

十五、卫生系统中医药资源调查

（一）社区中医药人员数

1. 调查目的

掌握社区中医药从业人员数量。

2. 调查内容与项目

社区中医药人员数量、年龄、性别、学历、职称、从业情况等。

（二）社区中医药人员密度（每万人）

1. 调查目的

了解社区中医药人员密度，判断中医药服务能力情况。

2. 调查内容与项目

社区中医药人员数与社区居民之比(每万人)。

(三) 社区中医执业医师数及密度(每万人)

1. 调查目的

了解社区中医执业医师数及密度,判断中医药服务能力情况。

2. 调查内容与项目

了解社区中医执业医师数量、性别、年龄、学历、职称、执业范围、从业情况等内容。

(四) 社区中医全科医师数及密度(每万人)

1. 调查目的

了解社区中医全科医师数量及密度,判断中医药服务能力情况。

2. 调查内容与项目

了解社区中医全科执业医师数量、性别、年龄、学历、职称、从业情况等内容。

(五) 社区卫生服务机构中医科室设置

1. 调查目的

了解社区卫生服务机构中医科的设施硬件条件。

2. 调查内容与项目

按照国家中医药管理局 2009 年 8 月 12 日发布的《社区中医药服务工作指南(试行)》中"中医药科室设置"一项的要求来调查。

1) 社区卫生服务中心

(1) 中医科作为一级临床科室,根据需要设中医诊室、针灸室、推拿室、理疗室、康复室、养生保健室等作为中医科的临床科室。

(2) 设置中药房和煎药室,纳入药剂科统一管理。

(3) 有条件的可设置名老中医社区工作室、中医馆。

2) 社区卫生服务站

(1) 设置 1 个以上中医诊室,有条件的设置中医诊室、康复室、养生保健室等。

(2) 设置中药房和煎药室,或者由社区卫生服务中心(或上级单位)统一配送和代煎。

3) 设置要求

(1) 中医临床科室以集中设置为主,形成相对独立的中医药服务区,能够综合开展中医药服务。

(2) 中医临床科室采取中式建筑装修风格,营造古色古韵浓郁的传统医学氛围。

(3) 中医诊室面积≥8 平方米,一人一诊室,体现以病人为中心和保护病人隐私的服务理念。

(4) 针灸室、推拿室、理疗室、康复室、养生保健室每床设置轨道式遮隔帘或移动式屏风,保护病人隐私。

(5) 按照《医疗机构中药煎药室管理规范》设置中药煎药室。

(6) 在中医药服务区悬挂古代中医人物画像,塑立中医人物塑像,通过文字、图片、实物、塑像、宣传版面、电子屏等多种形式介绍中医药养生保健、中医药适宜技术等中医药基本知识和古代健康养生诗词。

（7）有条件的社区卫生服务机构中医科诊室、中药房应实施信息化管理。建立中医医师工作站、中药房管理系统，开展中医药服务"六位一体"的信息化管理，实施与预防保健、居民健康档案的信息实时交互、自动更新、统计分析、动态管理。

（六）社区卫生服务机构中医药工作量

1. 占中心门诊量百分比

1）调查目的

了解社区卫生服务机构的中医药服务能力。

2）调查内容与项目

社区卫生服务机构的中医科门诊量占整个服务机构的门诊量的比例。

2. 占中心处方量百分比

1）调查目的

了解社区卫生服务机构的中医药服务能力。

2）调查内容与项目

社区卫生服务机构中医科处方占整个服务机构的处方量的比例。

3. 中药饮片处方量占门诊处方量百分比

1）调查目的

了解社区卫生服务机构的中医药服务能力。

2）调查内容与项目

社区卫生服务机构中医饮片处方量与整个服务机构的门诊处方量的比例。

4. 非药物治疗处方量占门诊治疗处方百分比

1）调查目的

了解社区卫生服务机构的中医药服务能力。

2）调查内容与项目

社区卫生服务机构中医药非药物治疗处方量占整个门诊治疗处方的比例。

十六、服务对象中医药满意度

1. 调查目的

患者满意度测评是社会对社区卫生服务机构及医务人员满意度评价的重要组成部分，有利于持续改进和提高医疗服务质量，有的放矢的推进中医药工作。满意度一般由第三方进行调查。

2. 调查样本量

结构方程模型（SEM）是一种基于协方差矩阵的验证性多元统计方法，能够实现因子分析与路径分析，用于研究潜在变量和观测变量之间的关系。它包括测量模型和结构模型，测量模型反映观测变量与潜在变量间的关系,结构模型反映潜在变量间的关系。目前,SEM是研究满意度测评的主流方法,成功应用于瑞典顾客满意度晴雨表(SCSB)、美国顾客满意度指数(ACSI)和欧洲顾客满意度指数(ECSI)等顾客满意度指数模型。偏最小二乘法(PLS)的主要原理是假定各组可测变量之间的所有信息均由潜在变量传递,适用于小样本的满意度研究。

3. 调查内容与项目

从服务对象对社区卫生服务机构提供的中医药服务的时效性、舒适性、文明性、技术性、安全性、经济性6个方面以及总体评价进行询问其满意状况。

（徐　民）

第十三章

社区中医卫生诊断技术

本章主要阐述社区中医卫生诊断相关技术的概念、目的、意义、内容,以及如何利用诊断结果确定优先干预项目。从实用的角度阐述有关社区中医卫生诊断技术的具体应用。通过对本章的学习,可以明确社区中医卫生诊断技术的详细分类和内容,了解社区中医卫生诊断中所包含的社区主要中医药卫生问题,分析辖区内可利用的中医药资源,从而为开展社区中医卫生诊断提供技术支撑。

第一节　社区中医卫生诊断调查常用技术

一、基本概念

(1)调查。是指应用科学方法,对特定的社会现象进行实地考察,了解其发生的各种原因和相关联系,从而提出解决社会问题对策的活动。

(2)技术。是指为人类在改造自然、改造社会和改造人类本身的全部活动中,所应用的一切手段和方法的总和,简言之,一切有效的手段和方法都是技术。

(3)技术方法。是一种实践方法,人们在技术实践过程中所利用的各种方法、程序、规则、技巧的总称。

(4)社区中医卫生诊断技术。是收集辖区内居民健康与中医药影响因素等问题相关资料,实施社区中医药干预,完善社区卫生服务计划制定提供科学依据的调查研究方法。

二、社区中医敏感性问题的调查技术方法

1. 敏感性问题的概念

是指涉及私生活的问题以及大多数人认为不便于在公开场合表杰或陈述的问题。

2. 敏感性指标调查技术方法的特点

(1)敏感性指标调查技术方法的特点是能为调查对象保守秘密,避免直接涉及被调查人的隐私,避免被调查人直接回答问题,消除顾虑。

(2)采用敏感性指标调查技术方法能得到较为可靠客观的资料。

3. 敏感性指标调查技术方法的运用

1）随机化回答技术

所谓随机化的回答技术是建立在不暴露被调查人对问题的直接回答问题的基础上，即在两个问题中随机地回答其中一个而不让被调查人知道是在回答那一个问题，以此来获取被调查人的合作，取得被调查人真实回答的技术。

2）匿名形式的问卷法

匿名形式的问卷调查是常用的测试方法之一，常用的问卷表有是非法、选择法、等级排列法三种。是非法是让被调查者根据自己的情况对每个问题做出"是"与"否"的回答；选择法是要求被调查者从并列的两种（或多种）答案中实事求是地按个人的实际情况选取一种答案；等级排列法是在问卷中列出可供选择的多种答案，要求被调查者按其重要程度（对自己而言）依次进行排列的一种形式。

3）互联网调查法

互联网调查法分为网络观察法、网络问卷法、网络访谈法和网络文献法，分别对应于传统调查法中的观察法、问卷法、访谈法、文献法。

（1）网络观察法是指调查人员利用网络计数器或存储数据的文本文件（cookie）技术对调查对象的网络行为进行观察、记录和计量，以取得第一手统计资料的调查方法。调查机构可以运用网络观察法对开通的卫生信息包括中医药网站、治未病网站的用户网络行为进行观察记录，调查用户的访问量、访问栏目所占比例、停留时间、互动兴趣等，从而了解其中医药行为和兴趣。

（2）网络问卷法就是通过网络问卷平台或嵌入网页的调查问卷收集被调查者信息的一种方法。根据网络技术的不同，网络问卷调查可以通过电子邮件、聊天工具、网页嵌入等方式传送问卷或问卷的链接页面。可以用于中医体质辨识调查问卷、中医养生调查问卷、中医常识调查问卷等。

（3）网络访谈法是指调查者通过聊天工具、网络电话、视频会议、新闻讨论等形式进行的语音、视频或文本输入方式进行交流以获取被调查数据的方法。运用网络访谈法进行网上咨询中医相关信息。

（4）网络文献法是指通过网络搜索工具来查阅文献收集调查数据的方法。

三、常用调查的随机抽样方法

1. 随机抽样法的概念

随机抽样也称为简单随机抽样、纯随机抽样，即按随机性原则，从总体单位中抽取部分单位作为样本进行调查，以其结果推断总体有关指标的一种抽样方法。如社区中医卫生诊断中，对辖区内所有的居委会进行罗列，然后随机抽取部分居委会作为样本。

2. 系统抽样法

系统抽样法又称为等距抽样法或机械抽样法。系依据一定的抽样距离，从母体中抽取样本。要从容量为 N 的总体中抽取容量为 n 的样本，可将总体分成均衡的若干部分，然后按照预先规定的规则,从每一部分抽取一个个体,得到所需要的样本的抽样方法。如社区中医卫生诊断中,对辖区内所有的居委会进行罗列,然后将 5 个居委会作为一个部分,每一部分抽取 1 个居委会作为样本。

3. 整群抽样法

整体抽样又称聚类取样,即按照某一标准将总体单位分成"群"或"组",从中抽选"群"或"组",然后把被抽出的"群"或"组"所包含的个体合在一起作为样本,被抽出的"群"或"组"的所有单位都是样本单位,最后利用所抽"群"或"组"的调查结果推断总体。抽取"群"或"组"可以采用随机方式或分类方式,也可以采用等距方式来确定;而"群"或"组"内的调查则采用普查的方式进行。整体抽样又可分为一段抽样和分段抽样两种类型。社区中医卫生诊断中,按照每一个居委会作为一个组进行抽样,可以每间隔 3 个或者 5 个抽取一个组作为样本。

4. 分层抽样法

分层抽样法也称为类型抽样法。它是从一个可以分成不同子总体(或称为层)的总体中,按规定的比例从不同层中随机抽取样品(个体)的方法。这种方法的优点是,样本的代表性比较好,抽样误差比较小。缺点是抽样手续比简单随机抽样还要繁杂些。定量调查中的分层抽样是一种卓越的概率抽样方式,在调查中经常被使用。社区中医卫生诊断中,将居委会按照地域或经济条件或高层、多层小区或建造时间等进行分层,在每一层抽取若干居委会进行调查。

四、现场调查样本大小计算方法

1. 样本容量概念

样本容量又称"样本数"。指一个样本的必要抽样单位数目。在组织抽样调查时,抽样误差的大小直接影响样本指标代表性的大小,而必要的样本单位数目是保证抽样误差不超过某一给定范围的重要因素之一。因此,在抽样设计时,必须决定样本单位数目,因为适当的样本单位数目是保证样本指标具有充分代表性的基本前提。

2. 样本容量估算标准

合理的样本含量估算可以保证社区中医卫生诊断结论具有一定可靠性,样本量一般是条件下确定的最小观察单位数。其重要意义在于,合适的样本含量有助于研究者用最合理的资源发现有意义的临床差异。在估算样本含量时,均需要参考的三个标准是:变异度、抽样误差、把握度。

(1) 变异度即变异系数(coefficient of variation):当需要比较两组数据离散程度大小的时候,如果两组数据的测量尺度相差太大,或者数据量纲的不同,直接使用标准差来进行比较不合适,此时就应当消除测量尺度和量纲的影响,而变异系数可以做到这一点,它是标准差与其平均数的比。

如社区中医卫生诊断调查发现,男性的平均体重为 70 千克,标准差为 10.5 千克,女性的平均体重为 65 千克,标准差为 12.5 千克,可以用变异系数计算哪一个性别的体重变异程度大。

(2) 研究的精确度即抽样误差。是指用样本统计值与被推断的总体参数出现的偏差。

社区中医卫生诊断调查中,假如 100 位居民中,平和质 10 人,其他偏颇体质 90 人,如果抽样 10 人,抽中平和质 9 人,偏颇体质 1 人,则造成了抽样误差。因此要按照样本量计算公式严格计算抽样人数,并按照规范的抽样方法进行抽样。

(3)把握度又称检验效能(power of test),是用数量描述的事物现象之间如果确定有一个真正的差别存在,能被显著性检验所检出的概率。社区中医卫生诊断调查中,如果统计出阴虚质和平和质人群对中医药需求无差异,可以通过检验效能计算该统计学无异议是否准确。

3. 常用的样本量计算方法

1)公式计算法(见表 13 - 1)

表 13 - 1 为样本含量计算公式。

表 13 - 1　样本含量计算公式

研究方法	样本含量估算公式	备注
对率做抽样调查	$n = \left(\dfrac{Z_{1-a/2}}{\delta} \right)^2 p(1-p)$	δ 为允许误差,一般取总体率置信区间长度的一半,p 为可能出现的样本率中最接近 50% 的那个值,如果对总体一无所知,取 50%
对均数做抽样调查	$n = \left(\dfrac{Z_{1-a/2}\sigma}{\delta} \right)^2$	δ 为允许误差,一般取总体均数量信区间长度的一半;σ 为总体标准差
与标准诊断方法(金标准)比较	$n = \left\{ \dfrac{Z_{1-a/2}\sqrt{2\bar{p}} + Z_{1-\beta}\sqrt{2(p_1-p)(p_2 p-p)/\bar{p}}}{p_1 - p_2} \right\}^2$	$p_1 = (\partial+b)/N; p_2 = (\delta+c)/N_1; \bar{p} = a/N \bar{p} = (p_1+p_2-2p)/2$ ∂—试验与金标准均诊断为阳性的病例数 b—试验诊断为阳性而金标准诊断为阴性的病例数 c—试验诊断为阴性而金标准诊断为阳性的病例数 d—试验与金标准均诊断均为阴性的病例数
前瞻性队列研究(病因验证或预后研究)	$n = \left\{ \dfrac{Z_{1-a/2}\sqrt{2pq} + Z_{1-\beta}\sqrt{p_1(1-p_1)+p_2(1-p_2)/p}}{p_1 - p2} \right\}^2$	$p = (p_1+p_2)/2; q = 1-p_1;$ p_1 为暴露组发病率;p_2 为非暴露组发病率
两组平行对照的临床试验(差异性检验)	$\dfrac{(Z_{1-a/2}+Z_{1-\beta})^2}{\delta^2}[p_1\{1-p_1\}+p_2(1-p_2)]$	p_1 为第一组的率;p_2 为第二组的率;δ 为具有临床意义的两组差值;比较的两组病例数相等,双侧检验
两组平行对照的临床试验(等效性检验)	$\dfrac{(Z_{1-a}+Z_{1-\beta/2})^2}{\{\delta-\mid\varepsilon\mid\}^2}[p_1\{1-p_1\}+p_2(1-p_2)]$	δ 具有临床意义的低限或高限(低限和高限的绝对值相同),ε 为两组的实际差值;比较的两组病例数相等;其他同上

2）查表法

查表法有大量的临床研究样本估算表，研究者可以根据研究目的与临床实际情况确定参数，取值后查表获得研究需要的样本含量，值得注意的是，查表法获得的样本含量估计并不能足够精确，我们尽可能取较大值。实际操作中可以根据查表法，查出在社区中医卫生诊断调查中应该调查多少数量的研究样本。

3）文献法或专家咨询法

文献法也称历史文献法，就是搜集和分析研究社区中医卫生诊断各种现存的有关文献资料，从中选取信息，以达到某种调查研究目的的方法。可以通过查阅参考文献，参考已完成研究所采用的样本含量确定样本含量。专家咨询法是通过请教、询问，与专家商议，以获取提供解决问题的帮助。专家咨询也是非常重要的，可以在经验基础上对你确定的样本含量的科学性与可行性进行论证，以保证研究设计的样本含量足以提供总体可能的信息并有较高的把握度。尤其是社区中医卫生诊断在目前文献较少的情况下，专家咨询法尤为重要。

五、社区中医卫生诊断中医学统计应用

1. 基本概念

医学统计是运用概率论、数量统计等原理与方法，研究数据的搜集、整理、分析的方法。

医学统计学是运用概率论和数理统计的原理、方法，结合医学实际，研究数字资料的搜集、整理、分析和推断的一门学科。

2. 作用

统计能够及时得到各种信息，帮助了解市场变化，前期发展情况，统计提供有效的数据信息可用于决策，作为制定新的目标和发展方向的数据依据。

3. 社区中医药卫生服务中医学统计作用

（1）用于统计社区中医药卫生服务的相关数据。

（2）用于分析社区中医卫生服务数据的准确性、可信度。

（3）用于分析社区中医卫生服务数据所反映出来的问题。

六、调查的步骤

1. 社区行政支持

社区中医卫生诊断工作是政府主导下的一项公共卫生项目，原则上以当地政府为单位计划部署，以街道（镇）社区为范围具体实施。具体实施前需要进行科学安排，周密设计，制订实施方案，确定资料收集整理与统计分析的方法以及时间进度，并进行充分的组织和物资准备。通过行政手段保证入户和到有关业务部门的调查能顺利进行。

2. 制订社区中医卫生诊断工作计划安排

区域政府职能部门应对本辖区的社区中医卫生诊断工作做出统一计划安排。制订社区诊断的实施方案，在每 3～5 为一周期年进行一次的社区诊断工作中开展中医专题诊断工

作,也可与国家卫生调查同步进行根据每次诊断的实际情况,原则上辖区内全部社区都应同时进行。根据每次诊断的实际情况,制订当年度的《社区中医专题诊断实施方案》,包括组织和人员保障、主要工作任务分配等,需带附件。分为计划和实施方案两部分。

3. 技术设计

技术设计内容主要包括以下五个方面:

1) 社区中医卫生诊断的对象、内容和方法

2) 现有资料与专项调查资料的收集方法

特别是社区中医卫生专项调查的对象、内容与方法。

3) 调查设计

这是社区中医卫生诊断的第一阶段,可以根据社区的实际情况具体开展设计工作。根据实际情况确定调查的主要方向,按照主要方向设计设计主线,围绕主线设计调查问题,结合当地条件修改调查问题,根据调查内容,确定各种调查表的设计,并开展预调查,进一步完善调查设计。

(1) 分析单位:在确定研究项目时,应认真考虑分析的单位,应为它与整个研究设计、资料收集和分析都密切相关。原则上,并不严格限制什么作为研究分析单位,但是一旦研究单位选定,整个研究过程、范围和所作的推断都会随之改变。

(2) 具体方案:制订社区中医调查的内容、调查场地、调查人员、抽样方法、数据录入人员、质量控制人员、结果分析人员,制定经费预算、时间安排等内容。

(3) 设计分类:现场调查中,常用的有 4 类 9 种设计分类(见表 13-2)。

表 13-2　现场调查种类表

调查研究种类	设计分类
抽样调查	横断面调查,纵向调查
案例调查	单案例研究,多案例研究
现场实验	真实现场实验,不均等比较组
应用现场提供资料	前后对照组,第二手资料分析,综合评价

4) 设计问卷

(1) 调查表结构:根据调查内容和调查项目设计调查表。调查表主体内容要包括问题与备选答案、体格检查项目与结果,调查表结尾要注明调查地点、日期和调查人签名等。

(2) 调查对象类别与内容:

● 家庭一般情况调查:住户成员健康调查(包括一般资料、慢性病患病史与两周患病、一年住院(家庭病床)情况调查等)。

● 成年人情况调查:包括一般资料、健康影响因素、自我保健与卫生知识水平、社区卫生服务机构知晓与利用等。

● 特殊人群:包括 60 岁及以上老年人、50 岁以下已婚妇女、18 岁以下人群情况调查。

● 体格检查:一般对 15 岁以上人群进行体格检查。

（3）调查问题设计：为了统计分析的方便，调查问卷的问题宜选择闭合式问题。闭合式问题设计时又可分为直接填空法和选择填空法。直接填空法：适合数值资料的询问，如年龄或出生日期、每天吸烟支数和年限、血压、身高、体重等。须在调查表上标出单位。选择填空法：将问题答案预先按属性并量化编号，供调查对象选择，这样便于填写，也便于统计。如：性别、文化程度、职业等用文字叙述的问题。

（4）调查编码设计：

● 编码的基本概念与方法：就是用代码来代表问卷本身、问题和相应的答案，便于资料整理时进行计算机统计处理和分析。一般在调查前设计问卷时进行，即预编码。

● 编码的方法：问卷编号是用数字给每一份问卷一个编号，使数据库中记录与相应的问卷联系起来。问题编码是用字母与数字组合给每个问题一个代码，要特别注意子问题与母问题编码的联系。答案编码是用数字给问题的每个可能答案一个代码。如果问题答案是数字者就没有必要进行编码，如年龄等。疾病编码类序由字母 A～Z 组成，如霍乱 ICD‐10 编码 A00.9。其他编码如民族、地区等尽量采用国家或地方统一编码。

● 编码的注意点：提倡使用统一编码表和对编码表进行测试。注意编码的合理性、广泛性和概括性、唯一性和排斥性。严格界定回答问题的角度。

（5）调查表设计原则：

● 合理性指的是问卷必须紧密与调查主题相关。违背了这样一点，再漂亮或精美的问卷都是无益的。

● 一般性即问题的设置是否具有普遍意义。

● 逻辑性问卷的设计要有整体感，这种整体感即是问题与问题之间要具有逻辑性，独立的问题本身也不能出现逻辑上的谬误。从而使问卷成为一个相对完善的小系统。

● 明确性事实上是问题设置的规范性。这一原则具体是指：命题是否准确；提问是否清晰明确、便于回答；被访问者是否能够对问题作出明确的回答，等等。

● 非诱导性。非诱导性指的是问题要设置在中性位置、不参与提示或主观臆断，完全将被访问者的独立性与客观性摆在问卷操作的限制条件的位置上。

（6）问题及答案设计：

● 问题的类型和形式。问题的类型一般有以下三种：选择式，或称封闭式问题；回答式，类似开放式问题；顺位式问答题。

● 确定问题的措辞。问题要含义清楚、简明易懂。

● 问题的数量。一般依据调查的内容、样本的性质，分析方法，拥有的人力、财力、时间等各种因素来决定。

● 问题的顺序。问题顺序遵循以下原则排列：问卷开头部分是容易的问题；中间部分核心问题；结尾部分是背景资料，如职业、年龄等。

● 相依问题，有些问题只适用于样本中的一部分调查对象，所以需要采用相依问题或后续性问题的办法。

● 答案设计要求，主要有以下五点要求：穷尽性、互斥性、避免语言联系、平衡答案长度、正确答案的位置机会均等。

● 穷尽性是指题目的答案包含该题目所指的所有情况。解决穷尽性最好的方法是在选项后加一个"其他：（请说明）"。

● 互斥性是指答案之间没有交集，不能有互相包含的情况。

● 避免语言联系是指被调查者从答案与题目的语言中找到某种联系，这样就会使答案太明显，失去题目的意义。

● 平衡答案长度是指答案的字数要尽量一致。正确答案位置均等是指各个选项都有可能是正确答案，且各个选项为正确的答案的概率基本相等，避免答题者只选择一个位置的答案。

5）填表说明

（1）调查问卷成年人原则上由本人回答，特殊情况可以代答。未成年人全部由家长代答。

（2）调查表用钢笔或圆珠笔填写，不得用铅笔或红笔填写；字迹工整，不得潦草。数字一定要填写在格子内，如数字填错，用双横线将整笔数码划去，并在原数码上方工整填写正确的数码。

（3）确定被调查住户的应调查人后，进行成员编号，户主为01号，其他成员按照询问顺序编号填写，每个人占一列。但在两周患病和住院（家庭病床）情况调查表中，如果一个成员患2种或以上的疾病，需要分别询问不同的疾病，用不同的列填写，但成员编号固定一致。

（4）按调查问卷中题目顺序进行询问调查，不要跳问或颠倒询问。表格填写清楚完整，不得空项、漏项，如实、准确填写调查表。

（5）在每户调查结束前，要核查调查表，确定填写无误方可离开。重点检查的项目如下：

封面是否填写完全、访问记录是否按要求填写，这是评价调查员调查质量和进行核查的重要依据；询问调查中，是否准确地识别出该户中有进一步调查的对象，如慢性病患者和两周患病者、调查前一年住院（家庭病床）者以及老年人、已婚育龄妇女和未成年人等；在两周患病者的调查记录中填写的家庭成员编号是否与前页的该家庭成员编号一致；是否存在前后内容不一致的答案，是否有不合逻辑的错误存在；对于单选或多选的问题，询问与填写是否正确；对于因疏忽出现的微小差错，必须再重新询问被调查人之后进行更正，不得未经重访，擅自更正。

4. 人员培训

1）人员培训目的

为顺利实施社区卫生诊断工作，各类工作人员必须经过基础培训和相关分工项目的强化培训，考核合格后上岗。基础培训包括以下内容，质量控制组和统计分析组还要进行本组相关专业培训。

2）培训内容

（1）社区中医药卫生诊断的目的意义、基本原则与主要内容。

（2）社区中医药卫生诊断流程与基本方法。

（3）资料收集方法及专项调查的内容与抽样方法、各类调查对象的出生时间界定范围等。

(4)调查指标含义与填写说明、调查技术和询问技巧等。

(5)质量控制制度、方法与指标。

(6)模拟演练,讨论可能出现的问题,找出解决的办法等。

3)调查基本流程和方法

4)指标含义与调查填写说明

5)培训的质控

(1)对师资指标:对师资提出统一的要求,熟悉社区中医药卫生诊断流程、居民卫生调查内容和方法,具有良好的沟通能力、技巧和一定的培训经验。培训结束后由培训对象对师资水平和培训效果进行评价。

(2)对学员指标:参训人员应工作责任心强,具有良好的语言表达能力,熟悉当地方言,普通话流利;问卷人员应有从事社区卫生服务或公共卫生相关工作 1 年以上工作经验;体格检查人员要求具有医学背景,从事医疗卫生工作 2 年以上,有相应的体检经验。血压测量参训人员还应具有从事血压测量相关工作 1 年以上工作经验,现场质量控制人员应具有中级以上职称,从事公共卫生或预防保健工作 2 年以上工作经验。

6)调查员咨询技术

(1)调查员的态度与举止:

● 要想取得被调查者的信任,调查员必须首先进行自我介绍,说明本次调查的目的和意义,希望被调查者配合,并强调这是政府部门开展的调查,而不是商业行为。

● 调查员应向被调查保证调查是匿名的,结果是保密的,进行解释很重要。问第一个问题的时候不能有停顿,也不能一味求快,而应强调全面和准确。

● 调查时应保证客观中立,让被调查者感觉到真实、全面回答问题是很自然的事,尽可能不要影响被调查者的意见,诱导答案。

● 调查员的举止和言语不能流露出吃惊、讥讽、赞成或者反对等态度。

(2)调查员询问的语气与顺序。

● 询问问题时应该用一种友好、自然的方式。应吐字清楚,尽可能用低调提问问题。

● 严格按照调查表上的问题提问,不得任意改变调查表中的话,不增添语言,不改变句子的结构。按照调查表问题的顺序问每一个问题。

● 调查员必须询问被调查者所有符合条件的问题。不能随意跳过问题。

(3)说服被调查配合调查。

被调查者不愿意参加调查,多数情况是因为其自身对调查的疑虑或对调查不感兴趣。因此,耐心解释和有效的技巧能将这种情况减少到最低程度。

5.调查质量控制

1)目的和要求

(1)质量控制目的:质量控制是监视整个过程,并查找和排除质量环节所有阶段中导致不满意的原因,以使其得到及时纠正。其目的在于:①避免或减少误差,使结果能最大限度地反映事物的真实情况。②使监测活动组织有序,提高工作效率,节约人力、财力、物力。

（2）质量控制要点：①全过程管理：质量控制贯穿于社区卫生诊断质量形成的全过程（即质量环的所有环节）。②预防为主：通过采取关键点控制措施来排除质量环中可能导致质量问题的影响因素，把问题解决于大范围错误之前。③及时纠偏：针对所有环节和因素制订相应控制指标，发现指标超出控制范围，及时纠正。

（3）质量控制的实施：建立质量控制管理责任制，由办公室技术与调查组对普查中每个环节实施统一的质量管理、监督检查和验收。质量管理人员应了解社区诊断工作各环节的质量要求和质量管理措施，熟悉各相关环节的工作。

一般进行三级质量控制，第一级质控为社区卫生诊断工作组自查质控，第二级质控为社区卫生诊断领导小组主要在社区卫生服务机构内部质控，第三级质控为上级卫生行政部门和专家指导组进行外部监测质控。

2）调查表填报过程中的质量控制

（1）每个调查对象要确定一名联系人，负责调查表的接收、内部协调和报送工作。

（2）重点对象可试填草表，办公室按有关填报规定对草表的每一个调查项目以及每一个指标和代码进行详细审查，保证填写内容有根有据，无逻辑性和技术性差错的情况下，再填写正式表。

（3）调查对象的负责人要对填报数据负责，填报人员及负责人要对本单位填报的普查数据信息进行把关审核后，逐一签名。调查对象内部审核实施三级审核制度，即填表人自审、部门负责人审核和质控员审核。填表人按填表规定填写各项调查表格并对填报的表格进行自检，包括调查表的项目、编码、属性标志、各指标的计量单位以及文字表述等。部门负责人自审数据的真实性、合理性和逻辑性，确保数据真实有效。质控员对普查数据负责，对填报表格进行整体审核，并签字盖章。

（4）质控员对普查表的准确填报进行现场审核，主要包括内容是否齐全、准确，数据来源是否可靠，并对调查表填报项目是否齐全、是否符合指标解释要求负责。调查员审核内容包括：①调查表必填项目是否填报齐全；②基本情况是否相符；③调查表格填报栏目是否准确。

（5）调查对象与调查员、调查员与调查指导员以及调查指导员与办公室之间应做好普查表的交接记录。

（6）调查表必须用钢笔或碳素墨水笔填写，书写工整、清晰。

3）调查表审核过程中的质量控制

（1）调查指导员对调查信息的逻辑关系和合理性审核，并对其是否符合技术规定的要求负责。

（2）由办公室的技术与调查组对重点对象调查数据进行会审。

（3）对有问题的普查表要返回填报单位，进行核实、重新填报。

4）调查表抽查验收过程中的质量控制

由办公室对各调查片区的数据进行逐级随机抽查。应从各项基础数据的来源、依据、填报的准确性和合理性、逻辑关系、数据的有效性、质量管理等方面详细审核，提出书面审核意见。

5）数据处理的质量控制

（1）数据处理过程中的质量控制：做好本单位网络管理和维护工作。

通过单位清查建立完好的基本网络工作，是防止重报、错报的重要措施，是正确录入和汇总普查数据的基础。因此，在调查数据录入前，认真做好本单位网络维护工作，调查人员与数据处理人员要密切配合，下大力气搞准调查相关数据，保证做到单位不重不漏，各项属性准确无误。

加强相关数据的人工审核。计算机数据录入之前，必须对相关表单数据先进行人工审核，人工审核合格方可交付录入人员。人工审核由调查员、调查指导员和调查机构工作人员完成。审核人员与录入人员之间应建立交接验收制度。

数据录入过程中的质量管理。办公室设立综合组，确定专门的录入人员和复核人员，对数据录入过程的质量控制负责。数据录入后，要进行计算机审核操作。数据复录。保证达到100％的复录率，同一数据的录入和复录不能为同一人。调查数据实行集中录入，调查表也实行交接登记制度，一式2份，数据录入员和调查指导员各一份。

对普查综合汇总数据的逻辑性和客观性要进行人工重点检查，发现问题，及时更正。

强化对调查基层表的计算机审核功能。数据录入后，一定要按要求进行计算机审核操作。根据制订的数据审核规则，进行各类审核关系操作，并打印审核结果报告单。对于计算机审核出的提示信息须查明原因，根据本地区的实际情况进行处理。如为填表错误，则需交普查员进一步核实，更正调查表，重新录入。校正情况要有记录和经手人签字；如调查对象对核实的情况拒绝更正，调查机构可以按更正情况录入，并做好相关记录，附加说明上报。

加强汇总表的人工审核，把住综合审核关。组织有经验的人员分析综合汇总表的信息，及时发现相关数据中的问题，并在数据上报前，对主要综合数据和主要的统计分组数据进行合理性检验和质量评估。所有数据全部审核完成后，组织有关质量控制人员对数据进行质量评估，并写出质量评估报告；最后对数据进行整理合并。

（2）数据抽查验收过程中的质量管理：坚持"分级负责、就地解决"的质量控制原则。

办公室数据质量控制组对所有相关数据全面审核，严格把关，保证汇总数据符合质量控制要求，未经审核通过和质量评估的数据不得上报。发现异常情况和错误信息及时反馈给各专业组或片区检查核实。

做好定期检查工作。在数据处理、上报阶段要组成检查组，对数据处理各环节工作情况进行自查，对检查中发现的问题要及时予以纠正。

数据处理质量抽查的内容主要为调查表各项指标的录入、复录、审核情况，重点关注填报说明中必填指标项的录入准确情况。办公室要做好各专业组和片区调查机构数据处理的质量抽查工作。第二阶段数据上报完成后，办公室根据上报数据，核查各专业组和片区的复录率和审核无误率。通过随机抽取抽查地区普查对象的录入情况来确定录入准确率。

6. 预调查

应根据社区中医卫生诊断的目的、常规资料的收集情况来确定是否需要进行居民卫生调查。要让调查员认识到调查的重要性，明确任务，对问项和指标定义正确理解，尤其是中医药相关调查涉及的专业知识解释，更要准确理解，考试淘汰不合格者。

7. 调查人群抽样

人群的总体因迁入、迁出、出生、死亡、户口空挂等情况不断变化,针对总体的抽样是不可能的。因此,要认可社区(派出所或居委会)现有的居民户籍簿或户主底册,把它视为调查目标人群的"总体",即抽样框,在这个框里抽样。

8. 资料输机汇总统计

1)资料审核

可靠性、完整性、准确性。资料的检查、核对工作往往需要人工进行,如审查资料的完整性、准确性,填补缺漏项,纠正错误项等。

2)资料录入

(1)资料输机录入:2人同步输机录入,按照居民卫生调查和满意度调查表一份输机录入时间预算人工成本,计算机配备视具体情况而定。

(2)统计分析包括软件编制、汇总、统计费用,其技术含量较高,应按照计算机专业技术人员成本预算费用。

(3)数据统计的工具及方法原始资料检查、核对完毕后就进行计算机输入。在计算机输入之前,应该根据原始资料的信息容量建立数据库,可选择 Visual Foxpro、Visual Basic 等软件,如果数据容量不大,也可选择 Excel 或直接利用统计分析软件包建立数据集。数据库结构的设计必须便于统计分析。

9. 其他数据收集来源

除问卷调查外,一部分常规工作资料收集来源于社区卫生服务机构。主要包括:

(1)社区中医药服务资源:硬件设施情况、人力资源情况、服务管理情况等。

(2)社区中医药服务利用情况:中医门诊就诊情况、中医药诊疗服务利用情况、中医药基本公共卫生服务利用情况等。

(3)资料收集:主要将各相关部门以及社区卫生服务机构的日常工作报表、年度统计等社区卫生相关资料进行收集,一般收集资料时限为上1～2个年度。具体如下:①社区人口学资料来自于所在辖区派出所;②社区环境资源来自于街道办事处、居委会;③社区中医药卫生资源来自于卫生行政部门;④社区中医药卫生服务机构资源状况、供给与利用率以及相关居民健康资源来自于社区卫生服务机构;⑤文献收集。

10. 分析数据

1)建模

就是建立社区中医卫生诊断数据模型,是指根据社区中医卫生诊断有关基础数据,建立描述过程的性能的数学模型。通过观察和研究实际对象的固有特征和内在规律,抓住问题的主要矛盾,建立起反映实际问题的数量关系,然后利用数学的理论和方法去分析和解决问题。

数据的加工整理就是在明确数据分析目标基础上收集到的社区中医卫生诊断数据,往往还需要进行必要的加工整理后才能真正用于分析建模。数据的加工整理通常包括数据缺失值处理、数据的分组、基本描述统计量的计算、基本统计图形的绘制、数据取值的转换、数据的正态化处理等,它能够帮助人们掌握数据的分布特征,是进一步深入分析和建模的基础。

2）明确统计方法的含义和适用范围

数据加工整理完成后一般就可以进行进一步的数据分析。分析时切忌滥用和误用统计分析方法。滥用和误用统计分析方法主要是由于对方法能解决哪类问题、方法适用的前提、方法对数据的要求不清等原因造成的。统计软件的不断普及和应用中的不求甚解也会加重这种现象。另外，选择几种统计分析方法对数据进行探索性的反复分析也是极为重要的。每一种统计分析方法都有自己的特点和局限，因此，一般需要选择几种方法反复印证分析，仅依据一种分析方法的结果就断然下结论是不科学的。具体的统计学方法在其他章节进行叙述。

3）正确解释分析结果

数据分析的直接结果是统计量和统计参数。正确理解它们的统计含义是一切分析结论的基础，它不仅能帮助人们有效避免毫无根据地随意引用统计数字的错误，同时也是证实分析结论正确性和可信性的依据，而这一切都取决于人们能否正确地把握统计分析方法的核心思想。比如社区中医卫生诊断统计中，100 名居民的中医药服务需求和通过信息化大数据分析出的中医药服务需求，更可信的统计数字是信息化大数据的数字。

另外，将统计量和统计参数与实际问题相结合也是非常重要的。客观地说，统计方法仅仅是一种有用的数据分析工具，它绝不是万能的。只有将各学科的专业知识与统计量和统计参数相结合，才能得出令人满意的分析结论。分析时不能仅仅分析中医药服务数据，更应该将社区诊断数据和社区中医卫生诊断数据相对比，得出阳性意义的数据，分析有价值的阴性意义的数据。

11. 撰写报告

1）撰写原则

社区中医药卫生诊断报告要全面总结分析本社区卫生现状和存在问题，依此制订社区卫生服务工作规划。因此报告的撰写要真实可靠、实事求是，要有针对性和适宜性，同时对其发布应具有说服力、动员力和吸引力。

（1）报告要科学严谨，其资料收集方、数据统计分析与讨论的意见和建议要有说服力。

（2）报告主要结果和结论要利用多种形式向政府、相关部门、社区、居民等广泛传播、公示，要有动员力。

（3）报告要全面、具体，采用形象、生动的方式，对不同对象可采用不同报告方法，使其有吸引力。

（4）报告应具有本社区特色，有针对性，所提出的干预措施和政策建议以及制订的社区卫生服务工作规划符合本社区全面发展与总题建设要求，规划执行对本社区有适宜性和可操作性。

2）报告格式

社区中医药卫生诊断报告的框架包括首页、目录、摘要、正文、参考文献等部分。正文内容一般分为背景、资料来源与方法、结果、讨论与结论五部分。格式分简化版和专业版。结论根据讨论内容，从社区居民、社区卫生服务机构以及社区环境三方面做出明确结论。

第二节　　社区中医卫生诊断资料统计技术

一、社区中医卫生诊断设计

社区中医卫生诊断目的是得到各项指标结果,从中发现社区中需要优先解决的中医卫生问题。诊断意义在于将需要优先解决的中医卫生问题作为指导社区中医卫生服务工作的依据,也可作为基线与以后的诊断结果进行比较。

二、收集资料技术

(一) 搜集资料的意义

1. 具有文献参考借鉴作用

在进行社区中医卫生诊断之前必须要考查有关文献资料,以便了解这类问题的历史、现状和趋势。要善于从文献中发现问题,进行补充或作新的探索,选准自己的开展社区中医卫生诊断的方向、重点、突破口。

2. 具有指导作用

许多文献资料本身就是社区中医卫生诊断成果,它完整地记录了卫生诊断的整个过程,介绍了开展卫生诊断的方法和研究过程,提出了新的理论观点,反映了某些社区卫生工作的动向和趋势。通过搜集和查阅这些资料,可以使我们得到启发,开拓卫生诊断思路,学习卫生诊断方法,掌握卫生诊断规律,提高中心的卫生诊断水平和理论素养。

3. 具有反馈和评价功能

在社区中医卫生诊断实施阶段,针对要调查诊断的问题,搜集社区中医卫生诊断资料,可以使我们及时了解工作所处的状态,掌握社区中医卫生诊断实现的程度和研究中存在的问题,为深入研究提供反馈信息,以便对研究方案作出修正和调整。反映研究过程的具体而生动的事实材料和通过检测取得的数据材料,是研究者形成正确概念,进行科学判断和推理,得出科学结论的根据,也是评价科研水平、形成科研成果的基础。

(二) 科研资料的种类

科研资料依据不同的分类标准,可以有多种类型。

1. 根据资料载体的形态区分

1) 文字资料

文字资料是以书面文字形态记录的认识与实践的各种材料。这类资料内容广、信息量大,是最具应用价值的资料,也是搜集和积累的主体性材料。如社区中医卫生服务的工作量报表等。

2) 非文字资料

非文字资料主要可分为音像资料和实物资料。音像资料具有直观、形象、传递迅速的特点,随着现代视听技术的发展,信息载体无纸化的趋势将日益增多。它在科研中的作用也会越来越大;实物资料是以实物形态记录或表现教育活动或成果的一些资料。此外,非文字资料还包括有待整理的一些民间传说、民间故事、民谣、民歌之类的口头相传的资料。尤其是中医药传统知识,有很多是非文字资料。

2. 根据资料的来源区分

1) 直接资料

直接资料是研究者直接从自己的实践(研究)中获取的第一手资料。它包括在课题研究中有意地(有目的地)搜集的资料。直接资料具有新鲜、及时、生动、个性化等特点,具有很重要的研究价值。

2) 间接资料

间接资料是研究者搜集其他组织和个人在活动中形成的认识总结、理论思考的成果。学习别人的经验,吸收别人的教育理论,在借鉴的基础上创新,可以少走弯路,减少盲目性和无效劳动。站在别人的肩膀上可以攀登得更高,看得更远。

3. 根据资料加工的程度区分

1) 原始资料

原始资料是指未经过加工的在实践中直接积累起来的资料,原始资料好比一块矿石,富有加工冶炼价值,通过对它的整理分析,能获得新的认识或者能提出新的课题。

2) 半成品资料

半成品资料是指经过了初步整理后的资料。这种材料可以使我们对问题有一个大致的较为系统的认识,它是进一步分析研究而具有保存价值的材料。

3) 成品资料

成品资料是在半成品资料的基础上,将资料进行分类整理的研究成果。成品资料具有较大的学术价值和应用价值。

4. 根据资料的内容和状态区分

可分为理论类、方法类、事例类、数据类、表格类、实物类。

(三) 科研资料的来源

随着社会科学技术的发展,传递信息资料的途径和形式越来越多,这就决定了科研资料的丰富多彩。根据资料的载体形式,一般有以下几个信息来源。

1. 图书资料

图书资料是科研最常用、最主要的载体形式,它们是科学文献中品种最多,数量最大,利用率最高的情报源。

而图书资料中的名著则是一个时代、一个学科、一个流派中最具权威和影响的著作,如中医药社区卫生服务培训教程、上海城乡中医药社区卫生服务需求与利用研究等。它们一般都作为社区中医卫生诊断的必读必备书籍。

2. 音像资料

音像资料是指以声音、图像、动态画面等形式记录的教育活动的资料。随着科学技术的发展,现代视听技术及多媒体手段的运用已日渐普及,而且由于音像资料具有直观、形象、快速、便利等特点,所以,音像资料在科研中正在发挥其独特的作用。在计算机软件文献中,既可以储存文字材料,也可以储存图片、声音、动画及电影等,随着多媒体技术特别是网络技术的广泛运用,运用高新技术查询、阅读、保存资料将越来越方便。

(四) 搜集资料的途径

教育实践活动、图书馆与资料室、订阅与购买、借阅与索取、交流与谈话、运用计算机网络检索信息。

(五) 搜集资料的方法

1. 搜集历史资料,主要采用文献法和经验总结法

文献资料是以文字、声像形式记录下来用于传递或保存信息的资料。运用文献法,主要是通过查阅历史文献资料。首先是充分利用文献目录、索引和文摘检索期刊,使我们了解各种不同的文献类目,然后通过已搜集到的类目进一步有选择地查阅有关资料原文,做到"顺藤摸瓜""追踪寻迹"。查阅文献要针对不同的文章,分别采取精读或略读的方法。理论型文献主要表现为各种专著,发表于期刊、杂志和报纸的论文。科研要有所创新,就必须查阅已有相关的理论文献,这既可批判地继承已有的研究成果,又可开阔自己的思路。文件档案型文献是指从中央到地方关于卫生的法规、政策、规划及各种统计资料,各种规章制度、发展规划等。这些文献,可考虑到有关地区的政府网站、研究所网站、医院网站找;统计数据可查找各级各类统计年鉴或各种统计报表。

运用经验总结法,要围绕经验总结的中心内容收集查阅有关资料。对于被研究对象的现实资料,要以具体事实为基础。为了反映研究对象的全貌及本质特征,要尽可能获取第一手资料,然后,以一定的理论观点进行综合分析。

2. 调查搜集资料

搜集资料就是借助于一定的研究手段获得所需要的信息的过程。手段即方法。古人说,授之以渔,就是讲方法的重要意义。离开了方法手段,任何目的都不能达成。获得资料的关键在于善于运用各种搜集资料的方法。人们在长期的教育科研实践中,总结了各种不同的方法。

1) 问卷

问卷方式是研究者为了了解某种情况事实或意见,向研究对象分发问卷请其填写答案。

问卷在资料搜集中的优点有:第一,由于问卷是将调查的对象分成若干个变量,然后再编成具体的问题,制成标准化表格。这样就可以获取多因素资料,针对性强、准确性高。尤其是封闭式的问卷更是便于进行科学统计以做定量分析。第二,问卷可在短时间内进行大范围的资料搜集,增加了资料的全面性;第三,问卷方式可以减少回答者的心理压力,凡在谈话时不能直接提问的,均可在问卷上得到回答。有利于搜集到真实的意见和建议。第四,网上问卷还具有快捷,方便,参与人员广泛,成本节约等特点。

问卷一般由标题、前言、指导语、问题及选择答案几部分组成。问卷提问的方式可以设计为开放式、封闭式,两种方式各有所长。以问卷来搜集资料关键的就是如何设计问卷。它直接关系到研究的信度和效度,问卷设计既要做到问卷中的问题能体现研究者的目的,又要使答卷者乐意配合。所以,研究者要很好地掌握制作问卷的技巧。这里只谈谈设计问卷时应注意的几个问题。第一,问卷的内容应有效反映研究课题的要求;第二,问题要精练,易答,并照顾到大部分答卷者的情况;第三,问题采用封闭式,还是开放式来设计应根据课题研究的需要和答卷者的实际情况来确定;第四,要合理安排问卷结构,容易回答的问题、客观存在的问题、人们熟悉的问题或是感兴趣的问题放在前面;等等。总之,问卷设计的质量直接关系到搜集到的资料的信度和效度,因此一定要重视。

2)访谈或交谈

交谈,是人与人交往最平常不过的形式,又是信息交流最基本、最常用的方式,同时,它也是一种很好的搜集资料的方式。

通过交谈来获取资料时应注意的几个问题:第一,根据课题需要选择恰当的交谈形式。一种是比较正式的交谈。这种方式有一定的组织和严格的计划。这样可以在短时间内获得所需要的资料。但是被访者往往会存有戒心,谈话留有余地,影响到资料的真实程度。第二,比较随意的交谈。研究者和被访者在日常生活环境中进行的谈话,常常能够获得意想不到的宝贵资料,但花时间较多,资料针对性也不强。第三,研究者须持"虚心请教"的态度,采取"共同讨论"的方式。使交谈成为一种平等的对话。第四,选择谈话对象时应考虑对方能否提供有价值的事实资料,是否乐于回答所提出问题。因此研究者要了解被访者的经历、兴趣、爱好等个性特征,以便更好地取得被访者的信任和合作。第四,是要善于洞察被访者的心理变化。善于察言观色,随机应变。第五,是要掌握提问的技巧。问题的质量直接关系到搜集到的资料的信度和效度,因此一定要重视。

(六)资料收集的原则

1. 客观性原则

这是搜集社区中医卫生诊断资料的首要原则。科学研究和搜集资料必须一切从事实出发,尊重事实,反映事实。研究者只有客观地搜集科研资料,如实地反映事实,才能达到课题研究的目的。所有的结论与规律都来自对客观、充分材料的分析。总之,在搜集资料时,要坚持实事求是的科学态度,避免主观偏见或错误的联想对搜集资料产生影响。只有坚持客观性原则,才能获取可靠的科学事实。

2. 真实性原则

这一原则是针对搜集的资料而言的。搜集资料时就必须特别注意到哪些是真实的,哪些是虚假的,不要被假象或表象欺骗了。

3. 全面性原则

研究者必须搜集与社区中医卫生诊断相关的各个方面的资料。所搜集的资料要广泛、丰富,而且能反映社区中医卫生情况的各个侧面。研究者必须搜集研究对象所具有的各种规定和各种表现形态在不同条件下的状况。只有对研究的问题有了充分的认识,才可能去解决问题,从而总结出研究的规律。然而出于种种原因,往往有些研究者会以偏概全,没有掌握足够的资料就妄加论断,得出所谓的"规律"或结论。这种"规律"或结论不但不能解决问题,反而会使原本简单的问题复杂化。任何问题的最终解决都不能凭主观臆想,也不能简单地用一两个事例或现象来搪塞,而是要根据实际,全面了解情况,再进行归纳与总结。

4. 针对性原则

研究者所面对的社区中医卫生诊断内容是丰富多彩的。这一切都是潜在的科研资料。对于研究者自身来说,所有的中医活动以及与此相关的一切信息都是需要关注的。但卫生诊断是有计划、有明确目的的活动。它与一般的了解教育情况不同,因此在搜集资料的时候也就有了明确的针对性。具体到社区中医卫生诊断而言,应搜集的资料是有范围的。只有有的放矢,才能事半功倍。因此,有效地搜集资料,就是要有针对性地搜集资料。总之,搜集资料必须在客观、真实、全面和有针对性的原则下进行。

三、数据分类及录入

(一) 资料分类

1. 计量资料

计量资料又称为定量资料或数值变量资料,为观测每个观察单位某项指标的大小而获得的资料。其变量值是定量的,表现为数值大小,一般有度量衡单位,如社区中医卫生诊断中的身高、体重、血压、血红蛋白、胆红素和白蛋白等。

计量资料是用仪器、工具或其他定量方法对每个观察单位的某项标志进行测量,并把测量结果用数值大小表示出来的资料,一般带有度量衡或其他单位。如检查一批应征青年体重,需要磅秤测量,通常以千克为单位,测得许多大小不一的体重值。每个观察单位的观测值之间有量的区别,但同一批观察单位必须是同质的。对这类资料通常先计算平均数与标准差等指标,需要时做各均数之间的比较或各变量之间的分析。

2. 计数资料

又称为定性资料或无序分类变量资料,也称名义变量资料,是将观察单位按某种属性或类别分组计数,分别汇总各组观察单位数后而得到的资料,其变量值是定性的,表现为互不相容的属性或类别。如社区中医卫生诊断中的某体质共有多少人,中医床位有多少张。

先将观察单位按其性质或类别分组,然后清点各组观察单位个数所得的资料。其特点是:对每组观察单位只研究其数量的多少,而不具体考虑某指标的质量特征,属非连续性资料。

3. 等级资料

等级资料是介于计量资料和计数资料之间的一种资料,通过半定量方法测量得到,每一个观察单位没有确切值,各组之间有性质上的差别或程度上的不同。指有一定级别的数据,如社区中医卫生诊断中调研居民对中医的需求,可以分为需要、一般需要、不需要等。也可以根据数据可以用构成比或率来计算,如接受过中医服务的居民的比例。

(二) 数据录入

1. 审核整理

对收集到的中医专项社区卫生诊断资料,在开始分析之前应先完成收集资料的质量评价工作,包括可靠性、完整性和准确性等。①可靠性指对现有资料应注意评价不同年份所提供的资料所选择的诊断标准是否一致,有无缺陷,如缺失指标或缺失数据、数据覆盖人口面和代表性等。②完整性指资料数据没有漏项和不合理的缺项。漏项是指因主观或工作原因,漏掉或忽略的信息。缺项是指因客观原因无法从登记或调查中获取的信息。③准确性指社区中医卫生诊断资料要准确地反映社区环境、居民健康行为及中医药卫生服务资源的利用等方面的客观实际情况。

2. 建库培训

1) 建库

根据调查资料的性质选择合适的统计方法进行统计分析。对于问卷调查的结果,通常使用 EpiData 软件建立数据库后双录入并核查。通过统计软件如 SPSS 进行建库,建库时应注意逻辑顺序。如果是政府相关部门的统计年鉴、居民健康档案等表格形式的资料,可用 Excel 整理。

2) 培训

对数据录入人员进行培训,明确每项指标的录入顺序和要求。

3. 录入

应由两组数据录入人员分别按调查表顺序进行录入,然后进行两人录入比较,录入完成后进行两组录入数据的比较。

四、资料的统计学分析

(一) 常用统计学方法分类

1. 调查与实验设计

调查与实验设计涉及统计中获得原始数据的各种方法。调查是在社会经济统计中获得原始数据的主要手段。随着市场经济的发展,调查在经济活动中所起的作用越来越大,企业的经营,政府的决策,都离不开来自调查的第一手数据。

在科学研究过程中,获得统计数据的手段还包括实验方法。实验是在研究对象进行一定控制的情况下获得数据的方法。

2. 描述统计

描述统计包括整理、显示和分析数据的一系列方法。调查或者实验中所获得的有关事物整体的原始资料,往往是零乱和不系统的,需要经过一系列的统计处理,才能转化为人们可以直接阅读和理解的信息。这种针对事物整体数据的统计处理工作,被称为描述统计。

3. 推断统计

在有些情况下,人们获得的统计资料并非事物整体的状况,而是来自事物的一个局部。如果利用局部的数据去推断整体的情况,以及这种推断的有效性和可靠性如何,即是推断统计所要研究的内容。

4. 多元统计分析

在统计课程设计中,多元统计分析是一个独立的部分,主要涉及对多变量情况的研究。

例如,描述一个人的能力,需要从科研能力、动手能力、组织能力等多个方面进行综合判断,如果对涉及多个变量的统计问题进行研究,即为多元统计的内容。多元统计根据掌握信息的不同,也可分为多元描述统计和多元推断统计,但基本方法大多需要涉及矩阵等工具,属于统计学原理中要求较高的部分。

(二) 社区中医卫生诊断中常用统计学方法

1. 描述统计

收集数据后整理数据,然后用描述性的分析将数据展现出来。主要分析数据的集中趋势、离散程度和分布的形状。如社区中医卫生诊断中将收集到的 1 000 名社区居民的性别、年龄、职业等基本情况以及中医药服务需求与利用的情况分为单项罗列描述,这就是对 1 000 名居民调查数据的描述统计。其中包括比例、中位数、算术平均数等。

2. 推断统计

主要是利用样本数据推断社区中总体特征的技术。包括参数估计和假设检验等,常用到的 u 检验、t 检验、方差检验等均属于此类统计方法。如在社区中医卫生诊断 1 000 名居民调查中,某社区 2013 年愿意接受中医药服务的人数为 550 名,2014 年 1 000 名居民(不是完全一致的居民)中愿意接受中医药服务的人数为 650 名,推断是否证明该社区愿意接受中医药服务的人数有了显著性提高。需要通过假设检验的方式进行计算后才可以得出结论,而不是单纯的看所占比例。

(三) 多元分析

主要是研究多个自变量与因变量相互关系的一组统计理论和方法,包括多元方差分析、多元回归分析和协方差分析,称为线性模型方法,用以研究确定的自变量与因变量之间的关系;判别函数分析和聚类分析,用以研究对事物的分类;主成分分析、典型相关和因素分析,研究如何用较少的综合因素代替为数较多的原始变量。

如在社区中医卫生诊断 1 000 名居民调查中,分析性别、年龄、收入与中医药服务需求和接受度之间的关系。从而推断出某年龄层次或者某收入层次的人群对中医药服务需求和接受程度较高。

五、统计图表

(一) 概述

统计图表是自定义报表数据的图形化显示,它可以给出研究者所组织的关键参数的实时快照。使用统计图表可以很方便地显现有关社区中医服务、社区中医资源等数据的对照、发展和趋势。一般分为统计表和统计图。

(二) 统计表

1. 概念

统计表是用原始数据制成一种表格。为实际需要,常常要把社区中医卫生工作中所得到的相互关联的数据,按照一定的要求进行整理、归类、并且按照一定的顺序把数据排列起来,制成表格,这种表格称之为统计表。统计表是由纵横交叉线条所绘制的表格来表现统计资料的一种形式。

2. 作用

(1)用数量说明研究对象之间的相互关系。

(2)用数量把研究对象之间的变化规律显著地表示出来。

(3)用数量把研究对象之间的差别显著地表示出来。这样便于人们用来分析问题和研究问题。

3. 分类

统计表形式繁简不一,通常是按项目的多少,分为单式统计表与复式统计表两种。只对某一个项目数据进行统计的表格,称为单式统计表,也称之为简单统计表。统计项目在2个或2个以上的统计表格,称之为复式统计表。

(1)按作用不同:统计调查表、汇总表、分析表。

(2)按分组情况不同:简单表、简单分组表、复合分组表。

简单表即不经任何分组,仅按时间或单位进行简单排列的表;简单分组表即仅按一个标志进行分组的表;复合分组表即按两个或两个以上标志进行层叠分组的表。

(三)统计图

1. 概念

统计图是利用点、线、面、体等绘制成几何图形,以表示各种数量间的关系及其变动情况的工具。表现统计数字大小和变动的各种图形总称。其中有条形统计图、扇形统计图、折线统计图、象形图等。在统计学中把利用统计图形表现统计资料的方法称为统计图示法。

2. 作用

其特点是:形象具体、简明生动、通俗易懂、一目了然。其主要用途有:表示现象间的对比关系;揭露社区中医资源总体结构;检查计划的执行情况;揭示现象间的依存关系,反映总体单位的分配情况;说明现象在空间上的分布情况。

3. 常用分类

(1)条图:又称直条图,表示独立指标在不同阶段的情况,有两维或多维,图例位于右上方(见图13-1)。

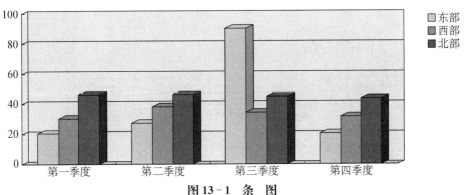

图 13-1 条 图

（2）百分条图和圆图：描述百分比（构成比）的大小，用颜色或各种图形将不同比例表达出来（见图 13-2）。

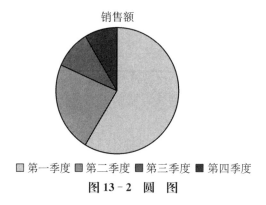

图 13-2　圆　图

（3）线图：用线条的升降表示事物的发展变化趋势，主要用于计量资料，描述两个变量间关系（见图 13-3）。

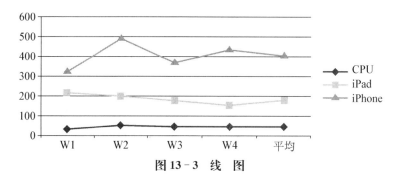

图 13-3　线　图

（4）半对数线图：纵轴用对数尺度，描述一组连续性资料的变化速度及趋势（见图 13-4）。

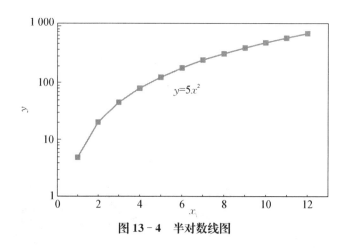

图 13-4　半对数线图

（5）直方图：描述计量资料的频数分布（见图 13-5）。

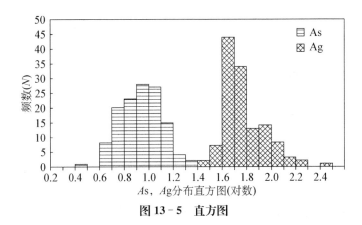

图 13-5 直方图

（6）散点图：描述两种现象的相关关系（见图 13-6）。

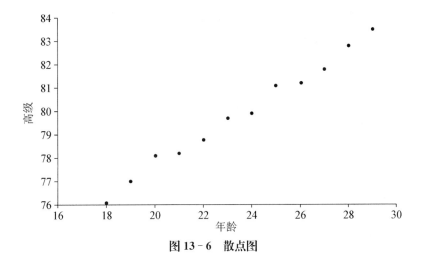

图 13-6 散点图

（7）统计地图：描述某种现象的地域分布（见图 13-7）。

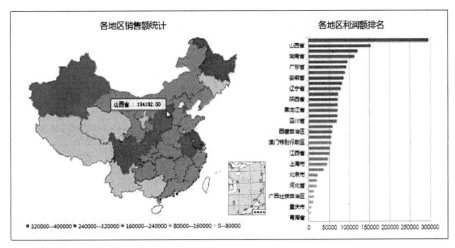

图 13-7 统计地图

第三节 社区中医卫生诊断描述分析技术

一、描述社区中医环境资源

（一）社区中医卫生资源

1. 概念

描述的定义：运用各种修辞手法对事物进行形象化的阐述。

描述分析的定义：研究对象的整体分为各个部分、方面、因素和层次，并分别地加以考察的认识活动。分析的意义在于细致地寻找能够解决问题的主线，并以此解决问题。

资源的一般性定义可以表述为：在一定的科学技术条件下，能够在人类社会经济活动中用来创造物质财富和精神财富并达到一定量的客观存在形态。

社区中医卫生资源可以表述为，在一定的社区范围内，涵盖了特定的中医卫生信息，在一定的科学技术条件下，能够在人类社会经济活动中用来创造卫生价值并达到一定量的客观存在形态或者数字化的形态。

2. 目的

中医药是独特的卫生资源，长期以来，中医药和西医药互相补充、协调发展、共同担负着维护和增进人民健康的任务，在社区卫生服务中中医药起了重要的作用，因此社区中医卫生诊断中必须包括社区中医卫生资源描述。中医药独具整体观、系统论和辨证论治思维，在预防保健方面更具有突出优势。

3. 社区中医卫生资源的分类描述

社区中医已成为我国社区卫生事业的重要组成部分，撰写社区中医卫生诊断中的社区中医卫生资源，应根据以下几个方面分别描述。

1）中医学独具特色优势

中医学作为一门科学，其独特性在于它不仅具有医学性质和自然科学属性，而且具有文化和哲学性质及人文社会科学属性，体现人文与科学的统一。

同时，中医学与其他医学门类相比，在理论上有独特的生理观、病理观、疾病防治观，其本质特征是从整体联系的角度、功能的角度、运动变化的角度来把握生命的规律和疾病的演变；在实践中注重以人为本、三因制宜（因人、因时、因地）、整体调节，体现为个性化的辨证论治、求衡性的防治原则、人性化的治疗方法、多样化的干预手段、天然化的用药取向等。

社区卫生服务机构中医服务可以实现不完全依赖于大型仪器进行检验检查，这种特色优势能够更好地满足人民群众基本医疗服务需求。

在社区中医卫生诊断报告中描述中医学特色优势应当侧重于其独特的理论依据，描述其对社区卫生环境起到的作用。

2）中医顺应医学发展

中医独具的整体观、系统论和辨证论治思维，在预防保健方面更具突出优势，更适应于在社区卫生中发展。中医充分体现了中国式医疗方法,顺应了医学发展趋势,能够在医改中承担起预防、医疗、养生、康复等职能。

中医作为防治疾病的有效手段,其认知方法和治疗理念,与现代社会健康观念和医学模式的深刻变革趋势一致。在社区中医卫生诊断报告中应具体描述中医与社区卫生服务发展相结合的内容。

3)中医助力深化医改

在深化医药卫生体制改革中,充分利用中医资源,充分彰显中医优势,充分发挥中医作用,有利于建立健全覆盖城乡居民的基本医疗卫生制度,有利于为人民群众提供安全、有效、方便、价廉的医疗卫生服务,有利于开辟一条供得起、重预防、可持续的中国式特色医药卫生发展道路,从而促进医改的全面实现。在社区中医卫生诊断报告中应具体描述中医在医改社区改革中的地位、作用等。

(二)社区中医经济资源

1. 概念

社区中医经济资源可以表述为,在一定的社区范围内,涵盖了特定的中医信息,在一定的科学技术条件下,能够在人类社会经济活动中用来创造相应经济价值并达到一定量的客观存在形态或者数字化的形态。

2. 目的

中医是潜力巨大的经济资源,利用好这一资源,是推动经济发展方式转变的重要抓手。2014年,国务院出台关于促进健康服务业发展的若干意见,明确提出要全面发展中医药医疗保健服务。要善于把中医药的经济资源优势转化为产业优势,加快中医药健康服务发展,为推动经济结构调整和发展方式转变作出应有的贡献。中医具有自然科学和人文科学属性,涉及农业、工业、商业,涉及经济、科技、文化、对外交流等诸多方面,是一项系统工程。社区中医卫生诊断中要包括中医卫生环境的各个方面,因此在描述社区中医卫生环境时,对于中医在经济方面所起的作用也是描述的重要部分。

3. 社区中医经济分类描述

1)中医是经济结构调整主力军

在一些地区,中药材已经成为部分地区的最主要收入来源。在社区中医卫生诊断报告中可以描述本社区相关中药材产业等中医经济资源。

2)中医健康产业蓄势待发

健康产业将是未来最朝阳的产业,蕴含巨大经济空间,中医在其中的发展空间将不可想象与替代。在治未病、预防、养老、妇幼保健等领域,中医都将大有作为。在社区中医卫生诊断报告中可以描述本社区中医健康产业,如非营利性社会中医养生保健机构等。

(三)社区中医科技资源

1. 概念

社区中医科技资源可以表述为,在一定的社区范围内,涵盖了特定的中医信息,在一定的科学技术条件下,能够在人类社会活动中用来创造相应经济价值并达到一定量的客观存在形态或者数字化的形态。

2. 目的

中医是具有原创优势的科技资源，挖掘好这一资源，是实施创新驱动发展战略的迫切需要。每个社区均有自己的中医特色和亮点，社区中医卫生诊断内容也必须要包括社区中医科技资源。通过在社区中医卫生诊断调查和数据分析，挖掘总结利用好中医科技资源经验，同时运用现代科技手段加快中医创新，有助于推进社区中医卫生诊断结果应用，有助于探索医疗卫生领域创新驱动发展的新路子，为其他领域的创新驱动发展提供示范借鉴。

3. 分类描述

中医是我国独特的医学科学，有巨大的原始创新潜力。总结中医科研领域近年的发展，从本位出发，坚持自身原创性。同时，创新发展也须有切实的落脚点和相应的保障支持，才能实现自身的更大突破。

1) 中医有原始创新潜力

中医是中国历经数千年实践形成的认识事物的独特方式，有悠久的历史根基，也有广泛的群众基础。中医是中华优秀传统文化、哲学思想和人体生命现象、防病治病规律的有机结合，形成了系统整体的医学体系。把握人体动态变化规律，在防病治病过程中扶正祛邪，调整平衡，是中医自身的独特思维模式。这种对于人体的认识，对人体动态的把握，体现了中医独特的科学性。正是这种思想，引领了科学、医学的发展方向，并形成了我国独特的科技资源。中医引领着人们养生、防病治病的方向，这也正是现代医学的追求方向。中医这些原创优势，是我国独有的自主知识产权。

2) 中医科研须从本位出发

中医利用现代科学技术发展，在这个过程中必须把握自己的方向。利用现代科技发展中医，并不是把中医和现代医药同化，而是要在创新发展过程中，体现中医中药自身天人合一、顺应自然、和谐共生的指导原则。只有在社区中医卫生诊断调查过程中，充分了解本辖区中医药科研的现状和定位，才能使中医的科研回归本位，强调自身的原创性，回归本质，而不是盲目地寻找参照物。根据社区中医卫生诊断整体分析结果，探索一条适合中医发展的科研道路，利用好现代技术，服务于中医自身规律，才能丰富中医理论，提高中医实践能力水平。

3) 科研发展须有切实落脚点

中医科学是从治疗疾病和养生保健发展起来的，中医中医学要系统完整地继承、科学创新地发展。

(四) 社区中医文化资源

1. 概述

中医是优秀的文化资源，弘扬好这一资源，是繁荣中华文化的有力举措。弘扬好中医文化，不仅能够普及医学知识，更有利于提高人民群众的文化素养，传承中华文化的优秀基因，增强中华民族的凝聚力和向心力。中医文化传播的基底在社区，社区更能够贴近居民开展文化宣传，社区中医文化资源不容忽视，因此社区中医卫生诊断中对社区中医文化资源的调查和描述是必不可少的。

2. 分类描述

中医文化发展需要面向中华文化的伟大复兴,要将中医文化建设纳入国家文化发展规划,各社区要把中医文化纳入中心工作计划。

1) 中华文化伟大复兴的先行者

中医是中国传统文化和人文精神的体现者,具体的实践者,与儒、释、道的思想,道合理同,密切关联。要挖掘、提炼中医文化资源的内涵,梳理中医文化与中华优秀传统文化、与时代精神的关系,构建中医文化治人治国的价值体系。社区中医卫生诊断中所涉及的居民中医知识知晓率、中医服务满意度等经常与社区中医药文化传播力度有关,因此通过社区中医文化节、健康大讲堂等活动,让人民群众更多地了解中医、感受中医、使用中医,从而提高社区中医卫生诊断中相关内容的比。

2) 中华文化走向世界的先行者

中医文化传播提高了我国的声誉和影响力,以服务贸易形式推动中医走向国际,不仅有助于以中医服务人类健康,也有利于构建以人为本、平衡和谐的国际环境。

(五) 社区中医生态资源

1. 概念

中医是重要的生态资源,维护好这一资源,是建设生态文明的重要内容。中医源于自然,具有天地一体、天地人和的整体观,注重人与自然和谐相处,与尊重自然、顺应自然、保护自然的生态文明理念内在一致。中医生态资源是整个社区中医资源的重要内容,是社区中医卫生诊断中对中医资源描述的重要部分。

2. 分类描述

生态文明是科学发展观的主要组成部分,在经济社会发展中有重要地位。十八大报告明确指出要把生态文明建设放在突出地位,融入经济建设、政治建设、文化建设、社会建设的各个方面和全过程,中医是重要的生态资源,符合中医的内在理念与基本规律,为中医资源的合理开发提供了良好契机,高屋建瓴,切中要点,影响深远。

把中医归属为重要的生态资源具有科学依据,符合中医的基本规律。中医强调天人合一,将中医列为重要的生态资源符合《黄帝内经》中"生气通天论"阐明的"天人相应"观点,合理生产、开发利用中药资源,正是保护生态资源的一项重要任务。

中医非药物疗法如导引、推拿、针灸等方法没有任何对自然的破坏,而中医物疗法也多来自于自然,中医在使用这些药物时都要求符合自然规律。中药分为植物药、动物药、矿物药,植物药用药要求和自然生态相结合,中医从理念到实践遵循着维护生态平衡、促进生态和谐的原则。针灸疗法就是一项没有毒副作用的、既传统又现代的"绿色疗法",它通过刺激人体、调节人体功能,发挥治疗、预防和保健作用,是对生态规律的最好遵循。

3. 为中医资源的合理开发提供契机

通过生态文明建设的推进来生产有机绿色中药材是实现中药资源可持续发展的重要手段。生态文明建设与中药资源的可持续发展是相辅相成的。一方面,中药材生产要求优良的环境,水质、大气、土壤,生态文明建设是生产优质中药材的重要保证与前提;另一方面,中药的规范化栽培措施,比如使用安全的农药与生物农药、中药资源的野生抚育、中药资源保护区与资源圃建设等措施又改良了生态环境,加快了生态文明的建设进程。

二、描述社区中医服务资源

(一) 基本概念

社区中医服务资源指为社区居民提供中医服务的一线资源和二线资源的总和,一线资源和二线资源分别指一线活动和二线活动所需要的服务人员、服务设施和服务环境。

(二) 社区中医服务资源指标

包括社区卫生服务中心中医资源指标、社区中医其他机构指标。如:中医科室设置、中医人员配备、中医文化、信息化管理、中医诊疗设备、中药房、社区卫生服务站。

(三) 社区中医服务人力资源相关指标规范名称

描述中医类别执业医师人数,中医中、高级职称人数,学历占比。中医培训及培训参与率(包括规范化岗位培训、中医继续教育、名老中医师带徒教育等),合格率,中医科研项目建设。

(四) 社区居民中医知识、行为与态度指标

1. 社区居民中医知识、行为与态度

社区居民中医知识、行为与态度状况,将直接影响其对社区中医服务的需求和利用。

2. 社区居民中医需求与利用

中医门诊就诊情况、中医诊疗服务利用情况、中医基本公共卫生服务利用情况等。

3. 社区居民中医素养

根据国家卫生计生委、国家中医药管理局联合发布的《中国公民中医养生保健素养》中"中医基本理念和知识"内容对社区居民进行中医养生保健素养的问卷测评。

4. 社区中医健康教育环境

中心通过发放中医健康教育宣传资料(处方)、播放中医音像资料、定期更换中医宣传栏、举办中医咨询活动、开展中医健康知识讲座等方式,加强社区中医健康教育工作,增强社区中医健康教育氛围。

第四节　社区中医卫生诊断结果的技术

一、诊断标准和诊断结果

(一) 诊断标准

1. 诊断

诊断通常是指从医学角度对人们的精神和体质状态作出的判断。对正常人的健康状态、劳动能力和某一特定的生理过程的判断。

2. 标准

对重复性事物和概念共同协商，由主管机关批准，以特定形式发布，作为共同遵守的准则和依据。某些标准又以基准为基础或验证。标准的制定和类型按使用范围划分有国际标准、区域标准、国家标准、专业标准、企业标准；按内容划分有基础标准(一般包括名词术语、符号、代号、机械制图、公差与配合等)、产品标准、辅助产品标准(工具、模具、量具、夹具等)、原材料标准、方法标准(包括工艺要求、过程、要素、工艺说明等)；按成熟程度划分有法定标准、推荐标准、试行标准、标准草案。

3. 诊断标准

诊断标准通常指对某种状态或者行为作出判定的准则或者依据，本节所指的诊断标准是指在社区中医卫生诊断结果分析中，对调查结果相关数据设立诊断标准，尤其是对定量数据制订依据，根据结果是否达到标准进行程度的判定。

(二) 诊断结果

1. 结果

结果一般指在一定阶段，人或事物发展所达到的最后状态。

2. 诊断结果

指社区中医卫生诊断中根据社区中医卫生相关诊断标准确定对应的内容是否达到标准，达到何种量化程度。

3. 诊断结果作用

通过分析诊断结果，可以掌握社区中医卫生诊断调查的覆盖面、中医药人才队伍配置程度、政策支撑力度、经费匹配程度、居民中医药知识和技能程度、居民中医药服务利用程度等现状，进一步分析特色优势、存在问题、存在困难，为开展下一步优先干预提供建议。

(三) 常用技术

1. 多元统计分析

(1) 多元统计分析是从经典统计学中发展起来的一个分支，是一种综合分析方法，它能够在多个对象和多个指标互相关联的情况下分析它们的统计规律，很适合医学科学研究的特点。主要内容包括多元正态分布及其抽样分布、多元正态总体的均值向量和协方差阵的假设检验、多元方差分析、直线回归与相关、多元线性回归与相关(Ⅰ)和(Ⅱ)、主成分分析与因子分析、判别分析与聚类分析、Shannon信息量及其应用。

(2) 多元统计分析在社区中医卫生诊断诊断结果分析中应用较为广泛。通过主成分分析可以使社区中医卫生诊断结果中纷杂的数据，按照评分、贡献率等大小提取出最关键的若干主要综合性指标，从而使结果更聚焦，政策建议更有针对性。如公众中医药素养调查有10余项指标，通过主成分分析可以提出贡献率和评分最高的4～5个指标进行主要阐述和分析。

通过因子分析可以了解诊断结果中变量共性部分，如社区中医药满意度中不满意人群可能包括若干年龄段人群，可以通过因子分析发现这几个年龄段人群的不满意的共同点，如果不采用分析技术，仅仅凭借基础数据描述则很难发现共同点。

2. 回归分析技术

（1）回归分析是确定两种或两种以上变量间相互依赖的定量关系的一种统计分析方法。回归分析包括线性回归分析、曲线估计、Logistic 回归、Probit 回归、加权估计、两阶段最小二乘法、非线性回归等多个统计技术。

（2）通过回归分析可以分析社区中医卫生诊断诊断结果中多个变量之间和关系，分析诊断结果与多个变量之间的关系，从而寻找影响社区中医卫生诊断结果的变量，为提出整改建议或者提炼优势特色提供数据支撑。如社区居民对中医药服务的满意度调查中，可以分析某年龄段的居民更加满意，某年龄段最不满意，某患病人群更愿意接受中医药服务等。可以在后期优先项目干预中明确重点干预人群。

3. 数据包络分析法

（1）数据包络分析方法是运筹学、管理科学与数理经济学交叉研究的一个新领域。它是根据多项投入指标和多项产出指标，利用线性规划的方法，对具有可比性的同类型单位进行相对有效性评价的一种数量分析方法。该方法在处理多指标投入和多指标产出方面，体现了其得天独厚的优势。

（2）数据包络分析方法是综合性分析方法，主要是对社区中医卫生诊断中政策和运行类诊断结果进行数据分析，通过该方法将社区中医投入与产出的比率与效率进行阐述，如可以分析某社区下设五所社区卫生服务站，根据各站点提供的全年中医药服务数据与站点面积、人才队伍配置等进行分析，分析配置是否最优，哪个所投入与产出的效率较差，从而有针对性地进行改革。

二、以公众中医药素养为例的诊断标准和诊断结果应用

（一）概述

中医药素养调查是社区中医卫生诊断调查分析的重要部分，中医药素养是公众科学素养的重要组成部分，积极开发中医资源及中医学中朴素的健康教育思想，运用"治未病"理念积极拓展中医健康教育内涵、丰富中医健康教育手段，发挥中医"治未病"健康教育在疾病预防控制中的作用是十分必要的。

公众中医药素养的要素结构包括：中医药知识、中医药方法、中医药思想、中医药精神。其中中医药知识和中医药思想对我国具有非常重要的历史意义和深远的影响。公众中医药素养的功能结构包括四个层次：生存中医药素养、生活中医药素养、文化中医药素养和参与公共事务的中医药素养。这符合以人为本的原则，符合公众对中医药素养的分层次需求，同时也是符合我国公民科学素养，符合科学发展观，以促进社会全面、协调和可持续的发展。综合地讲，公众中医药素养是建立在基本文化素养基础上的以公众科学素养的功能结构与要素结构互相耦合的一个系统。

（二）案例

1. 调查对象

在上海 40 家中医药特色示范社区卫生服务中心所服务社区随机调查了 4 800 名35～90

岁的居民。家庭内被调查对象的确定则是按照二维随机数表法，从家庭成员中选取。

2. 调查内容

个人基本情况（包括性别、年龄、名族、婚姻、文化程度、医疗费用支付方式、就业状况、职业、居住状况）；自我评价健康状况、两周伤病情况、慢性病情况、调查前一年住院情况；生病时的选择与原因说明；中医药健康文化的选择与说明；对中医药了解的情况；对中医药的看法。共6类38项。

3. 部分调查结果

居民中医药素养水平指数测量结果。居民中医药素养达标人数。本次调查共有287人中医药素养达标；调查测试出居民中医药素养水平指数为6.17%。

4. 诊断标准

中医药素养水平的计算方法：参考目前国内外的相关公众素养水平指数的计算方法，采用自拟的"社区居民中医药素养水平指数"来综合反映上海市中医药特色示范社区卫生服务中心服务的居民中医药素养的总体状况。本次调查问卷共设计17道测量题，并能够正确回答样本中12道以上的居民视为中医药素养水平达标，由此得出社区居民中医药素养水平指数。计算公式如下：

居民中医药素养达标＝17道题中能正确回答12道题。

居民中医药素养达标人数＝12道题回答正确人数。

居民中医药素养水平指数＝（达标人数/抽样回收总人数）×400%（国际通用公式）

5. 诊断结果

公众中医药认知及需求调查中得出全国公众中医药素养水平指数为2.6%，明显比调研所得的上海市居民中医药素养水平指数6.62%低，究其原因可能与上海市居民的整体文化水平相关，并且本次选取的是上海市40家中医药特色示范社区卫生服务中心管辖社区的居民，这40家社区卫生服务中心中医药服务能力、对中医工作的重视、对中医文化的宣传都走在全市前列，因此其辖区内的居民接受到的中医药文化知识也更多更丰富。

6. 诊断建议

上海市本次居民中医药素养调查水平指数虽然较高，但因为是样本对象为中医药特色示范社区卫生服务中心辖区居民，其他社区的中医药素养水平可能会略低，因此建议政府部门应发挥主导作用，高度重视社区中医药工作，提高基层中医药服务能力提升工程，将提高居民中医药素养作为社区中医药工作的重要内容。积极开展研究，拨发专项经费，大力开展中医药科普宣传活动，普及中医药健康文化知识，全面提高民众中医药素养。

三、以健康指数为例的诊断标准和诊断结果应用

(一) 健康指数

1. 概念

健康指数是卫生服务工作中应用过程控制技术中的统计分析理论，以研究期间或个人，或

单位,或多个单位,或不同部门,或不同地域体检数据为基础,利用统计学原理和关键要素法,将反映健康状况的特异、敏感的多个单一指标综合处理后产生的一个新指标,即健康指数。

2. 作用

主要用来客观、全面地反映个体、群体的健康状况及发展趋势,进行个体和群体的健康评价,诊断分析导致健康差异人群的共性因素,为健康管理明确方向。

(二) 中医药健康指数

1. 分类

社区中医卫生诊断中,中医药健康指数可以分为环境健康指数、资源配置健康指数、服务效率健康指数、居民健康程度健康指数、中医药市场规模健康指数等。

2. 作用

以社区中医卫生诊断"中医药健康指数"数值,客观反映中医药健康状况;将健康评价范围从是否达到健康标准要求,延伸到标准达到后的精细化评价;评价导向侧重中医药健康管理,评价的基础是指标的基准值为分析诊断和管理改进提供依据,通过指标审核、指标体系合理性验证和管理水平评价与因素分析,确定指标与主要原因之间的关联程度,进行中医药健康干预处方,实现看不见的定性推断到可视化定量分析提升。

(三) 中医药健康指数诊断标准

社区中医药市场健康发展表现为以下几点。

1. 社区中医药发展与经济社会发展相协调

社区中医药发展与经济社会发展相协调是指社区中医药发展水平与社会经济发展水平相协调;社区中医药投资与社会经济发展相协调;社区中医药服务价格与社会经济发展相协调以及社区中医药市场内部结构与社会经济发展相协调。

2. 社区中医药发展与自然环境相协调

社区中医药业发展与自然环境相协调是指社区中医药的发展水平要与其所处的自然环境相协调;社区中医药业的发展要满足人口增长的需要;社区中医药业的发展要与所在城市的城市化进程相协调。

3. 社区中医药可持续发展

社区中医药产业的可持续发展包括人财物资源的有序利用,还包括社区中医药市场的完善以及居民居住、社会环境的改善等多方面内容,所以社区中医药业的可持续发展必须解决好自然和社会两个方面,否则就不可能实现社区中医药可持续发展。

社区中医药市场健康指数是对社区中医药市场秩序、社区中医药市场资源配置效率、社区中医药市场规模这三方面内容的一个综合评价结果,是对社区中医药市场健康状况的一个整体反映,其具体表现为一个确切的数值。社区中医药市场健康指数是在社区中医药市场秩序评价、社区中医药市场资源配置效率评价以及社区中医药市场规模合理度评价基础上获得的,是对这三项评价结果的一个整合。

(四) 中医药健康指数诊断结果分析技术

1. 社区中医药市场资源配置效率评价

采用的是数据包络分析法,在对现有数据包络分析模型进行改良之后,资源配置效率的投入指标和产出指标,将指标数据出入改良后的数据包络分析模型,对市场资源配置效率进行评价。

2. 社区中医药市场规模合理程度评价

采用的是线性回归分析法。第一,选取市场规模的代理变量作为因变量,选取影响社区中医药市场规模的重要因素作为自变量;第二,对自变量和因变量进行回归分析,计算出残差;第三通过残差分析社区中医药市场的规模是否合理、合理程度是多少,进而对社区中医药市场规模做出理性的评价。

3. 社区中医药市场健康指数评价

是基于欧氏空间理论的综合评价法。通过欧氏距离构建社区中医药市场健康指数模型,对社区中医药市场健康程度进行评价。本节假设社区中医药市场健康是分布在一个三维空间中,这三维分别是市场秩序、市场资源配置效率、市场规模。三个维度上存在着三个最大值,也就是最佳秩序、最优资源配置效率、最合理规模。于是在这个健康空间中就存在最佳的健康点,离这一点越近,社区中医药市场就越健康。

第五节 社区中医卫生诊断干预技术

一、基本概念

优先是指放在他人或他事之前,多指在待遇上占先。在社区中医卫生诊断中,指需要率先解决,在其他工作之前解决的相关工作。

优先项目:是指在社区中医卫生诊断的基础上,在现有社区中医卫生服务的范围内突出重点,形成优先项目。纳入优先项目的社区和综艺服务,应在现有条件下能够全面有效、保质保量开展,即首先实现规范化和均等化提供。

二、确定社区中医干预优先项目

确定社区中医干预优先项目采用定量和定性相结合的方式。

(一)定量方面

(1)主要是统计样本社区卫生服务机构开展的社区中医干预项目情况,通过频次分析确定已经广泛开展的社区中医干预优先项目。

(2)通过社区中医卫生诊断,调查目前社区存在的主要问题和居民需求最高的问题及其对应的社区中医干预服务项目。

(二)定性方面

(1)首先确定目前开展的社区中医干预项目数量。

(2)邀请卫生行政部门领导、街道(镇)分管领导、社区卫生服务中心分管领导、社区卫生服务中心中医科负责人、中医医师及社区居民等不同代表开展焦点访谈或座谈,了解对居民影响较大的项目,增添目前未开展的项目。最终确定的项目一般集中在对社区中医卫生基础信息收集的项目、成效好且居民乐于接受的项目、重点服务弱势群体的项目。

三、社区中医干预的重要性及基本原则

(一) 重要性

优先项目的确定不是重新创造出一批项目,而是在已有的目标明确、效果显著的社区中医服务项目的基础上,结合目前社区中医卫生诊断结果进行确定。

(二) 优先项目的界定需要遵循的原则

1. 严格控制优先项目的数量

优先项目包应反映社区中医工作面临的共性问题;经费投入水平较低、投入方式不尽合理以及人力不足的现况,都对社区中医服务均等化的实现有直接影响。基于对这些因素的考虑,需要严格控制优先项目的数量。

2. 优先项目须在各个社区有较好的实施基础

某项服务若已经在大多数样本社区卫生服务中心开展,表明该项目具备了比较好的实施条件,具有可操作性,服务效果明显,易于为社区居民所接受。这为进一步促进和实施服务的均等化奠定了较好的基础,所以,这些服务项目是考虑纳入优先项目的重点。

3. 国家要求开展的重点项目须列入

调查中发现国家要求开展的重点项目在多数样本社区卫生机构已开展。考虑到国家重点项目均是意义重大、流程清楚、考核细则全面的服务项目,因此,有必要全部纳入优先项目。如《国家基本公共卫生服务项目》提出的两类人群中医健康管理。

4. 对社区居民健康影响较大的重点项目须列入

有些服务项目可能目前没有在全部社区卫生服务机构开展,甚至不在国家重点项目中,但是,如果根据社区中医卫生诊断的结果以及专家的意见,其对居民健康效果明显,意义重大,那么这些项目也将纳入优先项目。

5. 暂时没有开展条件的服务不纳入

尽管有些项目可能是经过各个条线的专家论证后确定的,绝大多数也经过实践的检验。但是,调查中发现,由于社区卫生服务机构能力上的限制或服务本身对技术要求较高,部分项目开展的条件暂时不具备。存在这种情况的服务项目,将不被纳入优先项目。

6. 优先项目是可以定期调整的

随着国家和上海市社区中医工作重点的转变和社区人群面临的主要卫生问题的变化,优先项目中的项目可作调整,项目"可进可出";另一方面,随着经济水平的提高、群众卫生需求的增长、社区卫生服务中心服务能力的增强,优先项目覆盖的内容可以逐步扩展。但是,无论优先项目如何调整,其确定原则依然不变,要体现政策重点和群众需要,纳入的项目也要有开展的基础,从而保证所有项目有实现均等化的可能。

四、制订社区中医干预优先项目实施方案

（一）内容与方法

1. 确定优先干预的重点疾病

流行因素基本清楚、有效的预防措施、干预措施成本较低的疾病。

2. 确定优先干预的重点人群

针对重点疾病，考虑重点保护人群。

3. 确定优先干预的重点危险因素

是明确致病因素，与重点干预疾病联系强、流行水平高，可以预防控制并有明确的健康效益。

4. 评价问题的重要性

评价控制措施可行性：技术可行性、经济可行性、群众响应可行性或对象的可接受性以及社区环境与政策的支持保障可行性。

5. 确定优先干预项目

1）确定优先干预的卫生资源调整项目

重点是社区卫生服务网机构的人力资源优化建设、服务功能落实、模式更新的策略与措施以及管理体制和运行机制改革。

2）确定政策与社区环境的优先调整利用项目

重点是加强政府主导、加大投入的对策建议以及社会和社区综合环境的支持保障措施与开发潜力。

（二）确定项目目的与目标

目的和目标是计划存在与效果评价的依据。目的是指在执行某项计划后预期达到的最终结果。目的是宏观性、远期性，一般用文字表述。目标是目的的具体体现，用指标描述，具有可测量性。

1. 计划目的

计划目的是社区优先干预项目最终利益的阐述，如通过提高居民中医服务知晓率以达到推广中医理念的目的。

2. 计划目标

计划目标是在计划目的的基础上，进一步回答对象、时间、什么或多少等问题。以上述计划目的为例，其计划目标为：某社区 16～26 岁青少年吸烟率在三年内降低 25％。计划目标可分为总体目标和具体目标。

（1）总体目标：一般由三个"W"和两个"H"组成，即：Who——对象，What——实现什么变化，When——实现变化的期限，How much——变化的程度，How to measure——测量的方法。

（2）具体目标：总体目标可以分解为各方面、各阶段、各层次的具体目标。如远期的中

医控制目标、中期中医服务效果评价阶段的健康相关行为目标、短期效果评价的各种干预目标(倾向因素、促成因素、强化因素)、执行阶段的各种工作进度目标等。

(三) 任务分解,明确责任

1. 制订各项目方案

重点是各优先干预项目目标人群、干预策略、干预活动的内容、方法、日程及人员培训、评价计划等、组织架构、人才队伍配备等。

2. 分解各优先项目任务

将各项目逐条分解,明确任务时间节点、责任人、开展内容等。

(四) 评价与保障

1. 保障的分类

主要分为组织保障、人员保障、经费保障、政策保障、信息支撑等几个方面。

2. 常用质量评价方法

1) 分层法

分层法是质量管理中整理数据的重要方法之一。分层法是把收集来的原始质量数据,按照一定的目的和要求加以分类整理,以分析质量问题及其影响因素的一种方法。运用分层法时应根据分层的目的,按照一定的标准进行区分,把性质相同的分列一组,使数据反映的事实更明显、更突出,以便找出问题,对症下药。

2) 调查表法

调查表是为收集数据而设计的图表。调查表法就是利用统计表进行整理数据和粗略分析原因的一种工具。其格式多种多样,可根据调查的目的不同,使用不同的调查表(见表 13-3)。

表 13-3 情绪管理调查表(调查表举例)

根据近一年的体验和感觉回答一下问题	没有或根本不	很少或有一点	有时或有些	经常或相当	总是或非常
您精力充沛吗	1□	2□	3□	4□	5□
您容易疲乏吗	5□	4□	3□	2□	1□
您说话的声音柔弱无力吗	5□	4□	3□	2□	1□
您感觉到闷闷不乐吗情绪低沉吗	5□	4□	3□	2□	1□
您比一般人受不了寒凉吗	5□	4□	3□	2□	1□
您能很快适应自然环境和社会环境的变化吗	1□	2□	3□	4□	5□
您容易失眠(没有很好的失眠质量)吗	5□	4□	3□	2□	1□
您容易忘事(健忘)吗	5□	4□	3□	2□	1□
肯定的结果	□是	□基本是	□否		

3) 排列图法

排列图又称为主次因素分析图,是把影响质量的因素进行合理分类,并按影响程度从大到小的顺序排列,做出排列图,以直观的方法表明影响质量的主要因素的一种方法(见图13-8)。

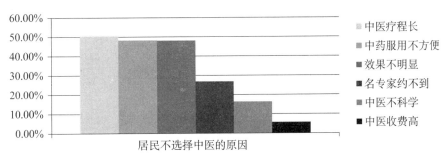

图13-8 居民不选中医的原因(排列图举例)

4) 因果分析图

因果分析图又称特性因素圈、树枝图、鱼刺图。因果分析图运用系统分析方法,以结果出发,首先找出影响质量问题的大原因,然后再从影响质量的大原因中找出中原因,再进一步找出影响质量的小原因……以此类推,步步深入,一直找到能够采取改进措施为止(见图13-9)。

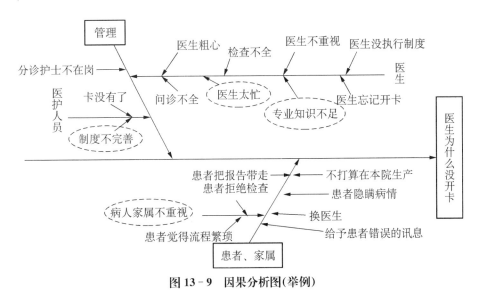

图13-9 因果分析图(举例)

5) 控制图

控制图又称管理图,是画有控制界限的图表,用来检查质量波动是否处于控制状态的一种工具。控制图根据质量特性的数据统计可分为计量数据的控制图和计数数据的控制图两大类(见图13-10)。

控制图法不是事后检查,它贯穿于优先项目工作的全过程,能及时发现异常现象,对于检查优先项目工作质量是否稳定有重要作用。

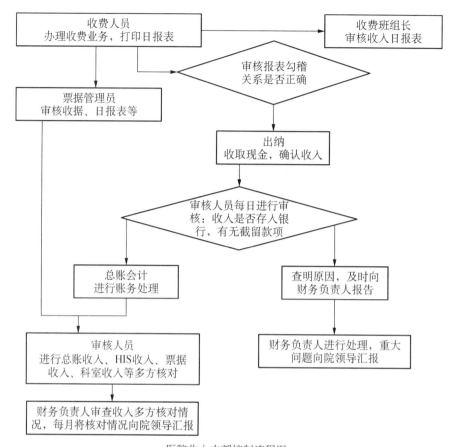

医院收入内部控制流程图

图 13‑10 某医院控制图(举例)

第六节　社区中医卫生诊断实施技术

一、社区中医服务工作规划

（一）概述

1. 基本概念

规划是指个人或组织制订的比较全面长远的发展计划，是对未来整体性、长期性、基本性问题的思考和考量，设计未来整套行动的方案。

2. 目的

社区中医服务发展规划是社区卫生服务中心（以下简称中心）全体利益相关者（员工、居民、社区、上级部门等）为应对卫生变革和卫生发展的双重挑战，在系统地诊断社区中医卫生服务原有发展基础、深刻剖析"中心"文化的前提下，着眼于社区中医工作 3～5 年中长期发展，战略性地确立中心发展目标，分析优先发展项目，挖掘自身潜在资源，制订相应行动计划并在实践中充分予以落实、积极完善和修正,持续保障改进的动态过程。

3. 过程

社区中医服务发展规划是目标导引领导方法的系统性实践,是一种全员参与的管理方式,更是持续推进改进的行动过程。

从行为过程的整体构架上来看,可以将规划分为 DPDE 四个环节,即诊断(diagnose)、设计(plan)、执行(do)、评估(estimate)。其中,诊断是基础,设计是关键,执行是重点,评估是保障。四个环节共同组成了社区中医服务发展规划的系统过程。

(二) 社区中医服务工作规划的制订原则

1. 制订过程要民主

社区中医服务发展规划的设计必须要重视中心民主。全体职工充分参与研究设计的社区中医服务发展规划文案,不仅要得到中心职工的广泛认同,也必须在理论上得到卫生专家的认可,在谋划上得到上级部门的广泛认同和大力帮助,在发展方向上得到社区居民的充分了解和积极支持。

2. 诊断要准确

现状分析中抽象问题一定要具体化,准确定位问题所在。

3. 目标要适合

发展目标是中心社区中医服务理念的具体表述,是中心中医工作发展前景的形象设计。中心发展目标要围绕中心服务理念来确定。

4. 措施要明确

措施要实在。措施要明确,有针对性,具体可行。

(三) 制订步骤

1. 成立社区中医服务发展规划编制小组

一般由党政班子成员、中层干部、职工代表和居民代表组成,有时也邀请上级领导或专家参与,根据需要分为领导小组和工作小组。

2. 拟定规划编制日程表

可以保证有充分的时间开展工作,也可以掌握工作节奏,减少疲劳感和厌烦情绪。

3. 培训编制小组成员

培训骨干,保障后续工作的有效展开。

4. 发动群众分析情况

只有全面分析中心的优势和存在问题,才能立足社区中医卫生工作发展的基础和需求,寻找新的生长点,制订出一份对学校发展有价值的规划。如果不是首次制订规划,分析校情时要重视对原规划执行情况的总结。编制小组认真梳理和归纳群众认定的问题,便于进入新一轮的讨论。

5. 全中心讨论提出改进措施

按照问题类型,召开专题研讨会,提出改进措施。编制小组确定改进方案和时间表。各部门拟定相应的部门规划。

6. 提出规划初稿

编制小组汇总各方面意见后提出社区中医卫生发展规划初稿,广泛征求职工、居民和社区的意见。同时,认真听取专家和上级部门领导的意见和建议。

7. 提出规划修改稿

修改稿要注意认真研究不同的意见,完善规划初稿。初稿修改后,再次分别征求相关人员的意见和建议,并不断完善设计的文案。

二、社区中医卫生服务诊断和实施方案

(一) 前言

为完善社区中医卫生服务功能,提高社区中医卫生服务水平,满足居民对优质社区中医卫生服务的实际需求,根据卫生部组织专家编写的《社区卫生诊断技术手册》,为社区医师服务于居民提供了规范化的指导,进一步明确社区卫生诊断的目的、意义、调查方法、调查范围、指标、工作过程和质量控制,中心将对社区中医卫生服务供需方及社区环境现状进行一次全面、准确的调查研究,对既往社区中医卫生服务工作的成效与主要问题进行系统、科学的总结评估,充分利用和优化整合现有卫生资源,选择适宜的社区中医卫生运作模式,造福社区居民奠定坚实的工作基础。为确保此项工作的顺利进行,特制订此方案。

(二) 工作目的

(1) 调查并分析居民卫生知识水平、卫生服务需求与利用及其社区中医卫生服务满意度。

(2) 了解并分析发展社区中医卫生服务的政策环境及其社区资源综合支持特征。

(3) 发现并确定社区主要健康问题及其危险因素。

(4) 分析并提出本社区优先解决的社区卫生问题及优先干预项目。

(5) 总结并评价社区卫生资源,重点是社区卫生服务机构资源状况、供给与利用效率。

(6) 制订本社区中医卫生服务工作规划,并为社区中医卫生服务的综合效果评估提供基线数据。

(三) 工作措施

1. 加强领导,完善组织机构

成立"社区中医卫生诊断"工作领导小组,领导小组下设办公室和相关工作小组:分别为资料收集组、居民卫生调查组、汇总统计组、质量控制组,并明确具体工作职责。

2. 加强协调,明确工作职责

1)"社区中医卫生诊断"工作领导小组及下设各工作小组成员名单及职责

制订"社区中医卫生诊断"工作实施方案;负责组建各工作团队、人员培训、社区宣传动员、物资准备等。

2)资料收集组

负责收集辖区的人口学资料和被调查居委会户籍资料及相关统计资料,低保户、贫困与

残疾人员现有资料,人口计生方面现有资料;社区环境资料,社区卫生资源资料,死亡、传染病与相关调研资料以及相关统计年鉴;配合完成"社区中医卫生诊断"工作。

3）居民卫生调查组

完成居民卫生调查：每个社区采用整群随机抽样方法,由统一培训的调查员在居委会人员带领下入户对抽中的样本家庭中实际居住的全部成员进行面对面询问调查和体格检查。

服务对象满意度调查：负责请第三方完成服务对象满意度调查。

现有卫生资源调查：负责完成辖区现有诊所、保健站调查。

4）汇总统计组

资料统计分析,撰写"社区中医卫生诊断"报告及制订社区中医卫生服务规划。

5）质量控制组

对工作过程监控,及时掌握社区卫生诊断的各项工作是否按照时间表上的预计时间进行。

对工作质量监控,制订并落实质量核查制度,检查实际开展的工作在内容、数量、质量上是否符合计划所要求,对考核评估中发现的问题和不足予以纠正。

6）街道办事处(镇政府)及各社区(村)居委会(村委会)

负责配合做好"社区中医卫生诊断"入户调查等工作。

（1）社区动员。

居委会、楼栋长、志愿者动员：通过会议和培训,宣传"社区中医卫生诊断"工作的意义和对居民的有利之处,布置各项工作内容,保证工作顺利进行。

社区居民动员：通过入户宣传、发放宣传资料、张贴海报等方式大力宣传现场调查的意义,动员居民自愿、主动参加。

（2）提供社区环境资料(包括自然地理、文化设施、社区经济、社区机构、流动人口和社区建设等)。

（3）共同完成居民卫生调查。

协调居民卫生调查组在抽样阶段负责排除人户分离的家庭;

协调居民卫生调查组,安排进行入户调查。

（四）工作流程

社区卫生诊断是社区卫生工作者运用社会学、人类学和流行病学的研究方法对社区各方面进行考察,发现问题,通过实施卫生行动,充分利用社区现有的卫生资源来解决社区的主要卫生问题的过程。社区诊断与临床诊断不同。临床诊断是在疾病发生之后,临床医生通过对病人的检查和实验室检查后得出的诊断。社区诊断则是社区卫生工作者主动地利用科学的方法收集社区内居民身体健康、社区内可利用的卫生资源,以及卫生资源的利用情况等资料来对社区健康状态进行描述,并确定社区内主要优先的卫生问题和居民实际诊断的过程(防患于未然)。

（五）社区卫生诊断的主要内容

1. 明确社区资源(可通过街道或居委会获得)

（1）社区整体经济状况：人均收入、就/失业率－待业率。

（2）机构资源：社区的领导或管理机构、团体、文化与教育、活动场所、生活服务、医疗保健、福利慈善等机构。

（3）人力资源：能够参与社区中医卫生服务的相关人员及其服务观念、能力、方式、影响力。

（4）文化资源：教育、科技、艺术、习俗、道德、法律、宗教。

（5）社区可动员的潜力：上述各项来源于卫生机构、政府、社区、其他组织乃至居民的资源。

2. 明确社区地理区域（规划及划分）

（1）服务的地理范围（界址、面积）。

（2）地域上的标志（行政划分——街道、居委会）。

3. 明确社区人口学资料（通过居委会获得）

（1）户籍人口与流动人口数量。

（2）人口结构：年龄、性别、职业、文化程度、民族、家庭结构。

（3）人口出生情况、死亡情况。

（4）人口经济学状况：人均月收入、消费水平（用于饮食消费）、人均住房面积。

4. 调查社区健康状况（必须通过社区卫生服务机构自己调查，部分可以请居委会协助）

（1）社区出生率、死亡率、死因构成、患病率、期望寿命。

（2）人群主要危险因素（相关不良生活行为——吸烟、饮酒、静坐生活方式）。

（3）影响健康状况因素（经济、文化、意识、观念）。

（4）社区人群健康知识的知、信、行。

（5）社区人群有关生活质量方面（健康、亚健康、患病、残疾）。

5. 确定应优先解决的社区卫生问题（社区当务之急需要做的，而且能够做的事情）

（1）人群最突出且可操作，并能解决的健康问题：危险因素、疾病、影响程度。

（2）社区影响健康状况的可干预的问题。

（3）可参与干预的社区资源。

（4）能够带来的社会效益和经济效益。

6. 明确目标人群有关特征（决定前需要明确是政府指令还是市场运作）

（1）人口学资料中可利用信息（社区中的重点人群、能够带来社会/经济效益的人群）。

（2）社区健康资料中问题信息涉及的人群（根据自己的知识和业务状况衡量）。

（3）人群主要危险因素涉及人群（进一步筛查以扩大或增加自己的知名度）。

（4）目前来社区卫生服务站就诊居民情况分析（很快能够带来效益的人群特征）。

7. 了解社区居民卫生服务需求（医疗中应当注意的、健康教育讲座中需要强化的）

（1）社区人群健康信念（如何花钱、如何对待健康和疾病）。

（2）求医动力及行为（两周患病及就医调查）。

（3）对卫生服务机构的利用（就诊趋向、利用的方便与否、寻求卫生服务的理由和获得的障碍）。

8. 上述各项问题的负面因素(具体分析,如同临床医生的诊疗计划)。

(六) 工作进度安排(见表 13-4)

表 13-4　工作进度安排表格形式

工作内容	X月	X月	X月	X月	X月
计划设计					
制订相关方案					
队伍组建与物资准备					
人员培训与社区动员					
收集现有资料					
居民卫生调查					
服务对象满意度调查					
社区卫生服务机构调查					
资料录入与统计分析					
撰写社区卫生诊断报告					
制订社区中医卫生服务工作规划					

三、社区中医卫生诊断实施流程

社区中医卫生诊断流程分为四步。即设计准备、资料收集、资料统计、分析报告。

1. 设计准备

社区中医卫生诊断工作需要进行周密的设计,制订实施方案,确定资料的收集、整理、分析的方法以及时间进度,并进行必要的组织准备和物资准备。

2. 资料收集

资料收集是社区中医卫生诊断的重要内容,是做好社区中医卫生诊断的关键环节。开展社区中医卫生诊断要尽量收集可能收集到的资料,力求资料翔实可靠,为社区中医卫生诊断提供较高利用价值的客观数据。资料收集方法包括收集现有资料和进行社区卫生专项调查。

社区中医卫生诊断中的专项调查主要包括居民卫生调查、服务对象满意度调查和社区卫生服务机构调查。关于社区访谈调查视社区具体情况决定是否进行。

3. 资料统计

通过对资料审核、输机录入后,利用统计软件进行统计。客观描述社区环境特征、社区人群特征以及社区卫生服务资源特征。

4. 分析报告

通过对收集资料的统计结果,全面总结分析本社区人群的主要健康问题及其危险因素、评价卫生资源的供给与利用效率以及社区环境的支持保障能力。从而确定本社区优先干预项目,最后要撰写社区中医卫生诊断报告以及制订今后五年期间的社区卫生服务工作规划。

第七节 社区中医卫生诊断报告撰写技术

一、社区中医卫生诊断报告的地位

(1) 社区中医卫生诊断是开展社区中医服务首要的基础性工作,是社区诊断中不可或缺的一部分,可以针对社区居民的主要健康问题及疾病的流行趋势,积极应用中医理论和方法,收集现有社区中医服务资料,并对社区中医服务进行专项调查,充分利用现有卫生资源,满足社区居民中医服务需求。通过动员社区参与发挥中医优势,采用中西医结合的干预措施为社区居民服务。

(2) 社区中医卫生诊断是制订切实可行和富有成效的社区中医预防保健服务和中医医疗服务的先决条件。一方面为制订社区中医干预规划提供方向和依据;另一方面可以更好地掌握社区居民对中医服务的需求和利用情况,更好地为社区居民服务。

二、社区中医卫生诊断报告的结构

一般社区中医卫生诊断报告可分为学术版和简化版两种。

(1) 学术论文版诊断报告格式应包括首页、目录、摘要、正文、参考文献、签名及日期。其中数据要求准确翔实,讨论合理。

独立成篇的社区中医专题诊断报告需要分析内容包括社区概况、社区中医服务资源、社区居民中医体质分析、社区中医健康教育情况、社区中医健康教育环境、社区中医服务管理情况、中医政策贯彻和落实这七个方面的情况。

(2) 简化版的社区诊断报告类似于一篇摘要,包括目的、方法、结果、结论,目的在于向政府相关部门报告或者向社区居民说明时突出重点。本书主要阐述学术论文版的结构。

(3) 结构内容: ①首页;②目录;③摘要;④背景;⑤研究目的;⑥资料与方法;⑦质量控制;⑧技术路线图;⑨结果;⑩讨论;⑪结论;⑫建议;⑬研究的局限性;⑭参考文献;⑮签名及日期等。

三、报告的文句注意点

理论阐述科学性、结构条理性、语言表述通俗性、文句表达通顺性。

四、统一图表

1. 统计表

统计表是用来描述统计资料及其指标,反映事物内在联系和规律性的表格。统计表可使分析的数据指标条理化、系统化,避免冗长的文字叙述,有利于理解、分析和比较(见图13-11)。

区域	2011 年		2012 年		2013 年	
	体质辨识健康档案数	占比(%)	体质辨识健康档案数	占比(%)	体质辨识健康档案数	占比(%)
中心城区	142 168	12.71	443460	35.44	674033	51.83
郊区	123021	12.23	390845	27.8	813364	52.35
合计	265189	12.48	834305	31.4	1487397	52.11

图 13-11　统计表结构示意图

(1) 标题。指统计表的名称,要求简明扼要说明表的主要内容,一张表突出一个中心,必要时注明时间和地点。标题位于统计表的上方正中央。一般一个统计表要有表号,其位置位于表的上方左侧,若同时有多个表格,在表的标题前面注明序号,如表1、表2、表3、……

(2) 横标目位于表的左侧,用于指明统计表的横栏所代表的意义,一般为研究事物的对象,如分组类别等。

(3) 纵标目位于表的上方偏右侧,用于表明统计表中纵栏的内容,一般为研究事物的指标,如统计指标等,其表达结果与横标目呼应。

横标目和纵标目要求文字简明,避免标目过多层次不清,有单位的要注明单位。

(4) 表身主要指表中各种统计指标的值,占了表的大部分篇幅。统计表中的数字要用阿拉伯数字,小数位对齐,保留位数一致。表内不能留有空格,暂缺或不详用"…"表示,无数字用"—"表示。数字若是"0"则必须填"0"。表内不能用文字说明,要说明或注释时在表内用"*"标记,再在统计表的底部表明注释的主要内容。

(5) 线条医学统计表的线条比较简单明了,通常采用三线表。只要求有顶线、底线以及将纵标目和表身分开的横线,有时在合计行与表身分开的横线,医学统计表不能有斜线。

2. 统计图

统计图是用点的位置、直条的长短、线条的升降、面积的大小以及各种图案等图形来表达统计分析的结果,反映事物及其指标间的关系。统计图形可比较直观、形象、生动地描述事物的特征,表达的结果一目了然,比统计表更容易理解和比较。但统计图只能给出概括的印象,不能非常准确地表达数据,一般需要结合文字进行描述。统计图分为条图、线图、直方图、圆形图、百分图、散点图、统计地图等。

(1) 标题指统计图的名称,要求简明扼要,说明统计图的主要内容,表达要确切,必要时注明时间和地点。标题位于统计图的下方正中央。

(2) 纵横轴。纵横两轴应有标目,即纵标目和横标目,并注明度量衡单位。轴的刻度一般是等距尺度,并按比例尺度标明数值。横轴尺度,一般从零开始。纵横轴实际长度的比例一般以5:7较为适宜(圆图除外)。

(3) 图体即统计图形。

(4) 图例统计图中比较不同事物时,需要用不同线条、颜色和形状表示,对此需要说明,即图例说明。图例一般放在图右上角,其位置要与图体协调,使整体美观。

3. 常用统计图

(1)普通线图。用线段的升降来表示某现象随另一现象变动的幅度或趋势,适用于反映两个定量指标间的关系。适用于连续变量资料,说明某事物因时间、条件推移而变迁的趋势。纵横尺度都要求等距。纵轴采用算术尺度,从零开始(见图13-12)。

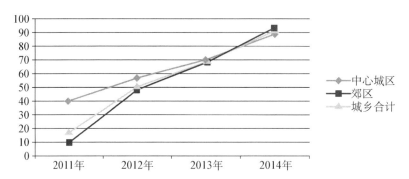

图 13-12　2011—2014 年上海市中医特色示范社区卫生服务中心 0~6 岁儿童
中医健康管理情况

(2)条图。是用等宽直条的长短来表示相互独立的各指标大小。要点:条图适用于按性质分组、各组独立不连续的资料。横轴为分组标志,一般作为直条图的基线。各直条宽度相同,直条间的距离相等并与直条宽度相同或为其的 1/2。条图有单式和复式两种(见图 13-13)。

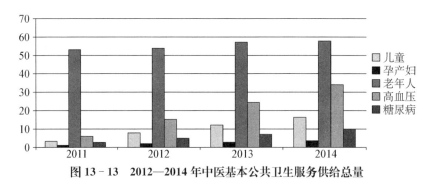

图 13-13　2012—2014 年中医基本公共卫生服务供给总量

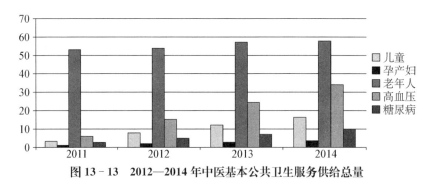

图 13-14　40 所中医特色示范社区卫生服务中心中医医师结构

(3)圆形图。圆形图适用于构成比资料,它是以圆的整个面积代表 100%,将圆面分割成多个大小不等扇形,以不同的扇形面积来表示构成比的大小。绘图要点是现将各个百分比乘以 360°,获得圆心角度数按大到小依顺时针方向把圆分成几个扇形部分,并用图例表示不同的构成比例(见图 13-14)。

（刘　登　王巧飞　徐　民）

第十四章

社区中医卫生诊断项目评价

本章主要阐述社区中医卫生诊断相关评价的概念、目的、意义、内容,包括项目评价、社区中医卫生服务贡献率评价、社区中医卫生服务获得感评价、社区中国医药管理策略评价、社区中医预防保健服务显示度评价以及需求与利用评价。同时引用案例阐述如何开展评价。

第一节　概　述

一、基本概念

(1) 项目:是指一系列独特的、复杂的并相互关联的活动,这些活动有着一个明确的目标或目的,必须在特定的时间、预算、资源限定内,依据规范完成。

(2) 评价:通常是指对一件事或人物进行判断、分析后的结论。

(3) 社区中医卫生诊断项目评价:是以社区中医卫生服务计划要求为标准进行,是社区中医卫生服务工作的继承和发展。计划、实施和评价是一个互相衔接、不断循环发展的过程,推动事物的螺旋式上升。

二、目的与意义

(一) 目的

(1) 确定社区中医卫生服务计划的适宜性与合理性。

(2) 确定各项活动是否按照计划进行。

(3) 确定项目是否达到了预期目标,存在的问题是什么,以及需要进一步改进的意见。

(二) 意义

(1) 保证社区中医卫生服务项目实施取得成功。

(2) 使项目更具科学性。

(3) 改善项目,并促进社区中医卫生服务工作的螺旋式上升。

（4）可阐明社区中医卫生服务项目的价值及其推广性。

（5）评价项目目标的达成度。

（6）评价项目的进展。

（7）分析社区居民的中医卫生服务需求，评价项目对需求的满足程度。

（8）探讨影响社区中医卫生服务利用的因素。

（9）对项目产生的社会经济效益做出客观评价。

（10）评价社区中医卫生服务的质量。

三、评价类型

（一）形成评价（formative evaluation）

对将要实施的项目的合理性、可行性及科学性进行评价。

（二）过程评价

是测量项目的活动、质量、实施效率，有利于对实施过程中存在的问题作出及时的调整（监测）。

（三）效果评价

近期影响的评价即项目执行后的直接效果，如行为或政策改变的作用，对促使环境改变的法规、政策是否制定等。

远期效果评价（结局评价）目的为评价规划目标是否达到，如患病率、病伤率、死亡率的变化或健康状况的改变；人们的生命质量改进与否；经济效益与社会效益；对结果的可持续性。

四、社区中医卫生诊断项目评价的特征

（一）评价的综合性

主要指评价时要兼顾到社区中医卫生诊断项目的各个方面，能够反映出项目的综合情况。

1. 现代综合评价方法

包括主成分分析法、数据包络分析法、模糊评价法等。

（1）主成分分析法。主成分分析是多元统计分析的一个分支。是将其分量相关的原随机向量，借助于一个正交变换，转化成其分量不相关的新随机向量，并以方差作为信息量的测度，对新随机向量进行降维处理。再通过构造适当的价值函数，进一步做系统转化。

（2）数据包络分析法。它是创建人以其名字命名的 DEA 模型——CR 模型。DEA 法不仅可对同一类型各决策单元的相对有效性做出评价与排序，而且还可进一步分析各决策单元非 DE 有效的原因及其改进方向，从而为决策者提供重要的管理决策信息。

（3）模糊评价法。模糊评价法奠基于模糊数学。它不仅可对评价对象按综合分值的大小进行评价和排序，而且还可根据模糊评价集上的值按最大隶属度原则去评定对象的等级。

2. 构成综合评价的要素

（1）评价者。评价者可以是某个人或某团体。评价目的的设定、评价指标的建立、评价模型的选择、权重系数的确定都与评价者有关。因此，评价者在评价过程的作用是不可轻视的。

（2）被评价对象。随着综合评价技术理论的开展与实践活动，评价的领域也从最初的各行各业经济统计综合评价拓展到后来的技术水平、生活质量、小康水平、社会发展、环境质量、竞争能力、综合国力、绩效考评等方面。这些都能构成被评价对象。如社区中医卫生诊断中服务项目、中医能力均可以作为评价对象。

（3）评价指标。评价指标体系是从多个视角和层次反映特定评价客体数量规模与数量水平的。它是一个"具体—抽象—具体"的辩证逻辑思维过程，是人们对现象总体数量特征的认识逐步深化、求精、完善、系统化的过程。

3. 权重系数

相对于某种评价目的来说，评价指标相对重要性是不同的。权重系数确定的合理与否，关系到综合评价结果的可信程度。

4. 综合评价模型

所谓多指标综合评价，就是指通过一定的数学模型将多个评价指标值"合成"为一个整体性的综合评价值。

（二）评价指标的客观性

（1）主要指评价指标要根据客观性进行评价，尽可能地不受主观意识的干扰。在评价时应把对象视为有价值附着其中的对象，并且应该使用与价值相联系的方法，但在态度上要保持客观性、价值中立性。

（2）构成客观评价的要素主要是客观、可量化、不受主观意识干扰的评价指标，客观的评价机构，客观的评价对象。如社区中医卫生诊断中，一些定性的指标客观性较差，定量指标客观性较好。即采取度量评价的指标客观性较好。

（三）社区中医卫生诊断项目评价的动态性

动态性有两个方面的内容：

（1）动态性指相对于静态评价而言的动态评价，静态评价以客观、量化为特征，设计精密、结构性强。它着重描述社区中医卫生工作目前已达到的水平，偏重结果指标。动态评价是把测量和干预结合起来，尤其是在有经验的评价者的帮助下，探索和发现社区卫生服务机构在中医方面潜在发展能力的一系列评价方式的统称。

（2）动态性是指评价指标应当动态调整变化，评价的项目不断发生变化，卫生政策也在不断变化，要根据工作的变化定期调整评价指标体系和内容，评价的要求和标准也随之发生变化。

第二节 社区中医卫生诊断项目的评价内容

一、社区居民对中医服务获得感评价

（一）获得感的基本概念

获得在辞海中定义：为取得；得到（多用于抽象事物）。获得感的涵义延伸为可以得到的各类资源、服务的感觉或者满足感。

（二）获得感的范围

获得感不仅是物质层面的，也有精神层面的，既有看得见的，也有看不见的。如社区中医医疗资源、社区中医人才队伍、社区中医投入等，这些都是看得见摸得着的"获得感"。除了一般的物质要求外，还需要医疗服务其他方面的满足。在精神层面，要让每个人有梦想、有追求。"获得感"精神层面首先是要感受到社区中医带来的服务水平的提高，服务态度、服务水平等。

（三）中医服务获得感概述

中医服务获得感主要是指社区居民所能够获得的中医服务所包含硬件和软件，如中医服务提供的仪器设备、服务技术、药材、健康教育宣传资料等，软件主要有中医服务文化、中医服务技术水平、中医服务态度等。

（四）社区中医服务获得感评价内容

1. 政府层面

1）每万人口中医投入

指每万人口所平均享有的中医投入。包括中医事业经费、财政专项中医经费投入、基本公共卫生服务中医经费投入以及社会各界对中医事业的投入。

2）每万人口中医医疗资源

指每万人口能够享有的政府设立的中医医疗资源，主要指政府举办的公立机构的中医医疗资源，包括人力资源、物力资源、财力资源、技术资源、信息资源等。

3）每万人口中医公共卫生资源

指每万人口能够享有政府提供的中医公共卫生资源，主要是中医公共卫生工作相关的人力资源、物力资源、财力资源、技术资源、信息资源等。

2. 供方层面

供方指向居民提供中医服务的提供方，本书中主要指政府举办的公立医疗机构。

1）每万人口中医医师数与中医全科医生数

指每万人口所拥有的中医医师数量。

2）每万人口其他中医服务医务人员数

指每万人口所拥有的可以提供中医服务的非中医医务人员、未取得执业证书的中医医

务人员等数量。

3）人均中医服务数量

指人均中医服务数量,中医服务数量包括中医门诊人次、中医适宜技术服务人次、中医公共卫生服务人次、中医健康教育人次等。

3. 需方层面

需方指接受中医服务的需求方,本书主要指社区居民以及就诊人群。

1）中医服务态度满意度

指居民对中医服务态度的满意度。

2）中医服务质量满意度

指居民对中医服务质量的满意度。

3）中医基本知识的知晓度评价

指居民对中医基本知识知晓了解的程度。

二、社区中医服务贡献率评价

（一）贡献率的概念

1. 概念

贡献率是指在地区生产总值增长率中各行业的贡献所占的份额。亦即地区生产总值增长率中本行业贡献所占的比重。例如某年 GDP 增长 10%,第二产业贡献为 5 个百分点,工业贡献率为 50%。

2. 贡献率在经济学上的定义

贡献率是分析经济效益的一个指标。它是指有效或有用成果数量与资源消耗及占用量之比,即产出量与投入量之比,或所得量与所费量之比。

（二）社区中医服务贡献率的概念

1. 社区中医服务贡献

指中医参与社区卫生服务中所作出的贡献和发挥的作用。本书将贡献率的概念引入社区中医服务,用以反映在社区卫生服务中,中医服务的贡献所占的份额。

2. 社区中医服务贡献率概念

社区中医服务贡献率是分析评价中医对社区卫生服务贡献、对社区居民健康贡献和对社区卫生服务发展贡献的一个综合指标。它是指将中医在社区卫生服务中所作出的贡献（对社区卫生服务、对社区居民、对社区卫生服务发展）进行指标量化所得出的社区中医卫生服务贡献率。

3. 社区中医服务贡献率概念的分类

（1）狭义的社区中医服务贡献率。主要涵盖供方的中医资源及提供的中医服务,以满足居民明确的和潜在的中医服务需要的能力综合,反映其服务领域增量或增长速度。

（2）广义的社区中医服务贡献率。指标涵盖着中医对社区卫生服务贡献,对居民健康贡献和对社区卫生发展的贡献三大部分,其直接反映社区中医卫生服务的投入、服务过程即产出的三个阶段。

(3) 宏观上的社区中医卫生服务贡献率。则为整个中医在社区卫生服务工作的近似等同于供方与需方的全面需要及利用,投入与产出的总体,同时也包括中医服务质量。微观上的社区中医卫生服务贡献率主要是用于起点、过程和结果直接相关的工作水平高低的衡量和测评。

(三) 社区中医服务贡献率评价内容与方法

1. 社区中医服务贡献率对象

(1) 对象:抽象的对象是指行为或思考时作为目标的人或事物。

(2) 社区中医服务贡献率对象:在研究社区中医服务贡献率中把医疗提供方和医疗接受方作为研究目标。

(3) 对象分类:医疗管理运作:管理人员;医疗提供方:医师;医疗接受方:社区居民。

2. 社区中医服务贡献率对象的研究内容

1) 关于中医管理运作的研究内容

中医管理小组的建设,职责分工安排情况;中医服务制订的专门的管理规章制度内容,规范化与标准化建设;政策贯彻落实社区卫生服务财政补助政策,并保证对社区中药服务的经费投入;对中医的学术思想和宝贵经验的继承;社区中医服务的内涵建设情况;社区卫生服务机构中医科或中医诊室的设置情况;中医诊疗服务所需要的基本设施和体现中医特色的诊疗设备配备情况。

2) 关于中医提供方的研究内容

提供中医服务的执业医师的数量与比例;中医人员技术职称比例;中医类别全科医师岗位化培训情况;社区卫生机构人员参加培训、进修及各种学术交流活动举办情况;中医医师中医门诊人次数、出诊次数和中医治疗率;开展的中医适宜技术次数占中医门诊数比例;中医保健方案开展人次数,中医健康教育人次数和慢性病中医干预人次数;社区卫生服务中心社区全科团队中医人员参与率。

3) 关于医疗需方的研究内容

社区居民对中心中医服务知晓率;表现在居民对中医社区卫生服务的选择,反映了社区居民对社区卫生服务的功能的认识定位与价值认同;表现在居民对中医社区卫生服务的实际使用,其效用优势或效用特点是否为居民所接受;社区居民对中医社区卫生服务诊疗满意度(门诊和家庭病床);社区居民对中医社区卫生服务综合满意度(宣传,保健和健康教育);社区居民对中医社区卫生服务的安全性、经济性、舒适性、方便性等方面的评价;社区卫生服务客观主体与居民健康的主观诉求在利益和价值上是否得到匹配。

3. 社区中医服务贡献率评价

1) 社区中医贡献率评价

是属于社区中医服务评价的一个部分。它是为了研究社区卫生中心中医医疗服务的运行现状,当前问题和改革措施而设立的项目评价;对社区中医服务的相关性,中医医疗技术的可行性、适宜性、运行进展、效果、影响和可持续性等方面进行科学,系统的评估,为改善中医医疗服务绩效提供信息依据。

2）社区中医服务贡献率评价方法

中医社区卫生服务贡献率指标评价具有多系统、多层次的性质,对其综合评价,实质上是将多个评价指标值整合为一个整体性的综合评价值的过程。评价方法的联合使用是对多种评价方法的结果进行集结。

4. 社区中医服务贡献率评价的目的

（1）构建中医社区卫生服务评价体系;

（2）反映中医社区卫生服务的现状;

（3）监测中医社区卫生服务的过程;

（4）预测和计划中医社区卫生服务的发展;

（5）衡量和比较中医社区卫生服务的发展状况。

（6）总结社区卫生服务成功的经验模式,发现社区卫生服务中存在的问题与不足;

（7）推动社区卫生服务工作的进一步发展和完善,满足居民的卫生保健需求。提高居民对社区卫生保健服务利用的可及性及其满意程度。

5. 评价程序

（1）根据中医社区卫生服务贡献率的评价主题、背景关联材料制订计划。

（2）进行评价方案的设计和进行预评价。

（3）实施评价:正式评价工作要注意质量控制,保证数据的准确、可靠;最后以报告的形式给出评价结果,包括评价的过程、评价的主要发现和结论,本评价的缺陷以及改进的建议。

6. 评价指标的选定

进行中医社区卫生服务贡献率指标选择时,要求所建立的指标体系具有少而精,代表性好,敏感性高,客观性强,易于操作,而又符合社区实际指标,这些指标的实现是提高中医社区卫生服务贡献率的基础和重点。

7. 评价的内容

社区中医服务贡献率评价的主要内容是相关性、可行性、适宜性、运行进展、效果、效率、影响和可持续性 8 个方面。

（1）相关性评价（relativeness assessment）:根据先验判断,评价卫生服务项目的适宜性、必要性或项目的需要与项目的对应关系。

社区中医服务相关性评价:是指通过剖析政府和部门对中医服务的重视程度,社区中医医疗服务开展的现状,中医适宜技术推广现状,归纳本次研究针对的问题和研究社区中医服务贡献率的必要性和意义。

（2）可行性评价（fesibilitiveness assessment）:是指从法律、政治、技术、社会、资源、组织等角度,分析卫生服务、项目或政策具体实施情况的可能性。

社区中医服务可行性评价:涉及针对政策导向,经济投入,人力资源,物资资源,服务效率等研究指标;需要调动各方人力采集数据,统计处理,依据数据分析社区中医服务的发展现状和医疗贡献价值。

（3）适宜性评价（adequate assessment）：是指根据先验判断，一个项目在多大程度上能解决针对的问题。

社区中医贡献率研究的适宜性评价：是指对研究的效绩进行评价。结合中医服务效率指标，中医服务功能指标和中医服务参与指标，分析社区中医服务能为居民提供多少医疗服务，疾病谱的变化，患者依赖度如何，患者满意度又如何。

可以用绝对值衡量：中医适宜技术占中医门诊数比例、开展中医适宜技术项目的数量；也可以用相对值来衡量：社区居民中医社区卫生服务知晓率、满意度多少。

评价可以用横断面设计，反映项目的执行过程，如多少个医疗机构提供了中医治疗率数据，有多少医生开展了中医适宜技术项目，开展了多少个。

（4）运行性进展评价（operatrion process assessment）：是指对项目活动的跟踪。了解进展情况，是对项目是否按照项目计划去实施执行进行监控。

社区中医贡献率研究运行性进展评价：是指评估医疗服务是否到位，财力、人力和物力的统计是否到位。例如每个医疗部门是否如实上报了数据等等。

（5）效果评价（effectiveness assessment）：是指卫生服务的结果是否达到预期的目标，重点是卫生服务的直接产出或短期、中期的结果。

社区中医贡献率研究效果评价：是指评价贡献率是否达到了预定的目标，规模范围是否能覆盖到全市，统计的数据是否具有普遍性，研究者对贡献率的结果是否满意，贡献率能否切实反映当前的存在的问题。

效果衡量的维度有很多，例如指标是否能反映中医服务创造的财政效益，通过居民满意度指标是否能反映中医服务的医疗价值。

（6）效率评价（efficiency assessment）：是指是否能够以更经济的代价获得项目的期望结果。

社区中医贡献率研究效率评价：是指评价一项具是否有一定福利性的社会公益事业。它对社区居民的贡献率是否体现出社会效益。评价指标不仅包括单位治疗时段内，医师职业技能付出和治疗成本，更需要关注患者自身感受和医疗效果。

（7）影响评价（impact assessment）：是指项目的长期效应。影响评价必须利用健康状况和生命质量等长期效应。

社区中医贡献率影响评价：是指该服务项目是否能被证明，在短期内是有效和经济的，而长期效应如何则需要跟踪研究。

（8）可持续性评价（sustainable assessment）：可持续性是指在初始投资后项目效应继续存在的可能性。

社区中医贡献率研究可持续性评价：是指为社区中医服务的发展方向，服务人群，发展模式提供了一定的数据基础，对制订发展策略有指导意义，它既揭示当前问题，也指出今后发展方向，可谓是对症下药。

三、社区中医管理策略评价

（一）概念

1. 管理

是在社会活动中，一定的人和组织依据所拥有的权利，通过一系列职能活动，对人力、物力、财力，及其他资源进行协调或处理，以达预期目标的活动过程。管理是基于人性和人群差异性基础上的民主化、科学化操作。广义的管理是指应用科学的手段安排组织社会活动，使其有序进行。狭义的管理是指为保证一个单位全部业务活动而实施的一系列计划、组织、协调、控制和决策的活动。

2. 策略

是控制环境的变化，发展策略规划，执行计划和评价计划实行的结局。

3. 管理策略

是指管理者带领组织中其他成员以实现组织战略的过程。它们包括：计划组织的行动；协调组织中各部分的活动；交流信息；评价信息；决定采取的行动；影响人们去改变其行为。管理的十大要素，即控制环境、控制变量、控制标准、信息报告、执行评估、纠正偏差、业绩评价、激励机制、沟通交流和监督控制、构建内部控制要素的系统框架。

4. 社区中医管理策略

中医在社区卫生服务中开展的策略及具体举措，旨在通过发挥中医的作用改善社区卫生服务的生存和发展的空间。

（二）社区中医管理策略评价的目的

对社区中医管理策略和发展趋势进行科学、准确、公正的综合评价，目的是更好地对相关提供服务机构的管理策略、可持续发展水平和能力做出评估，可以用于同一层面不同机构之间的社区中医管理能力横向比较，也可以用于同一机构不同发展时期管理水平纵向比较，以确定差距、改进方向。

（三）社区中医管理策略评价的作用

1. 科学的管理策略考核评价机制的导向作用

通过合理设置考核指标体系，建立考核评价系统，能够使社区中医管理者进一步明确工作的主要着力点和存在的问题，便于有针对性地开展工作，改正工作中的不足，使工作上台阶。及时利用考核结果，加大奖惩力度，能有效提高社区中医管理者的责任心和管理水平。

2. 科学的管理策略考核评价机制促进社区中医管理者的作风转变

考核评价机制的建立，能够使广大社区中医管理者变被动工作为主动工作，主动履行管理职责。

3. 科学的管理策略考核评价机制促进社会效益、经济效益的提升

考核的相互制约是为了相互促进、相互激励，最终达到社会效益、经济效益的最大化。科学的考核评价机制的建立充分调动了广大社区中医管理者参与全面预算管理、成本管理

工作的积极性、主动性和创造性，使全体职工在工作中自觉以实现社会效益、经济效益最大化为目标。

(四) 社区中医管理策略评价指标选取原则

1. 科学性原则

设定指标一定要建立在科学的基础上，指标的意义必须明确，测定方法标准，统计计算方法规范，数据来源可靠，评价方法科学，能够较好地度量社区中医管理策略目标实现的程度。

2. 主导性原则

管理作为一个系统十分复杂，描述系统的指标涉及面很广，必须要经过认真调查、仔细分析，抓住系统的主要方面。同时对采用的指标也应设置不同的权重，这样才能突出重点。

3. 可操作性原则

指标体系不能过于简化也不能过于复杂难以操作，应做到简明、概括，易于获取，便于操作。

4. 动态与静态相结合原则

社区中医管理是一个过程，对它的衡量必须在评估其目前状况的基础上，反映它的发展趋势，因此在选取指标时，必须既有反映当前状况的静态指标，又有表征趋势的动态指标。

5. 定量与定性相结合原则

评价指标应尽可能量化，以期能够定量揭示发展状况，对于一些难以量化的重要指标，可以用定性指标来描述。

(五) 社区中医管理策略评价内容

(1) 评价指标应该以社区中医社区效益、经济效益为主要内容，由体现管理现状和发展趋势的两大类指标组成。现状指标包括自身社会效益、经济效益为静态指标，发展趋势指标反映社区中医管理变化方向，为动态指标。

(2) 静态指标主要分为资源占用和消耗水平、机构设备建设水平、管理措施完善程度和有效性。动态指标主要分为人才梯队建设政策、内部绩效考核政策等。

四、社区中医预防保健服务显示度的评价

(一) 显示度的基本概念

显示度一般是指在某个领域或者某个区域的显示程度，主要包括显示速度、显示广度和显示深度，通过显示度借以观察该项目对同行业的贡献以及区域化或国际化程度，进而思考如何加强和推动下一步工作。

(二) 社区中医预防保健服务的概念

社区中医预防保健与"治未病"息息相关，"治未病"是采取预防或治疗手段，防止疾病发

生、发展的方法。中医治则学说的基本法则。"治未病"包含三种意义：一是防病于未然，强调摄生，预防疾病的发生；二是既病之后防其传变，强调早期诊断和早期治疗，及时控制疾病的发展演变；三是预后防止疾病的复发及治愈后遗症。中医预防保健是一种适宜技术方法融入到社区卫生服务全过程中；重点是以"未病先防"为主，紧紧围绕健康维护与促进；服务对象是社区居民。

（三）社区中医预防保健服务显示度概述

社区中医预防保健服务显示度可以分为以下几个方面：①指社区中医预防保健在社区卫生服务领域的显示程度，可以用显示速度、显示广度、显示深度来表示；②指在社区居民感受到的社区中医预防保健显示度，也可以通过显示速度、显示广度、显示深度来评价；③通过显示度的测量，有助于促进社区中医预防保健服务工作更高效地为本领域及社区居民所知晓，提高知名度，提高技术含量。

（四）社区中医预防保健服务显示度的评价内容

1. 社区中医预防保健显示速度

通过新闻、论文、引文等多种途径，采取定性和定量方法，可以测量社区中医预防保健的显示速度，主要测量在事件发生后在一定区域内的显示速度，如某项社区中医预防保健服务发生后，需要多长时间才能在全市或全国范围内得到宣传。

2. 社区中医预防保健显示广度

通过文献检索和定量调查，可以测量显示广度，如可以通过学术文献信息检索平台，测量某区域社区中医预防保健工作在全国乃至全世界的宣传数量、引文数量。

3. 社区中医预防保健显示深度

通过政府重视程度、学术界重视程度，测量社区中医预防保健的显示深度，如测量某区域社区中医预防保健工作参加过几次全国论坛交流，获得什么级别的政府荣誉等。

（五）社区居民中医预防保健服务显示度的评价内容

1. 社区中医预防保健服务显示速度

社区内中医预防保健服务工作显示在社区居民面前的速度，采取定性和定量方法，可以测量社区中医预防保健的显示速度，主要测量在事件发生后显示在社区居民面前的时间，以此来测量各社区不同的显示速度。

2. 社区中医预防保健服务显示广度

社区内中医预防保健服务工作在社区范围内的显示区域，通过定量调查和社区走访，可以测量显示广度，主要测量该工作是否在整个社区区域内100％显示覆盖，有助于查缺补漏，提高覆盖面显示度。

3. 社区中医预防保健服务显示深度

社区中医预防保健服务工作在社区范围内的显示水平，通过技术评定、定期考核、居民调查等方法可以测量社区中医预防保健服务的提供水平、居民感觉到的水平，从而得到显示深度，有助于了解在社区居民心中该工作的水平。

五、社区中医服务需要与利用评价

（一）资料来源

在收集常规登记报告资料，利用美国国立医学图书馆（Medline）等检索工具收集相关文献资料的基础上，调查居民家庭卫生服务情况，社区卫生服务机构中医资源及服务提供现状，社区卫生服务从业人员情况等。具体如下：

1. 社区卫生服务机构卫生资源与服务提供现状问卷调查

于2005年2—4月对上海市21个社区卫生服务中心，32个社区卫生服务站利用设计的社区卫生服务机构基本状况及中医卫生资源调查表进行了调查。主要调查内容包括社区卫生服务范围状况，服务人口状况，中医业务用房与仪器设施设备状况，中医人员状况，中医医疗服务，中医社区两基服务工作的服务状况，中医主要经济指标。同时收集相关报表。

2. 社区卫生服务机构从业人员中医知识、态度、行为问卷调查

对从事社区卫生服务工作的医务人员的调查采用分层配额随机抽样的方法，共发放社区卫生服务机构医务人员调查问卷表900份，回收889份，回收率为98.9%。调查对象包括执业医师、行政管理人员、注册护士和医技人员。调查内容包括一般情况，所知道的中医社区卫生服务的内容或项目，中医社区卫生服务的人力培养状况及对中医发展的看法等。

3. 社区居民家庭卫生服务问卷调查

为了解居民对中医社区卫生服务的需求现状、期望与要求，影响居民对其利用的因素及病源的流向等。按照分层配额随机抽样的方法，在21个街道随机抽取44个居委会，每个居委会采用系统抽样的方法调查了50户家庭，进行入户调查，共调查了2 200户，7 600人，回收问卷7 156份，回收率为94.2%。家庭卫生服务调查的内容包括：家庭成员的社会人口学特征，调查前两周内伤病情况，调查前半年患慢性病情况，调查前一年住院情况，居民对中医社区卫生服务需求情况及需要的中医服务项目与具体形式等。

（二）资料处理与质量控制

1. 资料处理

数据在Epi-data2.1环境下录入计算机数据库，采用Excel xp、SPSS11.0 for windows软件进行统计处理与分析，主要采用卡方检验、多元回归和相关分析等方法。

2. 质量控制

调查表的质量控制包括：①在调查表拟定阶段，查阅了大量国内外相关文献，设计调查问卷初稿。在此基础上，先后多次征询专家、卫生管理部门职能科室及从事社区卫生服务工作的医务人员的意见和建议，对调查表进行反复修改。②预调查的质量控制：以闸北区临汾社区卫生服务中心为预调查现场，检验调查设计的合理性及可及性，根据预调查结果完善调查问卷。③调查阶段的质量控制：从各示范点挑选工作认真负责、有丰富现场经验的医务人员作为调查员，每样本单位指定一名领导为质控员，调查由上海市卫生局中医处进行统一组织、领导和协调，对调查员、质控员进行统一培训。开展调查后，进行一级审核，二级复

核。对填写好的调查表及时复核、补缺、补漏。卫生局在调查实施后期，组织专人抽查了机构填写问卷、医务人员填写问卷和社区居民调查问卷，并以样本 1％的比例对社区居民调查问卷进行了上门复核，一致率要求达 95％以上。④数字录入的质量控制：双人录入和数字纠偏。由专门人员利用 Epi-data3.02 软件统一设计数据库，在数据库建立是定义了逻辑检错功能，减少了录入错误。采取双人录入、计算机核对纠错修改的方式，进一步控制录入数据的准确性。在数据整理期间，遇到数据填写不正确的问卷，由书面调查结果与电子调查问卷进行核对，发现错误，利用电话进行询问纠正。

(三) 分析方法

本研究依据社会医学理论，卫生经济需求与供给理论，采用了描述性研究与分析性研究相结合的方法，统计学的单变量与多变量的方法。以现场调查资料和现有资料为基础，既有总体对上海市城乡医药社区卫生服务供方、需方情况的汇总数据，也有根据需要分层整理供方、需方各自特点的分类数据，对上海市中医社区卫生服务需求与利用情况进行了系统的分析与研究。主要分析方法如下。

1. 一般性分析方法

包括描述性分析，单因素分析，如卡方检验、t 检验、秩和检验等。

2. 多因素分析

在居民中医社区卫生服务需求与利用研究中使用了非条件逐步 Logistic 回归分析。分析中，把城乡、性别、年龄、文化程度、医保形式、工作类型等分类变量引入回归方程。

3. 比率分析法

在工作效率分析中使用了比率分析法。比率分析法运用各种比率比较不同的社区卫生服务中心，找出差异值，每个率是一个产出和一个投入的比值。

4. 态势(SWOT)分析法

态势(SWOT)方法用于中医社区卫生服务发展分析和策略研究。SWOT 分析是西方企业最常用的一种企业内外部环境条件战略因素综合分析方法，是由美国哈佛商学院著名教授安德鲁斯于 20 世纪 60 年代首先提出来的，后被广为应用，成为战略选择工具之一。它是在通过分析环境而发现机会和威胁的同时，分析组织资源，识别自身优势和劣势，并制定有针对性的策略。SWOT 是优势(strengths)、劣势(weakness)、机会(opportunities)和威胁(threats)四个英文单词首写字母的组合。这种分析方法有助于组织在即将变化的环境中找准定位，发挥优势，占领战略制高点。SWOT 分析的步骤：①分析本企业所属产业的竞争状况；②当外部环境变化时，本企业存在哪些机会和威胁；③在面对这些机会和威胁的同时，找出自身的成功要素；④认真分析自己在技术、人次、管理、营销等方面的状况，客观认识自己的优势和弱点；⑤建立和修改本企业的战略。态势分析(SWOT)的策略组合主要有以下几种：增长型战略(SO 策略)，依靠内部优势，利用外部机会；多种经营战略(ST 战略)，利用内部优势，回避外部威胁；扭转型战略(WO 策略)，利用外部机会，克服内部弱点；防御型战略(WT 策略)，减少内部弱点，回避外部威胁。

六、社区中医投入与产出评价

（一）基本概念

1. 投入

指的是生产物品和劳务的过程中所使用的物品或劳务。一个经济体系使用其现有的技术将投入转换为产出。

2. 社区中医服务投入

反映中医社区卫生服务利用和产出状况，除此还包括传统的人力、物力和财力投入要素。将上述投入要素归纳为以下指数的形式：

（1）指数：是用于测定多个项目在不同场合下综合变动的一种特殊相对数。

（2）人力资源指数：每千人口中医师数量的比例。

（3）技术指数：中医师与中药师之比；高级、中级、初级中医技术职称比例等。

（4）中医物资设备指数：政府无偿或按成本价提供中医社区卫生服务场所面积，与之相适应的硬件设施配置标准合格率包括能体现中医特色门诊设备，反映中医社区卫生的硬件建设和设施设备的配量。

（5）中医社区卫生服务政策指数：促进健康的政策，保障中医社区卫生服务的措施和支持，中医社区卫生服务发展政策。

（6）经济投入指数：主要指中医社区卫生服务的资金投入包括政府财政拨款，人均预防保健费用。

3. 产出

指生产过程中创造的各种有用的物品或劳务，它们可以用于消费或用于进一步生产。产出主要用于消费或进一步加工生产的各种有用的物品和服务。

4. 社区中医服务产出

主要是指社区中医服务过程中，产生的社会效益和经济效益。

（二）社区中医投入服务评价

适合社区中医服务贡献率投入的分析方法有数据包络分析方法、综合评价法。

1. 数据包络分析（DEA）方法

（1）美国运筹学家查恩斯、库伯等人提出的一种基于线性规划的估计多投入、多产出情况下生产前沿面的方法。

（2）中医社区卫生服务也是多投入-多产出的系统，如投入资金、人力、信息、时间，产出论文、著作、专利、经济效益等，因此，可以应用数据包络分析（DEA）模型评价科技投入、产出状况。

（3）数据包络分析（DEA）方法可以处理多投入、多产出的评价问题。用数据包络分析（DEA）方法作评价时，中医社区卫生服务内涵的准确性与投入产出指标的选择有关。如果中医社区卫生服务投入指投入的经费、投入人力、时间，产出选择科研的知识性产出（论文、著作、专利)、居民的满意率、知晓率和经济性产出,则中医社区卫生服务的内涵是准确的。

(4) 数据包络分析(DEA)方法具有可排序性,可以根据每个 DMU 的技术效率值做出排序,也有其他的排序方法。但 DEA 方法不满足排序对无关机构的独立性。考虑三个 DMU 甲、乙、丙,假设甲、乙是 DEA 有效,丙非 DEA 有效,但与甲很接近,当甲被去掉后,丙可能变为 DEA 有效,这样,丙就从严格劣于乙变为无差异于乙,原来的排序改变。显然,DEA 方法也满足优势性。

(5) 使用数据包络分析(DEA)方法对单一机构作评价时,无论该机构的投入产出如何,其永远是 DEA 有效的。以此,用 DEA 方法对单一机构评价没有意义,我们认为不能对单一机构做出评价。使用 DEA 方法可以根据单期数据作评价。

用数据包络分析(DEA)方法作评价时,前期数据收集整理的工作量小;如果可以得到 DEA 软件,则具体评价时的工作量也小。

2. 综合评价法

(1) 综合评价法通过中医社区卫生服务投入、产出评价指标体系,用适当的方法对各指标赋以一定的权重,并确定各指标的评价标准,由专家根据评价标准对各机构在每一个指标下的表现进行打分,通常求出各机构在每一个指标下的平均得分,并按一定的指标值合并方法计算出各机构科技投入、产出的总评价值。实际上也是一种同行评议方法。

(2) 综合评价方法考虑了中医社区卫生服务多投入、多产出的特点。

(3) 用综合评价法时,评价指标体系的确定、权系数的确定、评价标准的确定、指标值合并规则的确定方法等都依赖于评价者的选择,但具体的选择可以遵循一定的原则和方法、如指标设置应使指标之间没有包含关系、指标之间尽可能相互独立、指标体系应有清楚的结构,用层次分析法确定权重可以减少主观判断的不一致性,即在确定具体模型时是有一定道理的,并非随意选择模型,因此认为模型选择的确定性较好。

(4) 综合评价方法是依据评价标准进行评价,显然可以排除指标计量单位不同对评价结果的影响。使用综合评价法可以根据每个机构的总评价值对各个结果进行排序。

(5) 评价时根据事先确立的评价标准对各机构进行独立的评价,所以满足评价结果对无关机构独立性要求。但在综合评价时,只要某一评价结果是以定序测量的形式来表示,就无法必然满足优势原则。

(6) 在评价的前期数据收集整理工作量方面,通常中医社区卫生服务经费投入、论文、著作可以通过常规统计途径收集,但投入时间、人力、居民的满意率、知晓率,以及该服务带来的经济产出则需要专门统计,所以数据收集整理的工作量较大。具体评价时,需要邀请专家根据其知识、经验进行判断。

(三) 社区中医产出评价

社区中医服务贡献率可以从以下几个方面进行分析。

1. 反应敏感指标

是测量中医社区卫生服务对突发性公共卫生事业应急预警机制。社区中医人员应基本掌握疫情报告、医学观察和病例排查、转运以及突发公共卫生事件的应急处理程序;反应敏感指标还包括社区资源动员整合能力,说明了对突发公共卫生事件的应急能力。

2. 健康水平指数

(1)是居民健康状况的综合反映,包括人均期望寿命、婴儿死亡率和孕产妇死亡率,也是各种因素综合作用的长期结果。

(2)中医社区卫生服务贡献率的最终结果,首先是体现在提高对居民健康的贡献,其出发点和归宿就在于是否有助于促进和提高居民健康水平,这成为中医社区卫生服务产出的主体。对社区居民健康水平的提高,是中医社区卫生服务贡献率这一概念在服务中具体形象化和映射。

(3)在影响居民的健康的主要社会因素中,社会财富分配的公平性、国家政治的民主程度、非政府组织的数目、失业率和固定电话使用率等因素都不是卫生部门职责,而更侧重于社会民主和人际关系等社会学领域和职能。

(4)衡量健康水平指数可以有不同层面的,不仅在于获取居民健康收益的延长生命,还应包括提高和改善居民的生命质量以及为病人提供的适宜支持。降低疾病死亡率,消除病人的疑惑,节约一旦发生疾病所需要的治疗费用。

(5)中医社区卫生服务对居民健康状况的贡献是多方面的,既有个体的影响,又有群体的、社会的影响,还有环境的影响。

(6)人的一生是健康危险因素和危险度不断积累的一生,健康的促进也同样是一个实践过程,同样中医社区卫生服务对居民健康水平贡献也是一个时间过程评价的参数。虽然,健康水平指数是可靠的,但是在中医社区卫生服务测量并不敏感。

3. 健康状态指数

主要有患病率、疾病好转率,是反映社区居民健康状态的改善。

(1)患病率的概念:也称现患率,是指某特定时间内总人口中某病新旧病例所占比例。

(2)疾病好转率的概念:指特定时间某项疾病转归治愈或好转所占的比例。

4. 健康增进指数

(1)健康促进指数:指就是要使人们尽一切可能让他们的精神和身体保持在最优状态,使人们知道如何保持健康,在健康的生活方式下生活,并有能力做出健康的选择的程度。

(2)随着社会经济、环境和行为对健康作用不断加大,提高健康的认知水平、形成健康的行为生活方式,对于降低健康危险因素、保障和维护健康水平具有重要作用。

(3)通过中医社区卫生服务,使社区居民中主要的健康问题知晓率、行为规范率和对良好的生活习惯的养成。该指数也可以测量中医社区卫生服务中健康教育的效果,反映健康行为和观念的变化,以及健康的增进。

5. 满意度

(1)概念:满意是一种心理状态。是客户的需求被满足后的愉悦感,是客户对产品或服务的事前期望与实际使用产品或服务后所得到实际感受的相对关系。如果用数字来衡量这种心理状态,这个数字就称为满意度,客户满意是客户忠诚的基本条件。"满意度"是通过评价分值的加权计算,得到测量满意程度(深度)的一种指数概念。

(2)中医社区卫生服务应该是一种"经济实惠"的医疗卫生服务,居民"愿意看,也看得起"，根基于社区，面向居民的医疗保健需求。只有符合居民需求的中医社区卫生服务供给，才能够真正具有"生命力"。中医社区卫生服务质量是其产出的直接指数，也是"命脉"。居民对中医社区卫生服务满意度与否取决于其服务质量的优劣。

（3）居民对中医服务满意度并不是居民对服务的主观判断，而是以中医社区卫生服务的客观状况为基础的主观要求和认知。因此居民对中医社区卫生服务的综合满意度，首先表现在居民对基本中医常识的知晓率。认知还包括居民对社区卫生服务机构中医知晓、中医基本常识知晓和中医服务满意率三者的了解、知晓和认同，也反映了中医社区卫生服务的客观主体与居民主观诉求及其利益之间的关联程度，表现对中医社区贡献率的意向选择，是社区居民对中医社区卫生服务功能的定位认识和价值认同；其次，表现在居民对中医社区卫生服务的实际使用。

6．社区中医卫生服务选择率指数

（1）选择率：居民对社区中医卫生服务倾向程度的一个指标。

（2）居民将社区中医服务作为满足其健康需求的一种意向性选择，并且实施这种行为，反映了中医社区卫生服务比较具有竞争优势，其效用优势和效用特点为居民所接受，居民对中医社区卫生服务选择率提高，也反映居民健康的主观诉求与中医社区卫生服务客观主体在利益和价值上得到匹配。

7．中医社区卫生服务适宜性指数

（1）是指那些提高中医执业医师临床诊疗水平、保障临床诊疗技术质量，适宜社区卫生服务机构临床应用的成熟、安全、有效、经济的技术。还包括对社区老年病和慢性病等提供基本医疗，有助于减轻居民经济负担。

（2）适应性指数具备科学性、先进性、安全性、有效性、成熟性、经济性、可行性和可持续性，同时还具有临床基础性和广泛性特点。

8．心理健康指数

（1）心理健康指数：指个体能够适应发展着的环境，具有完善的个性特征；且其认知、情绪反应、意志行为处于积极状态，并能保持正常的调控能力。

（2）通过心理健康指数的设立，一方面了解社区居民心理健康状况，另一方面督促中医社区卫生服务加强心理咨询、及时解决居民的心理健康问题。主要运用中医情志理论进行，通过社区心理状况，精神病发病率、自杀倾向、自杀率等体现心理健康指数。

9．居民对中医知晓率指数

（1）是指社区居民对中医政策、知识、服务形式等相关内容的知晓程度，一般在社区中医卫生诊断中是指对社区中医工作政策、中医知识和社区卫生服务中心中医服务形式的知晓程度。计算公式为社区居民对调查的中医内容知晓人数占被调查总人数的比例。

（2）通过知晓率的调查可以得知中医工作的覆盖程度、取得效果、居民价值观等情况，可以通过分析调查结果，对知晓率较低的工作开展重点推进，使社区卫生服务中心中医工作开展有的放矢，事半功倍。

第三节 社区中医卫生诊断项目评价量表

量表评价法是根据设计的等级评价量表来对被评价者进行评价的方法,而且这种方法评价的定性定量考核较全面,故多为各类企事业单位所选用。因此在社区中医卫生诊断项目中,可以采用事先制作好的评价量表对项目进行评价。

一、社区中医卫生诊断项目评价量表的分类

1. 根据评价目的分类

按照我们对客观事物、现象测度的程度或精确水平来看,可将所采用的计量尺度由低级到高级、由粗略到精确分为四个层次,主要有:类别量表、顺序量表、等距量表和等比量表。采用不同的计量尺度可以对不同类型的调查数据进行测度。

2. 根据评价对象的分类

根据我们对社区中医卫生诊断相关评价对象的分类,一般可以分为政府评价量表、社区评价量表、社区卫生服务中心评价量表、医务人员评价量表等。

二、社区中医卫生诊断评价量表的构建

(一) 设计测量目的

明确本次调查的意义,设计测量目的,如社区中医卫生诊断的主题是调查评价辖区内中医卫生相关资源、服务等情况,便于分析现状,以对今后的工作发展提出建议。

(二) 选择现有量表

根据社区中医卫生诊断评价的主题和目的有针对性地选择量表。

(1) 根据测量目的选择现有量表,如测量中医体质分类,可以选择国家中医药管理局、中华中医药学会颁发的《中医体质分类与判定自测表》。

(2) 根据测量对象选择现有量表,如测量中医体质分类,针对 65 岁以上老年人可以选择国家中医管理局颁发的《老年人中医健康管理技术规范(试行)》中的简化版中医体质分类和判定表。

(三) 建立新量表的要点

1. 明确建构效度

建构效度要求对每个特征的测量背后有足够的理论支持,并且这些被测量的特征之间应该有合理的关系。建构效度包括同质效度、异质效度和语意逻辑效度。

同质效度是指量表测量同一特征的其他测量方法相互关联的程度。异质效度是指量表和测不同特征的测量方法不同但理论上有关特征的测量方法之间相互关联的程度。在设计

量表时,首先建立一个理论模型,然后从中导出一系列推论、测试,逐渐形成一个由几个特征系统地联系起来的语意逻辑网。从表面上看,就是含有多个有关测量对象测量项目的量表。评价建构效度就是要在这个量表的背景下进行。

2. 测量信度

信度指的是如果重复测量,量表所测结果的一致程度。一般通过使用社区中医卫生诊断中制作的同一量表进行不同测量,分析各测量结果之间联系的方法来评价信度。如果联系密切,各测量结果具有一致性,则认为量表是可信的。评价信度的方法主要有:再预测量、替换形式、内部一致性方法。

3. 确定实用性

测量量表要有明确的实用性,实用性主要指量表的经济性、便利性和可解释性。

经济性指开展社区中医卫生诊断量表测量时获得一定结果所耗费的资源最少,主要是投入和测量过程中成本节约的水平和资源使用的合理性。

便利性是开展社区中医卫生诊断量表测量时的便利程度,主要是在空间、时间、人力配置、调查对象的方便性。

可解释性指针对社区中医卫生诊断量表的每一个问题,都应当可以用科学、通俗易懂的语言进行解释,以使被测量对象都可以理解量表含义,尤其是针对某些中医学问题。

三、社区中医贡献率案例

1. 某中心简介(与社区中医贡献率一节内容重复)

(1)××区××街道社区卫生服务中心,第二冠名××老年护理院,重组于1998年11月15日,属上海市一级甲等医院,标准化社区卫生服务中心,上海市医疗保险定点医院,双向转诊定点医院,上海市中医服务社区示范点,上海市卫生系统第八届文明单位,上海市残疾人送康复服务上门先进集体。主要担负着近9万居民和1万余外来人口的"六位一体"任务。服务范围1.62平方公里,下设5个社区卫生服务站,其中两个站点是具有中医特色的示范站。

(2)为满足社区卫生服务需求,中心先后引进DHF‐155H○Ⅱ型悬吊式医用500毫安高频X线机、日立B超诊断机、多道自动分析心电图机、日立7080全自动生化分析仪、法国ABX全自动三分类血球分析仪、德国宝灵曼JUNIORⅡ尿十项分析仪、美国MEDICA钾钠氯分析仪、芬兰特定蛋白分析仪、挪威多功能全定量金标检测仪、瑞士快速血糖检测仪等先进设备。

(3)中心作为区社区卫生服务综合改革扩大试点单位,设立了三部一室,完善了全科团队服务模式,开展中心—站点—家庭三站式公共卫生和基本医疗服务,逐步将常见病、多发病和诊断明确的慢性病门诊下沉社区。中心还十分注重课题的研究与探索,日前有市课题5项,区课题2项。

2. 中心中医工作简介

(1)中心是上海市中医服务社区示范点,上海市中医类别全科医师岗位培训社区实践基地,上海市第一、第二届雷氏杏灵杯社区中医知识与技能竞赛一等奖,上海市残疾人送康复服务上门先进集体。中心开展中心—站点—家庭三站式中医服务,共同推广应用中医适宜技术,逐步将常见病、多发和诊断明确的慢性病门诊下沉社区,《社区卫生服务中心中医三站式服务模式的研究》被列为区名项目。

(2) 中心有 21 名中医医师,占医师总数的 33.33%,其中中医主治医师 8 名,中医类别全科主治医师 2 名。尤以中医内科(哮喘病敷贴)、糖尿病、中医伤推科、针灸科、康复科等为特色;其中"针灸、推拿治疗三叉神经痛"和"推拿治疗小儿腹泻"获首批中医适宜技术社区推广应用项目。

3. 评价指标满分

代表在本项中社区中医卫生服务贡献率理论上达到最大,最大值为 50%。

4. 指标的权重

指该指标在整体评价中的相对重要程度,本次指标权重是由邀请的专家对不同指标进行的德尔菲法重要程度的定量分配,对各评价指标在总体评价中的作用进行打分,并按照专家的均数确定。

5. 每项指标的计算说明

按照计算说明中的分子、分母进行计算,并乘以权重进行得分的计算。

6. 最后得分

代表中心 2006 年中医社区卫生服务贡献率为 25.68%(见表 14-1)。此数据是由 31 个三级指标的得分相加,代表中心的社区中医卫生服务还有很大的发展空间。

表 14-1 ××街道社区卫生服务中心中医贡献率得分

一级指标	二级指标	三级指标	得分
背景关联指标	政策支持指标	1. 中医社区卫生服务纳入政府的工作目标比例	0.382 4
		2. 支持中医社区卫生服务发展的措施	0.356 2
		3. 支持中医社区卫生服务的发展政策	0.321 9
	中医服务管理指标	4. 中心成立中医管理小组,管理职责清晰	0.251 4
		5. 中心中医管理规章制度:规范化、标准化	0.281 0
	中医社区卫生信息管理指标	6. 中心对中医服务提供支持情况	0.278 6
		7. 社区诊断	0.353 8
		8. 健康档案管理,计算机动态管理率	0.274 7
中医服务投入指标	资金成本指标	9. 中医财政专项拨款占总拨款的比例	0.007 0
		10. 中心中医专项投入占总投入比例	0.002 0
	中医服务人力资源指标	11. 中心中医类别执业医师的数量与比例,每万人口中医类别执业医师比例	0.000 1
		12. 中医人员技术职称比例	0.067 5
		13. 中医类别全科医师岗位化培训比例	0.026 1

一级指标	二级指标	三级指标	得分
中医服务利用指标		14. 中医人员接受中医培训的比例	0.197 8
	中医服务物资设备指标	15. 服务场所面积	0.025 2
		16. 中医医疗设施设备数量	0.121 0
		17. 中药房设置情况	0.019 8
	中医服务效率指标	18. 中医门诊人次数占总门诊人次数的比例	0.120 7
		19. 中医费用占医药总费用的比例	0.005 1
		20. 中医师出诊次数占总出诊数的比例	0.116 8
		21. 中医治疗率	0.069 1
		22. 中医适宜技术占中医门诊数比例	0.377 6
	中医服务功能指标	23. 中成药、中草药处方占总处方比例	0.078 2
		24. 中医保健方案开展人次数	0.030 7
		25. 中医健康教育人次数	0.178 6
		26. 慢性病中医干预人次数	0.029 2
	中医服务参与指标	27. 社区全科团队中医人员参与率	0.150 7
		28. 开展中医适宜技术项目的数量	0.096 0
		29. 在社区卫生服务中开展中医特色项目数量	0.045 1
中医服务产出指标	中医收入指标	30. 中医医疗收入占医疗总收入的比例	0.046 6
	居民满意度指标	31. 社区居民对中心中医服务知晓率,满意度	0.482 3
初步得分			4.793 2
最终得分			2.568 0

四、社区居民中医服务获得感调查量表设计

（一）政府层面获得感调查

1. 辖区概况

辖区面积、辖区人口、辖区经济收入等。

2. 每万人口中医投入情况

全年中医事业经费投入、财政专项中医经费投入、基本公共卫生服务中医经费投入、社会各界对中医事业的投入等。

3. 每万人口中医医疗资源

政府举办的公立机构的中医医疗资源,包括公立机构数量、中医公立机构数量、各机构中中医人力资源、中医物力资源、中医技术资源、中医信息资源等。

4. 每万人口中医公共卫生资源

政府提供的中医公共卫生资源,主要是中医公共卫生工作相关的人力资源、物力资源、财力资源、技术资源、信息资源等。

(二) 供方层面

供方指向居民提供中医服务的提供方,本节中主要指政府举办的公立医疗机构。

1. 供方基本情况

机构级别、机构类型、机构辖区人口、机构年收入、机构年支出、机构医务人员数量等。

2. 每万人口中医医师数与中医全科医生数

机构中医医师数量、中医全科医生数量等。

3. 每万人口其他中医服务医务人员数

中医护理人员数量、提供中医服务的非中医医务人员数量、未取得执业证书的中医医务人员数量等。

4. 人均中医服务数量

指人均中医服务数量,中医服务数量包括中医门诊人次,中医适宜技术服务人次、中医公共卫生服务人次、中医健康教育人次等。

5. 中医服务收入

指机构中医服务收入,包括上级和社区中医药专项投入、中医诊疗、中成药和中药饮片、中医适宜技术等收入,计算到每万人口平均数量,即为每万人口平均中医服务金额。

(三) 需方层面

需方指接受中医服务的需求方,本节主要指社区居民以及就诊人群。

1. 社区居民基本情况

姓名、性别、年龄、职业、医保情况、收入情况等。

2. 社区居民健康情况

慢性病患病情况、服药情况。

3. 中医服务态度满意度

指居民对中医服务态度的满意度。

4. 中医服务质量满意度

指居民对中医服务质量的满意度。

5. 中医基本知识的知晓度评价

指居民对中医基本知识知晓了解的程度。

(刘　登　王巧飞)

第四篇

应用篇

第十五章

上海市基本公共卫生服务中医药工作实践与探索

第一节　上海市基本公共卫生服务中医药工作探索

中医和西医在长期的实践积淀和研究积累中，形成了各具特色、自成一派的服务体系与流程。在基本公共卫生服务项目上，对于中医和西医的整合，我们必须基于客观事实和科学规律，采取科学且有针对性的批判式整合。在研究设计过程中，应基于以下几个原则来对基本公共卫生服务项目的中西医结合进行整合。

1. 基于国家和本市中西医的技术规范

国家和本市的中西医基本公共卫生服务项目的技术规范是经过长时间的实践检验和大量的个体检验、被证明是正确并能达到预期成效的方法汇集。中西医结合的基本公共卫生服务工作规范，必须建立在现有的中西和西医基本公共卫生服务项目技术规范基础上，考虑各个项目的特点，基于科学规律进行整合。

2. 基于实际问题的解决

科学研究不能是空中楼阁，科研成果更不能束之高阁。任何一项科学研究应在理论的创新与发展上作出贡献，或在解决实际问题上提出了自己的独到见解。当前在国家和上海的基本公共卫生服务提供中，还存在着短缺的人力资源未能充分利用、服务质量参差不齐、管理成本较高、信息系统未整合等问题，应通过优化管理、资源重组来提升服务的提供效率和利用效率，同时要结合正在推进的医药卫生体制改革和本市实际，以及中医药标准化建设的相关要求，遵循中西医基本公共卫生服务项目的科学规律与疾病发生发展情况，兼顾了当前中、西医基本公共卫生服务项目的提供方式，取其精华、趋优避劣，形成中西医结合基本公共卫生服务项目实施的建议模式，未提及的基本公共卫生服务项目，仍按照原有的提供模式实施。

3. 基于改善服务效果与提升管理效能

基本公共卫生服务是向全体居民提供的、公益性的公共卫生干预措施，主要起疾病预防控制作用。基本公共卫生服务均等化有三方面含义：一是城乡居民，无论年龄、性别、职业、地域、收入等，都享有同等权利；二是服务内容将根据国力改善、财政支出增加而不断扩大；三是以预防为主的服务原则与核心理念。实施基本公共卫生服务项目是促进基本公共卫生服务逐步均等化的重要内容,也是我国公共卫生制度建设的重要组成部分。

基本公共卫生服务既是服务项目,也是管理手段。在提供的过程中,必须坚持以人为本,寓管理于服务之中,服务是根本,管理是手段,不断规范管理要求和措施,促进公共卫生服务能力和水平提升。同时,由于各地、各区县的实际情况不同,如人口规模、当地居民的基本公共卫生服务需求、财力保障力度等,还要坚持属地管理和有序服务相结合,根据服务需求和管理要求,合理建立健全梯度服务机制和制度,保障服务的公益性、公平性和可及性。

第二节　上海市基本公共卫生服务中医药工作实践

一、分级分类管理的原则

根据国家和本市关于深化医药卫生体制改革工作目标,坚持"健康是促进人的全面发展必然要求"核心理念,全面落实"全程化、精细化、高效化、绩效化和让社会公众放心满意"的公共卫生工作要求和"合法稳定就业,合法稳定居住"的实有人口管理要求,进一步优化工作模式和服务流程,推进公共卫生服务的分级分类管理,促进公共卫生服务的有序提供和有限公共卫生资源的合理配置,有效保障特大城市公共卫生安全和健康发展,上海市提出了分级分类管理理念,坚持以下三个基本原则。

(1) 公共卫生服务与管理相结合。坚持以人为本,寓管理于服务之中。服务是根本,管理是手段,不断规范管理要求和措施,促进公共卫生服务能力和水平提升。

(2) 属地管理与有序服务相结合。坚持属地化管理原则,各区县负责辖区公共卫生服务的组织实施和监督管理,统筹辖区内医疗卫生资源,根据服务需求和管理要求合理确定定点服务机构,建立健全梯度服务机制和制度,保障服务的公益性、公平性和可及性。

(3) 全力保障与合理利用相结合。健全完善公共卫生服务的投入保障机制,切实落实公共卫生服务和管理经费。根据公共卫生服务需求、疾病预防控制目标和城市公共卫生安全管理要求,明确公共卫生服务项目性质,确定优先提供和保障顺序,科学、合理、有效利用有限的公共卫生资源。

二、服务项目的分类

根据项目服务内容,将上海市目前组织实施的基本和重大公共卫生服务项目划分为三类;同时,根据权责对等、梯度服务的原则,各类项目免费服务覆盖人群不同。具体划分如下。

1. A 类项目:疾病防控类项目

疾病防控类项目是指对维护全市公众健康、保障城市公共卫生安全和社会稳定具有关键作用的基础性、必要性、优先性项目,包括:传染病防治、高危孕产妇管理、高危儿童管理、免疫规划、重性精神障碍患者管理、学校卫生(传染病管理)、健康教育和健康促进、职业卫生、生命统计等项目。该类项目以服务居住地人口为主，实行"属地化、均等化服务"，由社区卫生服务中心等医疗卫生机构免费为所有在沪人员（包括户籍和非户籍人员）提供。

2. B 类项目：预防保健类项目

预防保健类项目是指针对重点人群开展的健康管理和预防保健类项目，包括：健康档案、慢性传染病防治、慢性病防治、学校卫生（健康管理）、心理卫生、孕产妇保健、妇女保健、儿童保健、老年人眼保健等项目。

主要由社区卫生服务中心等医疗卫生机构免费为以下人员提供：

（1）户籍人员；

（2）《上海市居住证》持证人；

（3）持有《上海市居住证》且积分达到标准分值的持证人的同住配偶和子女。除上述人群外，其余人员可付费享有相应服务。

3. C 类项目：健康服务类项目

健康服务类项目是指结合上海市经济社会发展水平与本地居民疾病谱和公共卫生需求，有地域针对性的公共卫生服务项目。目前包括：65 岁以上老年人定期健康检查、婚前检查与咨询、孕前检查与咨询、无业贫困精神障碍患者免费服药管理、新生儿疾病筛查、社区居民大肠癌筛查、60 岁以上老年人肺炎疫苗接种等项目。

主要由各级预防保健专业机构和指定的医疗卫生机构等免费为户籍人员提供。其余人员可付费享有相应服务。国家要求实施的重大公共卫生服务项目仍按照国家相关规定执行（见表 15 - 1）。

表 15 - 1　上海市公共卫生服务项目一览表（2014 版）

分类	小类	序号	项目
A 类：疾病防控类	传染病防治	1	重点传染病相关环境因素和病媒监测
		2	对公共场所、单位、家庭进行病媒生物控制技术指导和评估
		3	不明原因病媒生物种群、数量异常情况的处理
		4	土井消毒管理
		5	集中式供水系统、二次供水系统、分质供水系统档案管理
		6	传染病登记、报告和流行病学调查
		7	传染源管理（疫点消毒等）
		8	重点传染病病人、密切接触者管理
		9	疟疾、丝虫病、血吸虫病病人筛查和转诊
		10	郊区钉螺查灭工作
	高危孕妇管理	11	高危孕妇随访和管理
	高危儿童管理	12	高危儿童筛查、转诊和管理

分类	小类	序号	项目
	免疫规划	13	免疫规划疫苗预防接种
		14	免疫规划疫苗的查漏补种和补充免疫
		15	预防接种不良事件的监测、管理及处理
		16	预防接种证、卡、簿管理
		17	疫苗及其冷链管理
		18	免疫规划咨询
		19	保障性、应急性预防接种
	重性精神障碍患者管理	20	重性精神障碍患者信息管理、干预和康复指导及健康体检
	学校卫生（传染病管理）	21	指导学校传染病防治管理（预防接种查验证、缺勤缺课监测和报告等）
		22	指导学校饮水、饮食监测和干预
		23	指导学校健康教育工作
	健康教育和健康促进	24	健康咨询和发放健康处方和宣传品
		25	居民营养咨询与指导
		26	控烟干预
		27	各类疾病防治等公共卫生知识宣传、培训
		28	优生优育、避孕节育知识宣传和指导
		29	计划生育和生殖健康咨询指导
		30	配合卫生监督机构对非法行医和非法采供血进行监测与报告
	职业卫生	31	开展基本职业卫生服务（包括宣教、咨询，企业职业卫生档案管理及职业病防治信息统计分析，重点职业病患者随访）
		32	重点职业病监测的调查及资料收集（包括开展重点职业病监测企业、监测劳动者的调查及相关资料的收集）
	生命统计	33	出生资料核对
		34	危重婴儿追踪调查
		35	开具居民在家死亡推断书
		36	居民（含流动人口）死亡资料收集与核实
	健康档案	37	为高血压、糖尿病、肿瘤和职业病患者建立健康档案
		38	为老年人、0～7岁儿童、孕产妇和残疾人等建立健康档案
		39	为除上述人群外的常住人口建立健康档案
		40	居民家庭健康问题分析和社区诊断

分类	小类	序号	项目
B 类：预防保健类	慢性传染病防治	41	HIV/AIDS 追踪落实和随访管理
		42	HIV/AIDS 高危人群干预
		43	结核病病人的筛查、转诊、追踪落实及全程督导管理(DOTS)
		44	晚期血吸虫体征和慢性丝虫病病人的随访
	慢性病防治	45	35 岁以上患者首诊测压登记
		46	高血压病人随访管理
		47	心脑血管意外和功能障碍患者康复护理指导
		48	糖尿病高危人群筛查、干预
		49	糖调节异常患者和糖尿病病人随访管理
		50	糖尿病病人康复护理指导
		51	肿瘤登记核实
		52	肿瘤病人随访管理
		53	社区意外伤害监测和干预
	学校卫生（健康管理）	54	指导学生健康状况及其影响因素监测
		55	学生常见"五病"干预
		56	适龄儿童窝沟封闭
		57	学生屈光发育档案建立与管理
	心理卫生	58	心理健康咨询
	孕产妇保健	59	孕前保健咨询
		60	建立孕情报告卡
		61	早孕检查和建册
		62	妊娠风险筛查和评估
		63	妊娠梅毒和 HIV 筛查
		64	产前健康检查
		65	产后家庭随访
	妇女保健	66	更老年妇女保健建册与指导
	儿童保健	67	建立儿童保健手册
		68	新生儿访视
		69	系统保健服务（体格检查、生长发育监测和评价、心理行为发育指导等，内容涵盖"0～36 个月儿童中医药健康管理"）
		70	婴幼儿母乳喂养指导
		71	常见疾病干预和管理（内容包括营养性疾病和五官疾病）

分类	小类	序号	项目
	老年人眼保健	72	老年人致盲性眼病的健康管理（包括建档、摸盲、定盲、转诊、随访）
C类：健康服务类	老年人健康检查	73	65岁以上老年人定期健康检查（内容涵盖"老年人中医药健康管理"）
	婚前检查与咨询	74	婚前医学检查和咨询
	孕前检查和咨询	75	孕前优生检查和咨询
	无业贫困精神障碍患者免费服药管理	76	无业贫困精神障碍患者免费服药管理
	上海市重大公共卫生服务项目	77	新生儿疾病筛查
		78	社区居民大肠癌筛查
		79	60岁以上老年人肺炎疫苗接种

（陆超娣）

第十六章

上海市社区卫生诊断报告案例

第一节 上海市 40 所中医药特色示范社区卫生服务
中心中医卫生诊断报告分析

一、资料与方法

（一）资料来源

通过查阅和收集 2014 年上海市 40 所中医药特色示范社区卫生服务中心现场检查评估
40 份中医专项社区诊断报告材料为资料来源。

（二）资料内容

包括社区环境特征、社区人群特征、社区中医药卫生服务资源特征、分析报告四大类 18
项内容。

1. 社区环境特征

（1）社区环境特征；

（2）文化、教育与卫生环境特征；

（3）社区经济环境特征。

2. 社区人群特征

（1）人口学指标；

（2）死亡指标；

（3）疾病指标（重点关注高血压、糖尿病）；

（4）中医体质辨识；

（5）成年人健康影响因素指标；

（6）成年人中医预防保健知识水平指标；

（7）≥60 岁老年人健康状况与生活质量指标；

（8）0～6 岁儿童健康状况；

（9）孕产妇健康状况。

3. 社区中医药卫生服务资源特征

（1）社区中医药总资源指标；

（2）社区卫生服务中心中医药资源指标；

（3）社区卫生服务中心中医药服务需要与利用指标；

（4）社区中医药服务满意度指标。

4. 分析报告

（1）总结分析社区卫生特征；

（2）综合评价、确定优先干预项目。

（三）方法：统计方法及研究方法

1. 统计学方法

采用 Excel 2003 进行数据双人平行录入，并建立数据库，采用构成比、率等进行统计描述。

2. 研究方法

收集上海市 40 所中医药特色示范社区卫生服务中心 2013 年的中医专项社区诊断报告，从诊断报告 4 大类 18 项内容的完整性进行逐项评价分析并与完整的诊断报告对照。

二、结果与分析

（一）基本情况

本次调查上海市 40 所中医药特色示范社区卫生服务中心 40 份中医专项社区诊断报告，涵盖了上海市 15 个区，其中包括中心城区为 18 所，占 45%；郊区为 22 所占 55%。上海市中医药特色示范社区卫生服务中心为 40 所，占 100%，其中全国示范社区卫生服务中心为 14 所，占 35%；上海市示范社区卫生服务中心为 31 所，占 77.5%，代表性好。

（二）中医专项诊断报告的格式情况

1. 中医专项诊断报告的形式

40 份中医专项社区诊断报告中独立成篇的有 27 份占 67.5%；其余 13 份包含在社区诊断报告中占 32.5%（见表 16-1）。

2. 中医专项社区诊断报告的书写格式

调查结果显示书写格式为学术论文版为 13 篇，占 32.5%；简化版为 27 篇，占 67.5%（见表 16-1）。

表 16-1　2014 年上海市 40 所中医药特色示范社区卫生服务中心
中医专项社区诊断报告的格式表　单位（份，%）

报告形式	论文版		简化版		合计	
	份数	比例（%）	份数	比例（%）	份数	比例（%）
独立成篇	9	22.5	18	45	27	67.5

报告形式	论文版		简化版		合计	
	份数	比例（%）	份数	比例（%）	份数	比例（%）
包含在社区诊断报告中	4	10	9	22.5	13	32.5
合计	13	32.5	27	67.5	40	100

（三）中医专题社区诊断的主要方法

调查结果显示问卷调查法为 33 篇，占 80%，问卷调查法结合选题小组法为 6 篇，占 17.5%（见表 16 - 2）。

表 16 - 2　2014 年上海市 40 所中医药特色示范社区卫生服务中心
中医专项社区诊断报告诊断方法　单位（份,%）

社区诊断方法	份数	比例（%）
问卷调查法	33	80
选题小组法	1	2.5
问卷调查法结合选题小组法	6	17.5
合计	40	100

（四）中医专题社区诊断的内容完整性

将中医专项社区诊断报告的内容与完整的诊断报告 4 大类 18 项具体内容进行逐一对照，>15 项计为完整率>80%，表明诊断报告内容完整性好，报告质量高；而<10 项计为完整率<60%，表明诊断报告内容不完整，报告质量低（见表 16 - 3）。

表 16 - 3　2014 年上海市 40 所中医药特色示范社区卫生服务中心
中医专项社区诊断报告内容完整性　单位（份,%）

报告形式	>80%		60%～80%		<60%		合计	
	份数	比例（%）	份数	比例（%）	份数	比例（%）	份数	比例（%）
独立成篇	17	42.5	8	20	2	5	27	67.5
包含在社区诊断中	11	27.5	2	5	0	0	13	32.5
合计	28	70	10	25	2	5	40	100

（五）中医专项社区诊断报告完整性情况

调查结果显示完整率>80%的报告所占比例最高。（见表 16 - 4）

表 16 - 4　2014 年上海市 40 所中医药特色示范社区卫生服务中心
中医专项社区诊断报告内容完整性单位(份,%)

报告形式	>80%		60%～80%		<60%		合计	
	份数	比例(%)	份数	比例(%)	份数	比例(%)	份数	比例(%)
独立成篇	17	42.5	8	20	2	5	27	67.5
包含在社区诊断中	11	27.5	2	5	0	0	13	32.5
合计	28	70	10	25	2	5	40	100

(六)中医专项社区诊断报告内容完成情况　调查结果显示社区环境特征及分析报告完成情况占比例最高为 92.5%(见表 16 - 5)。

表 16 - 5　中医专项社区诊断报告内容完成情况

内容项目	独立成篇		包含在社区诊断中		合计	
	份数	比例(%)	份数	比例(%)	份数	比例(%)
社区环境特征	24	60	13	32.5	37	92.5
社区人群特征	24	60	11	27.5	35	87.5
社区中医药卫生服务资源特征	22	55	12	30	34	85
分析报告	23	57.5	14	35	37	92.5

三、讨论

1. 意义和作用

中医专项社区卫生诊断报告是开展社区中医药服务首要的基础工作。能充分利用辖区内现有中医药资源,针对社区居民的主要健康问题及疾病的流行趋势,积极应用中医药理论和方法,采用以中医药手段为主的干预措施,以此满足社区居民中医药服务需求,通过动员社区参与发挥中医药优势,更好地为社区居民服务。接受调查的 40 家中医特色示范服务中心均已在社区卫生诊断的基础上或作为单项开展了中医专项的社区诊断。开展社区中医专项诊断工作一方面有利于对于制定社区中医药干预规划提供方向和依据;另一方面可以更好地掌握社区居民对中医药服务的需要和利用情况,将中医药的作用在社区居民中充分发挥。因此,中医专项社区诊断报告是社区基本公共卫生服务中不可或缺的一部分。

2. 存在的主要不足

中医专项社区诊断报告的内容应突显中医药特色和优势。虽然有《社区卫生诊断技术手册》供参考,但从本次调查结果来看,40 份中医专项社区诊断报告格式上论文版的仅占 32.5%;诊断方式比较单一;有制订中医社区专项诊断的实施方案为 25 篇,占 62.5%;有社区中医诊断目的为 29 篇,占 72.5%。在内容的完整性上,完整率>80% 的报告为 27 份,占 70%,有撰写报告者签名及日期的为 20 篇,占 50%。内容上与《社区卫生诊断技术手册》和《上海市中医药特色示范社区卫生服务中心建设标准及有关指标解释》中相关要求比存在差距,完整率普遍较低,报告的书写质量与《社区卫生诊断技术手册》比较还有很大差距,中医专项社区诊断报告的书写需进一步规范。

3. 建议

中医专项社区诊断已作为一项日常工作在各个社区卫生服务中心开展,并且中国社区卫生协会也于 2008 年出台的《社区卫生诊断技术手册》(试用)为社区医务工作人员开展社区卫生诊断提供了规范化的指导。针对存在不足,有以下建议:

(1) 社区卫生诊断中医专题报告的形式和格式均不统一,本调查结果显示,形式采用独立成篇的,格式采用学术论文版的中医专项社区诊断报告更具中医药特色。

(2) 中医专项社区诊断的诊断方法应完善综合性方法。采用问卷调查法结合选题小组法并充分利用二次开发材料,进行中医专项社区诊断,不失为是一种较经济、高效的方法,节省了大量基线调查的人力物力,制订出的干预计划具有针对性。

(3) 中医专项社区卫生诊断要有相应的实施方案并明确诊断目的,才能有效地进行社区诊断。

(4) 制订相关中医社区专项诊断技术手册。完善书写规范及标准,以此提高中医专项社区诊断报告的书写质量。

(5) 开展连续性的社区卫生诊断。由于社区卫生诊断是一段时期内对某一社区的调查研究,其结果具有时效性,若能开展长期连续性的研究,就能更有效地显示该社区居民健康、社区环境等变化趋势,更好地开展一系列研究工作。

开展中医专项社区诊断是社区中医药卫生服务工作中非常重要的一步,根据中医专项社区诊断的结果,可以确定社区中医药卫生服务要解决的健康优先问题与干预的重点人群、因素和有效性,还为社区中医药卫生服务效果的评价提供基线数据,进一步发挥中医药服务的优势。因此,制作相关中医专项社区诊断技术手册,指导和规范社区卫生服务中心医务人员开展中医专项社区诊断工作势在必行。

(王巧飞)

第二节　上海市原闸北区全国社区卫生服务中心示范区诊断报告

世界卫生组织(WHO)定义,社区是以某种形式的社会组织或团体结合在一起的一群人。每个社区拥有自身的特征和健康问题,正如提供完整的个人医疗保健一样,社区诊断是评价社区的特征及健康需要,目的是发现社区卫生问题及其原因,辨明社区的需要,并了解社区资源及解决卫生问题的能力,从而提供符合社区需要的卫生计划。

为进一步加快上海市原闸北区全国社区卫生服务示范区和中医药特色全国社区卫生服务示范区的建设步伐,努力推动以社区为基础,以健康促进为主要手段的社区综合防治工作的实施,2005 年 10 月原闸北区卫生局组织开展了"闸北区社区诊断报告"工作,这项工作被区卫生局列为重点社区卫生项目。

一、对象与方法

1. 对象及内容

调查对象为上海市原闸北区 8 个街道及 1 个镇的社区居民。调查内容主要围绕人口学资料、健康状况、健康保健与卫生服务、生活方式疾病相关因素等 4 类 10 项。

2. 调查方法

采用上海市原闸北区卫生局提供的《上海市闸北区社区诊断工作手册》的要求和方式，使用统一格式的调查表对社区卫生服务中心所辖街道、居委会、学校、居民进行定量调查，并结合社区居民定性访谈研究方法收集资料和数据。由培训合格的医务人员对辖区居民面访、逐户调查和体格检查。调查的质量控制由社区卫生服务中心采取一级质控和区疾病预防中心采用分层抽样方法对其中 5.00% 进行复核的二级质量控制。

3. 数据处理

对访谈、讨论等资料进行定性分析与整理。调查问卷统一收回，经数据整理、逻辑核查后，用 SPSS 软件进行统计学处理。

二、结果

（一）自然环境状况

原闸北区位于上海市中心城区北部，共辖 8 个街道、1 个镇、208 个居委会、1 个村委会。区域总面积 29.18 千平方米，其中陆地面积为 28.76 千平方米，人口密度 24 240 人/千平方米，绿化覆盖率 17.37%，人均公共绿地面积 2.38 平方米，环境空气质量为中等污染，四季平均温度 18.1℃。

（二）人文环境状况

2005 年，区增加值 562 468 万元，比上年增长 13.43%，财政收入 362 650 万元，比上年增长 26.91%；居民户均住房面积 54.37 平方米；辖区内共有普通中学 52 所，小学 35 所，幼儿园 57 所，职业学校 3 所，特殊教育学校 3 所，工读学校 1 所；休闲娱乐环境包括体育场 1 个，体育馆 1 个，室内游泳馆 1 个，各种训练房 5 个，文化馆 11 座，图书馆 11 座，电影院 4 座，茶艺馆 1 座，革命史料馆 1 座，评弹团 1 家。

（三）社区健康状况

1. 人口学资料

社区常住人口 81.7 万人，其中户籍人口 707 323 人，流动人口约 110 645 人，总户数 257 638 户，沪籍户均人口 2.75 人。社区中男性占 50.52%，女性占 49.48%，男女之比为 1.02∶1；60 岁以上的老年人占总人口的 19.76%，80 岁以上高龄老人占 3.41%，老少比为 2.84∶1；平均期望寿命 80.72 岁，人口自然增长率为－3.55‰，老龄化程度明显。2005 年共出生 3 204 人,粗出生率为 4.53‰;0～6 岁儿童 20 669 人,占 2.92%,育龄妇女占 25.06%,残疾患病率为 1.67%。各社区人口学特征如表 16-6 所示。此表显示,平均每个社区所辖服务人口为 8.84 万。

表 16-6　上海市原闸北区社区人口学特征(%)

社区	户籍人口		≥60 岁		0～6 岁		育龄妇女		流动人口
	人数	百分率	人数	百分率	人数	百分率	人数	百分率	
宝山	94 041	13.30	19 969	21.23	1 785	1.92	24 932	26.78	9 544
万荣	71 387	10.09	12 837	17.98	1 376	1.93	23 504	32.83	14 000
共和新	64 000	9.04	12 833	20.07	1 283	2.01	14 625	22.88	5 445
北站	12 2057	17.26	25 451	20.50	1 929	1.58	29 081	23.81	26 305
大宁	43 920	6.21	7 981	20.50	2 043	5.20	6 902	17.80	14 053
彭浦	128 789	18.21	25 750	19.81	2 571	1.98	35 126	27.02	11 611
临汾	53 765	7.60	9 230	21.28	1 397	2.60	9 260	17.20	5 010
芷江西	75 539	10.68	15 503	20.30	2 235	2.96	19 483	25.96	15 088
天目西	53 825	7.61	10 293	19.20	1 856	3.45	14 329	26.62	9 589
合计	70 723	100.00	139 817	19.76	16 475	2.32	177 242	25.06	110 645

2. 流行病学诊断

2005 年全区共死亡 5 716 人,粗死亡率为 8.08‰。死因顺位前 5 位分别是循环系统(39.10%)、肿瘤(29.31%)、呼吸系统(9.93%)、损伤和中毒(5.19%)、内分泌、营养代谢系统(4.16%)。婴儿死亡率为 2.81%,新生儿、孕产妇死亡率为 0;全区甲、乙类传染病发病 1706 人,发病率为 241.04/10 万,死亡 12 人,死亡率为 1.70/10 万。从死因来看,传染病和寄生虫病(1.40%)已不再是原闸北区居民的主要死因。社区 8 种常见慢性病患病率为高血压 19.68%、糖尿病 4.11%、脑卒中 1.38%、骨质疏松、骨关节病 6.36%、高血脂 5.24%、肿瘤 1.17%、冠心病 2.62%、慢性支气管炎 1.90%。病房住院病人疾病前 5 位为脑血管意外、冠心病、慢性阻塞性肺病、高血压、糖尿病。

3. 需求与利用

社区居民主要就医需求一部分为慢性非传染性疾病,在专科或三级医院确诊后,来社区卫生服务中心取药、治疗、定期复查及接受慢性病管理、健康教育、康复等;另一部分为社区常见病和多发病的诊断、治疗。社区卫生服务机构平均门诊每医疗费用为 128.88 元,平均每张处方 84.46 元,平均每住院病人费用 6 044.01 元。社区高危人群及其危险因素:心理因素 30.06%,吸烟 19.37%,高脂饮食 18.67%,饮酒 11.60%,肥胖 10.37%,其他 9.93%。社区卫生服务的可及性及居民满意度:社区卫生服务覆盖面 94.66%,平均步行到社区卫生服务中心(站)时间 10～15 min。居民对社区卫生服务知晓率为 95.5%;居民对社区卫生服务满意度为 95.08%。居民医疗费用构成:医疗保险 88.98%,自费 7.02%,劳保 1.76%,其他 2.24%。

(四) 卫生状况

1. 医疗卫生保健机构

区内共有公立医院 28 所,其中三级综合性医院 1 家,三级专科医院 1 家,二级综合性医院 3 家,二级中医医院 1 家,精神病医院 2 家,口腔医院、妇幼保健所、专科防治医院各 1 家,社区卫生服务中心 7 家。全区总床位数 4 679 张,其中社区卫生服务中心床位数 475 张,占 10.15%。社区卫生服务中心基本情况(见表 16 - 7)。

表 16 - 7 社区卫生服务中心基本情况表

社区	社区服务站(个)	床位数(张)	住院数(人次)	职工总数(人)	全科医师数(人)
宝山	3	136	899	162	41
万荣	3	0	0	48	6
共和新	2	0	0	70	12
北站	3	85	426	131	11
彭浦	4	50	362	135	20
临汾	5	150	336	151	12
芷江西(含天目西)	3	54	373	99	7
合计	23	475	2 396	796	109

2. 社区卫生服务中心人力资源

共有 7 个社区卫生服务中心,23 个社区卫生服务站。职工总数 7% 人,其中卫生技术人员 746 人(执业医师 302 人,注册护士 219 人,共有全科医师 109 人)。每千人口执业医师 0.43 人、护士 0.31 人。卫生技术人员本科以上 11.91%,大专 30.02%,中专 51.27%,中专以下 6.80%。卫生技术人员<35 岁占 34.27%,35~45 岁占 14.37%,45~50 岁占 20.22%,>50 岁占 28.14%;卫生技术人员副高以上职称占 1.02%,中级职称占 16.87%,初级及以下职称占 82.11%。

3. 社区卫生服务量

原闸北区社区卫生服务中心年门诊总人次占全区门诊总人次 27.02%,占全市社区卫生服务中心门诊总人次 5.84%,年住院人次占全区住院总人次 4.66%,占全市社区卫生服务中心住院总人次 4.79%。社区卫生服务机构经济运行状态如表 16 - 8 和表 16 - 9 所示。

表 16 - 8 上海市原闸北区社区卫生服务机构资源配置表

社区	管辖面积(km²)	覆盖面积(%)	业务用房(m²)	固定资产(万元)	每张处方值(元)	门诊均次费用(元)	门诊总人次
宝山	1.62	80.00	3 596	1 027.9	70.30	146.47	217 900
万荣	7.69	100.00	804	374.8	65.70	111.30	73 506
共和新	2.72	89.13	1 600	323.8	90.19	134.72	150 371

社区	管辖面积(km²)	覆盖面积(%)	业务用房(m²)	固定资产(万元)	每张处方值(元)	门诊均次费用(元)	门诊总人次
北站	1.74	96.00	3 000	877.0	98.62	129.46	296 467
彭浦	3.82	99.50	4 747	1 132.0	96.00	138.00	284 098
临汾	1.99	100.00	5 030	1 564.0	91.83	122.95	240 616
芷江西(天目西)	1.95	98.00	2 100	384.0	78.60	119.25	40 783
合计(平均)	(3.30)	(94.66)	20 877	5 683.5	(84.46)	(128.88)	1 303 741

表16-9　上海市原闸北区2005年社区卫生服务中心经济运行状况(万元)

社区	总收入	医疗收入		药品收入		防保经费		业务支出	盈余
		金额	百分率	金额	百分率	金额	百分率		
宝山	3 897.10	1 456.76	37.05	2 297.34	58.95	143.00	4.00	3 199.00	69.58
万荣	818.00	231.22	28.30	482.62	59.00	104.16	12.70	817.17	0.83
共和新	2 341.80	779.56	23.87	1 510.46	64.50	51.78	11.63	2 265.90	75.90
北站	4 117.33	1 450.17	34.98	2 507.86	60.91	159.30	4.11	3 771.80	345.50
彭浦	4 505.80	1 332.48	29.30	2 928.77	65.00	244.55	5.70	4 529.64	69.34
临汾	4 321.40	1 465.30	33.47	2 759.65	63.86	96.45	2.67	4 106.60	214.80
芷江西(天目西)	2 404.30	844.04	33.80	1 375.26	57.20	185.00	9.00	2 226.06	178.24

三、讨论

从本次调查的情况来看，上海市原闸北区社区卫生服务整体上呈发展势头。区域内近90％居民都享有医疗保险，区域内医疗资源分布尚合理，医疗服务的可及性及方便性较好，慢性病居民多数选择到就近的社区卫生服务中心就诊，居民对社区卫生服务的知晓率及满意率也较高。

区域内大于60岁的老年人已占总人口的19.76％，大于80岁高龄老人占3.41％。根据联合国标准，当一个地区或国家大于60岁人口超过总人口的10.0％或大于65岁人口超过总人口的7％时，这个地区或国家就成为老年型社会或老年型国家。闸北区8个社区大于60岁老年人口比例均高于10.0％，且最新统计显示，目前上海市户籍人口中大于60岁老年人口已达254.67万，占户籍总人口的18.98％。而原闸北区老年人口系数指标已高于上海市平均水平，其中临汾社区大于60岁老人所占比例数(21.28％)位居全区之首，最低的社区也达到17.98％。可见人口老龄化问题是社区面临的主要卫生问题。上海第三次卫生服务调查显示，老年人口对卫生服务的需求和利用均要高于其他年龄组。因此，有必要结合本社区老年人口对卫生服务的需求和利用特点，提出适合老年人口的卫生方案和卫生政策，政府应对老年人在社区卫生服务中心诊治进行规范、支持和政策倾斜，对社区卫生服务中心治疗几种常见慢性病提出几套可行的治疗规范和治疗目录,同时增加站点建设及社区卫生服务的覆盖面,扩大家庭病床的服务数量及领域。

疾病谱显示,位于前5位的依次是高血压、骨关节病、高脂血症、白内障和糖尿病。可见高血压是每个社区位居首位的疾病,它是引起其他慢性病的重要危险因素。因此,开展以高血压为主的慢性病综合防治是社区当务之急。必须积极开展控制高血压病的干预活动,做到早发现、早诊断、早治疗。同时健全以医院为依托,社区卫生服务站为平台,居委会为基础的多层次的慢性病防治网络,以点带面,全面开展工作。在对慢性病人良好管理的同时,影响周围人群,让慢性病防治工作家喻户晓。

从社区高危人群及其危险因素统计结果来看,心理因素占首位,为30.06%,是影响该区居民健康的潜在的主要危险因素,提示在目前快节奏的城市生活下,心理健康问题要引起重视。处于第二位的是吸烟和高脂饮食。这些不良的生活方式(危险因素)的发生除了与社区居民生活方式的改变有关外,与目前的健康教育工作开展力度不够也有一定关系。必须通过社区卫生服务中心、服务站和家庭"三站式"服务,全面深入地搞好社区健康教育和健康促进,减少生活方式疾病的发生,提高居民的知、信、行水平,尤其是针对性地多开展一些相关专家咨询和讲座活动,以使居民多了解一下心理方面的知识,从而降低由于长期心理压力对身体造成的近期和远期的损害。

目前原闸北区南北卫生资源之间无论在固定资产、业务用房、年业务收入和收支节余等方面存在较大差距。社区卫生服务中心的收入还是以药品占主导地位,预防保健经费总数占总收入的7.12%,远远低于医疗及药品(61.35%)等所占的比例,导致达到全区慢性病全人口规范管理的目标尚有很大差距;全区平均每位病人出院费用为6 044.01元,平均每一病人门诊均次费为128.88元,平均每张处方值为84.46元。这些数据均要高于2004年上海卫生统计年鉴统计的分别为4 709.95元、125.66元、75.60元的数值。说明,目前原闸北区居民的医疗成本仍偏高。我们要立足于利用社区内现有的卫生资源,盘活社区内卫生资源的存量,有针对性地调配,注意发挥市场机制配置卫生资源的基础性作用,适当降低医院运行成本和降低不必要的检查和治疗,充分利用该区全国社区卫生服务示范区和中医药特色示范区的优势,扎实促进社区卫生服务的可持续发展。

从原闸北区社区卫生服务中心医护人员的学历及职称结构来看,两者的构成不合理,医护人员年龄结构也不尽合理,尚没有形成良好的梯队,全科医生的数量远远不能满足上海近年来高速发展的经济和社会水平的要求。调查的数据显示,社区卫生服务中心医生的学历仍以大专及以下为主,占80%左右;职称结构也以中初级职称为主。这在一定程度上制约社区卫生服务的进一步发展;个别社区卫生服务中心无高级职称医护人员,这与《城市社区卫生服务中心基本标准》中规定社区卫生服务中心至少有1名副高级以上任职资格的执业医师的目标还有差距。同时根据每万人3名全科医师的要求,全区共需243名全科医师,而2005年全区全科医师仅为109人。除宝山社区卫生服务中心达标外,其余的都紧缺全科医生。上述这些都影响了社区医疗队伍本身的水平。建议加大对社区卫生服务中心医护人员的继续教育和相关业务知识培训力度,加速培养一支培训到位、中西医结合的全科医务人员队伍;吸引本地或外地中医药大学的毕业生,改变社区医生以中专、大专为主的情况,增加本科学历、高级职称的比例,加强与上级医疗机构的交流学习,不断强化社区卫生服务外部输血和自我造血的能力,进一步提升居民对社区医疗机构的可信度和社区医疗机构的知名度、美誉度。

(徐　民)

第三节　上海市青浦区金泽镇社区卫生诊断报告(含中医卫生专项) 青浦区金泽镇社区卫生服务中心社区卫生诊断设计

为完善社区卫生服务功能,提高社区卫生服务水平,不断提高居民健康水平和生活质量,我中心将对社区卫生服务的供给与利用以及社区综合资源环境进行一次调查研究,发现和分析问题,提出优先干预项目,并针对性地制订社区卫生服务工作规划。

一、诊断目的

(1) 发现并确定社区主要健康问题及其危险因素;

(2) 总结并评价社区卫生资源;

(3) 分析社区卫生服务的政策环境及其社区资源环境;

(4) 对居民健康知识知晓率、健康行为形成率、卫生服务利用率及满意率进行调查;

(5) 提出本社区优先解决的卫生问题及优先干预项目;

(6) 提出干预措施,制定本社区卫生服务工作规划。

二、组织设计

1. 制订社区卫生诊断工作计划安排

按照上级卫生主管部门的统一安排,实施两年一次的社区卫生诊断工作,同时结合本社区开展中医特色服务的实际情况,在社区卫生诊断中加入中医专项内容,根据中心财力、人力、技术条件,因地制宜,确定诊断工作开展的范围。

2. 确定开展卫生诊断工作的社区

按照上级卫生主管部门的统一安排,结合本社区经济水平和居民人群的特点等进行分类,金泽镇四镇合一,在抽样过程中既要考虑每个镇的情况,又要考虑居委会与村的情况,使抽出的样本具有代表性,客观反映总体情况。

三、组织准备

1. 加强领导，完善组织机构

成立金泽"社区诊断"工作领导小组，负责辖区"社区诊断"相关组织、管理、宣传和指导工作。

"社区诊断"工作领导小组组成成员如下：

组　　长：曹红　主任

副组长：徐龙　副主任

成　　员：崔金煌　周芳　董建　王喜庆　俞思菁

　　　　　董罗莎　魏妍　蒋雪美　陈华　王秀兰

成员单位：辖区内 35 个村居及中小学。

按照其工作职责分为相关工作小组：分别为资料收集组、居民卫生调查组、汇总统计组、质量控制组，并明确具体工作职责。

1）现有资料收集组

崔金煌　俞思菁

负责收集辖区的人口学资料和被调查居委会户籍资料及相关统计资料，人口计生方面现有资料；社区环境资料，社区卫生资源资料，死亡、传染病与相关调研资料以及相关统计年鉴；配合完成"社区诊断"工作。

2）居民卫生调查组

王喜庆　王秀兰

（1）完成居民卫生调查：每个社区采用整群随机抽样方法，由统一培训的调查员在居委会人员带领下入户对抽中的样本家庭中实际居住的全部成员进行面对面询问调查和体格检查。

（2）服务对象满意度调查：负责请第三方完成服务对象满意度调查。

（3）现有卫生资源调查：负责完成辖区现有诊所、保健站调查。

3）汇总统计组

周芳　张霄华

4）质量控制组

蒋雪美　王贵华

（1）资料统计分析。

（2）撰写"社区诊断"报告及制定社区卫生服务规划。

5）专家技术指导组

施永兴　郁晞

6）各村委会及村卫生室

负责配合做好"社区诊断"入户调查等工作。

2. 社区动员

通过社区动员获得镇、村居领导的支持，动员社区、家庭和个人的参与，社区动员按照不同对象分类进行。

1）镇政府领导动员

对镇长、分管镇长及卫生专管干部进行社区卫生诊断意义的宣传，争取人、财、物方面的支持。

2）村居干部、各村医、志愿者动员

通过会议和培训，宣传"社区诊断"工作的意义，布置各项工作内容，保证工作顺利进行。

3）社区居民动员

通过入户宣传、发放宣传资料、张贴海报等方式大力宣传现场调查的意义，明确免费体查项目，并制订优惠制度等，动员社区居民自愿、主动参加。

4）社区内有关单位动员

在社区卫生诊断正式开始之前召开社区内学校、企事业单位、派出所等部门参加会议，争取他们对工作的配合。

3. 人员培训

为顺利实施金泽镇社区卫生诊断工作，对各小组工作人员进行基础培训和相关分工项目的强化培训。

1）基础培训内容

（1）金泽社区卫生诊断目的与意义，基本原则与主要内容；

（2）社区卫生诊断流程与方法；

（3）调查指标含义与填写说明；

（4）质量控制制度、方法与指标。

2）相关专业培训

四、物资准备

包括调查表及相关表格、血压计、血糖仪、升高体重计、软皮尺、计算机、各种耗材、交通工具及其他所需设备等。

五、资料收集

（1）金泽镇派出所等公安部门资料。主要收集金泽镇社区人口学资料，包括户籍人口及流动人口情况。

（2）镇、村资料收集。主要收集金泽镇社区环境资料，包括自然地理、社区面积和文化设施以及镇村经济、财政收入等。

（3）镇民政与残联部门资料收集。主要收集贫困与残疾人资料。

（4）卫生行政部门资料收集。主要收集机构性资源、卫生人力资源、社区卫生服务相关政策等。

（5）社区卫生服务机构资料。主要收集本中心资源状况，供给与利用效率，以及居民健康资料。

（6）青浦区统计年鉴资料。

（7）文献资料收集。

六、社区卫生调查

1. 调查目的

通过居民疾病与健康状况、卫生服务需求和利用等资料收集，分析评价社区主要健康问题和重点干预项目。

2. 调查对象与样本量

以家庭为调查基本单位，对抽中的样本家庭中实际居住的全部成员进行调查。实际居住为居住并生活在一起半年以上的家庭成员和其他人。样本量为从全镇 30 个村中每村随机抽出 50 户，总计 1 500 户。

3. 调查内容与项目

（1）家庭一般状况，包括居住条件，生活条件、卫生服务可及性以及医疗卫生费用支出等情况。

（2）家庭成员的一般资料、慢性病患病史以及住院情况等。

（3）成年人一般资料、健康影响因素、健康知识知晓情况以及卫生服务的知晓情况和利用情况。

（4）老年人调查、已婚育龄妇女、儿童调查。

（5）体格检查，包括血压、身高、体重、腰围、臀围等。

（6）服务对象满意度调查。包括卫生服务的时效性、舒适性、文明性、技术性、经济向等。

（7）社区卫生服务中心调查，包括机构概况、科室设置、人力资源、基本医疗与公共卫生服务供给、收入与支出情况等。

七、进度安排

1. 2014 年 1 月

完成金泽镇社区卫生服务中心社区诊断设计，制订实施方案，组建社区诊断工作领导小组，做好物资准备。

2. 2014 年 2 月

完成小组成员的业务培训及社区动员。

3. 2014 年 3～4 月

完成现有资料的收集。

4. 2014 年 4～6 月

完成居民卫生调查、服务对象满意度调查、社区卫生服务机构调查，对调查数据进行质量控制。

5. 2014 年 7～8 月

完成资料录入与统计分析。

6. 2014 年 9～10 月

撰写社区卫生诊断报告,制订社区卫生服务工作规划。

八、经费预算(见表 16-10)

表 16-10　经费预算

项目	备注	金额(元)
计划设计论证	文献检索 500 元	3 000
	方案设计 1 500 元	
	专家指导 500 元/次	
调查人员培训	讲课费 500 元/次、材料费等	2 500
资料收集	居民调查,工作人员劳务费每户 10 元	25 800
	协查人员劳务费,每户 1 元	
	居民家庭配合调查费用,每户 5 元	
	满意度调查 5 元/调查对象	
	现有资料收集	
	质量控制	
输机统计	资料录入,3 元/份	11 500
	统计分析	
总结与报告撰写	专家咨询研讨,500 元/人	3 000
	撰写报告及制定规划	
资料印刷与设备购置	资料印刷费	5 000
	弹簧秤、血压计、听诊器、皮尺等设备购置费	
组织宣传	会议培训	2 000
	宣传资料制作	
	组织发动	
通讯交通	通讯费及交通费用	2 000
其他	10% 不可预测活动费用	6 000
合计	60 800	

九、考核评价

1. 考核评价目的

对社区卫生诊断实施全程进行考核评价,保障方案设计严谨、资料真实有效、统计方法科学、分析客观全面、报告内容完整,明确诊断出社区存在的主要健康问题,进而根据现有的资源条件制订针对性的干预措施及规划。

2. 考核评价内容

(1) 考核组织领导。考核社区诊断工作小组的成员组成是否合理、职责分工是否明确,职责是否落实到位,组织实施是否规范有序,召开协调会议是否及时等。

(2) 考核过程质量。考核方案设计是否科学、可行,各类表格是否齐全;考核资料收集和过程记录是否规范完整;考核工作人员培训是否有效;调查问卷质量核查符合率是否达标。

(3) 考核诊断报告和工作规划。考核诊断报告是否资料真实可靠、统计分析科学严谨、内容全面完整以及工作规划的科学性、可行性。

(4) 考核经费使用。实地考察,考核经费使用是否规范合理,专款专用。

3. 考核方法

(1) 全面验收、分级复核。诊断完成后,采用社区自查及组织专家全面验收以及上级卫生主管部门对重点项目的抽样复核。

(2) 资料审核与现场审核。采用查看资料、实地考察和现场复核等方法。

(3) 分层抽样复核。

(4) 制订考核评价体系。

4. 考核评价结果

中心社区卫生诊断组织领导健全,诊断工作小组职责分工明确,社区动员到位,诊断实施规范有序,过程记录完整;居民卫生调查样本量与抽样方法科学,各调查问卷填写完整;资料录入采用两人同步数据录入,统计方法科学;诊断报告内容完整,基本达到了社区诊断考核评价的要求。

5. 考核评价小结

通过对金泽镇社区卫生服务中心社区卫生诊断的考核评价,其组织领导、资料收集、资料统计、诊断报告等内容达到了考核要求,诊断报告能客观反映辖区社区卫生的现况以及社区主要健康问题及影响因素,其干预措施具有针对性,工作规划科学可行(见表16-11)。

表 16-11　社区卫生诊断考核评价表

项目内容	分值	考核方法	评分标准
社区卫生诊断	42		
1　组织领导	8		
(1) 组织健全,成立街办事处牵头的领导组和专家技术指导组;制订"实施方案",社区动员到位	1	查看领导组与技术组人员名单、实施方案以及社区动员会议记录与参会人员签到记录等资料	领导组与技术指导组未成立各扣0.25分;无实施方案扣0.25分,方案不具体扣0.1分;未召开社区动员会扣0.25分,记录不完整、与实际不符扣0.1分

项目内容	分值	考核方法	评分标准
（2）诊断工作组职责分工明确，培训与考核记录完整	2	查看人员名单与职责分工以及培训记录与考核试卷；抽查2名工作组人员询问职责与培训内容	工作组分工不明确扣0.5分；培训记录与试卷不完整各扣0.25分；考核人员不合格1人扣0.5分
（3）诊断实施规范有序，过程记录完整，组织协调与进度监控到位	1	查看领导组工作会议记录与工作进度记录	无工作会议记录扣0.5分；无工作进度记录扣0.5分，不完整扣0.25分
（4）制订"质量控制制度"，质量控制实施到位，每日进行居民问卷核查，在调查前期、中期和终末抽取5%问卷复核	4	查看质量控制制度；询问质控员有关内容要求；查看质量控制记录	无质量控制制度扣0.5分，内容不完整扣0.2分；质控员回答不符要求扣0.5分；前、中、后期复核记录不齐全或不符要求各扣1分
2　资料收集	14		
（1）居民卫生调查样本量与抽样方法科学，更换率不超过20%，调查完成率达98%，本人与家长回答率达80%，体检率达90%，表格填写完整，真实	8	查看调查总结资料；查看抽样记录；抽取10户调查表审核并电话或入户核实	四率不达标各扣0.25分，抽样方法不合格扣0.5分；调查表填写不合格1份扣0.25分，核实不符1份扣0.5分
（2）服务对象满意度调查样本分组与调查方法科学，"调查表"填写完整、清楚、无逻辑错误	2	询问样本抽取方法，查看2份"调查表"，询问1名调查人员	样本分类抽取不合理扣1分；调查表记录不合格1份扣0.25分；询问调查方法不合格扣0.5分
（3）社区卫生服务机构调查资料完整、清楚、无逻辑错误；资料来源可靠	2	查看"调查表"，询问调查人员资料来源	调查表填写不合格扣15分，询问资料来源不符合要求扣1分
3　资料统计	8		
（1）资料核查并进行两人同步数据录入	5	查看原始录入资料；进行逻辑检查	原始资料不全扣2分；没有进行两人同步录入扣2分，发现逻辑错误扣1分
（2）统计指标与方法科学，统计表与统计图制作无误	2	查看统计分析指标、统计方法以及统计表、图制作	按照技术手册要求，基本统计指标不完整扣1分；数据错误或统计表、图应用、制作错误扣1分
4　诊断报告全面、完整、格式规范。分析社区卫生特征科学、严谨，结论可靠，有分析评价与建议	6	查看社区卫生诊断报告	社区卫生诊断报告不全面、不完整扣1分；报告中的分析、结论和评价建议1项不符合要求扣1分
5　社区卫生服务工作规划科学可行。格式规范、内容完整，目标与干预策略明确，组织领导与职责明确，有监测评价方案	6	查看社区卫生服务工作规划	按照规范要求，规划中背景、目标、策略、组织保障以及监测评价方案等内容缺1项扣1分，内容不明确、不完整1项扣0.5分

金泽镇社区卫生诊断报告

前　言

社区卫生诊断是社区卫生服务工作者运用社会学、流行病学研究方法对社区各方面进行考察，发现问题通过定性、定量的调查研究方法、方式、手段收集资料，通过分析确定该社区主要的公共卫生问题、疾病分布等，找出本社区需解决的主要健康问题和影响因素，为社区卫生服务计划的制订提供科学依据。

中医专题社区卫生诊断是社区卫生诊断的延伸，主要针对社区居民的主要健康问题及体质状态，应用中医药理论和方法，通过对现有社区中医药服务资料的收集及中医药服务专项调查，总结分析社区中医药服务特征，实施社区中医药干预，从而满足社区居民中医药服务需求。

上海市卫生局《关于组织申报上海市中医药特色示范社区卫生服务中心的通知》（[2011]25号文附件）中将中医专题社区诊断作为中医药特色示范社区卫生服务中心的考核标准之一；《上海市中医药特色示范社区卫生服务中心建设标准及有关指标解释》（[2011]25号文附件）明确提出"根据社区卫生诊断报告中医专题社区诊断项目，制订有针对性的中医健康教育方案和宣教计划。"金泽镇社区卫生服务中心按照文件标准，由中心主任牵头，社区科、中医科、医务科、预防科、办公室等部门共同参与，以2013年数据基础，分析确定社区主要健康问题和影响因素，切实发挥中医药资源的干预作用。

金泽镇地处上海边郊，社区居民整体文化水平不高，这一因素给中医健康宣教方案的实施带来很大困难，在社区诊断的干预方案的制订上仍需进一步的完善。

资料与方法

（1）金泽镇政府相关部门提供本地卫生政策制定、实施情况，国民经济情况，地理环境、环境保护情况（水资源、空气污染、废水排放等）、企业数量、类型及有毒有害企业情况等基本资料。

（2）金泽镇派出所（金泽派出所、商榻派出所）提供人口学资料。

（3）患病资料来源于金泽镇社区卫生服务中心的健康档案、居民的健康体检调查、公共卫生条线相关疾病统计数据及报表。

（4）居民危险因素和不良习惯来源于健康档案资料和通过对社区居民的问卷及满意度调查。

第一部分　金泽镇社区基本概况

一、金泽镇自然、生活与组织等基本环境特征

1. 社区类型

2004年3月4日，经市政府批准，撤销原金泽镇、商榻镇和西岑镇建制，建立了新的金泽

镇。是典型的江南水乡居住型社区,以本市户籍居民为主要居住群体。

2. 地形、地理位置、气候与环境

金泽镇位于青浦境域西南,是江、浙两省进入上海的西大门,也是上海唯一与江苏省和浙江省交界的镇。金泽镇东与朱家角镇接壤,东南与练塘镇相接,西南与浙江省嘉善县丁栅镇、大舜镇毗邻,西北与江苏省吴江市莘塔镇、昆山市周庄镇和锦溪镇交界。水陆交通便捷,是江浙沪的重要交通枢纽。318国道和沪青平高速公路贯穿全镇。国家级主航道太浦河、急水港是通往江苏、浙江、安徽等省的重要航道,也是黄浦江的黄金水道。全镇总面积108.49平方公里,其中耕地面积3 096.79公顷,水面积33.8平方公里。

属温带季风气候区,四季分明,温度适宜,境内资源丰富,风景秀丽,空气清新,水质清纯,湖泊星罗棋布,河港纵横交错,土壤肥沃,盛产香糯、杂交水稻等优质大米,有上海最大的淡水湖——淀山湖,堪称上海市郊品种全、规模大的淡水产品养殖基地。境内上海大观园是国家AAAA级旅游点,环境优雅。涉外星级饭店有5座,三星级有淀山湖森林度假村、淀山湖日月岛度假村,二星级有和欣苑休养所、园湖苑宾馆、淀山湖宾馆。

3. 社区家庭与类型

金泽镇行政区划调整后,下辖30个行政村,5个居委会,2012年有户籍人口24 545户,62 978人,外来人口18 211人。居民住房类型包括自建住房、商品房、老式公房等,卫生设施主要为家庭卫生厕所,在自建的房屋中居民仍有使用公共厕所、马桶。

二、金泽镇文化与教育环境特征

1. 民族、宗教信仰与文化习俗

金泽镇居民以佛教信仰为主,每逢庙会热闹非凡,也有居民参与基督教、天主教的信仰。居民文化生活丰富多彩,既有现代流行时尚的娱乐活动,更有充满江南水乡特色的唱田山歌、打莲湘、喝阿婆茶等传统活动。

2. 居民教育水平、文化程度

由于地处郊区偏远地区,人口老龄化问题突出,因此受教育水平程度较低,所在比例从高到低为初中、小学、文盲及半文盲、高中或中专、大专及大专以上。其中文盲及半文盲占23.7%。

3. 公共设施、道路交通

社区有2个社区卫生服务分中心,41家村卫生室;学校4所、幼儿园3所、初级中学1所;敬老院1所,还有科普文化基地,戏剧沙龙等公共文化设施。

4. 社区环境卫生情况

2013年金泽镇以创建国家卫生镇为契机,在全镇范围内开展了与人民群众息息相关的环境卫生整治、垃圾污水处理、违法建筑拆除、村组道路硬化和卫生改厕等项工作,彻底改善农村的脏乱差现状。2014年国家卫生镇验收获得通过,集镇和农村环境面貌焕然一新,人们的生产生活环境得到很大提升。

第二部分　结　果

一、金泽镇社区人群特征

(一) 人口学指标

1. 平均人口数

2013 年全镇常住人数 63 655。

2. 性别构成比为

男占比 49.07%;女占比 50.93%。

3. 年龄构成(见表 16-12)

表 16-12　2013 年金泽镇人口年龄构成

年龄组	男	女	合计
<1	137	153	290
1—	596	592	1 188
5—	649	648	1 297
10—	643	612	1 255
15—	1 075	1 002	2 077
20—	1 604	1 650	3 254
25—	1 930	1 893	3 823
30—	2 494	2 460	4 954
35—	1 651	1 714	3 365
40—	2 909	2 763	5 672
45—	3 409	3 461	6 870
50—	2 994	2 911	5 905
55—	3 319	3 341	6 660
60—	2 385	2 592	4 977
65—	1 776	1 847	3 623
70—	1 263	1 419	2 682
75—	1 093	1 263	2 356
80—	674	945	1 619
85—	358	688	1 046

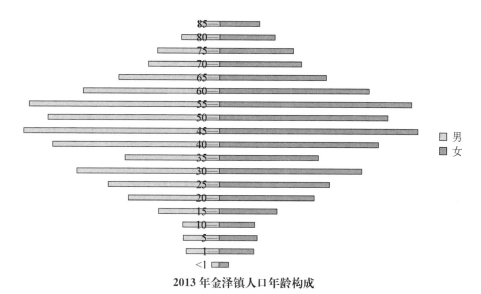

2013 年金泽镇人口年龄构成

男
女

4. 重点人群构成

少年儿童人口系数为 6.09%；老年人口系数为 26.68%；未成年人与育龄妇女构成比为 43.12%；青少年人口系数为 2.74%；老少比为 4.39。

5. 社区常住人口情况

出生率 6.91‰；人口自然增长率为 －2.7%；老年人占比呈逐年上升趋势。

（二）死亡指标

（1）总死亡率 8.02‰；

（2）婴儿死亡率为 0；

（3）孕产妇死亡率为 0；

（4）死因构成与死因顺位：2013 年呼吸系统＞恶性肿瘤＞神经系统＞消化系统＞循环系统；2014 年恶性肿瘤＞循环系统＞呼吸系统＞损伤和中毒＞消化系统。

（三）疾病指标

1. 传染病发病情况

2013 年度共报告传染病 180 例，肝炎病例 25 例，细菌性痢疾 3 例，手足口病例 57 例，水痘 17 例，感染性腹泻 6 例，猩红热 7 例，流行性腮腺炎 5 例，流感 3 例，其他病例 59 例。无甲类传染病病例发生、无重大传染病暴发流行，无突发性公共卫生事件发生（见表 16 - 13）。

表 16 - 13　2013 年金泽社区传染病发病构成及顺位

疾病	年发病人数	顺位
肝炎	25	3
菌痢	3	7

（续表）

疾病	年发病人数	顺位
腮腺炎	5	6
猩红热	7	4
流感	3	7
手足口病	57	2
感染性腹泻	6	5
其他	59	1

2. 残疾人患病人数（见表 16-14）

表 16-14　2013 年金泽镇残疾人患病人数

肢体残疾	视力障碍	听力障碍	智残	精神残疾	言语障碍	多重	合计
2 465	367	350	264	363	15	3	3 827

二、金泽镇居民慢性病患病率及其疾病别

（一）人口特征别患病

1. 两周患病率

2013 年金泽镇社区卫生服务中心接诊病人中两周患病率为 22%。

2. 一年住院与疾病构成

呼吸系统 40%，循环系统 24%，消化系统 12%，肌肉骨骼系统 5%，泌尿系统 4%。

3. 家庭病床情况

2013 年家庭病床患者共 153 人，其中男 74 人，女 78 人；中风 8 人，老慢支 15 人，心血管疾病 126 人，晚期肿瘤 1 人，其他疾病 18 人。

（二）中小学生健康状况分析

1. 调查样本基本情况

2013 年中小学体检总计 1 502 人，其中，男性为 799 人，女性为 703 人，性别比为 1：0.992。

2. 调查结果与分析

1 502 名中小学体检情况显示，中小学生视力低下者占 57.12%；龋齿为 37.33%；超重及肥胖占 23.35%；贫血 2.26%。影响中小学健康的主要疾病为视力低下、龋齿和肥胖（见表 16-15）。

表 16 - 15　2013 年中小学生体检患病情况

性别	人数	超重/%		视力低下/%		贫血/%		龋齿/%	
男	799	180	22.5	412	51.6	15	1.88	384	35.5
女	702	178	25.4	446	63.5	19	2.71	332	35.4
合计	1 502	358	23.4	858	57.1	34	2.26	716	37.3

注：1. BMI＝体重(kg)/［身高²(cm)］，BMI＞24 即为超重。

　　2. 视力低下：右眼或左眼视力≤4.9；左、右眼视力≤4.9。

3. 贫血的分度(见表 16 - 16)。

表 16 - 16　血红蛋白

年龄	血红蛋白
0～6 岁	1 177
7～14 岁	325
15～	1 502

三、金泽镇居民卫生调查

居民样本基本情况

1. 抽样方法

从全镇 30 个村中每村随机抽出 50 户，总计 1 500 户，3 542 人。

2. 人口学分布

本次抽样调查总计 3 542 人，其中男性 1 318 人，女性 1 711 人。

1）年龄构成(见表 16 - 17)

60 岁以上 870 人，所占比例 24.5%；0～14 岁 162 人，所占比例 4.5%；育龄妇女(15～49 岁)858 人，占女性比例 50.1%。

表 16 - 17　社区抽样人群人口构成

年龄组 (岁)	人数		合计
	男性	女性	
0～14	75	87	162
15～19	62	60	122
20～29	244	224	468
30～39	273	260	533
40～49	376	314	690
50～59	336	361	697
60～	465	405	870
合计	1 831	1 711	3 542

2) 职业分布

调查表中所列的各职业类别均有涉及,其中从业人数最多的职业顺位排列前 3 位依次为:工人 36.2%,离退休人员占 22.6%,家务占 14.9%,管理、专业技术人员占 3.4%。

3) 文化程度

调查人群中文化程度所在比例从高到低为初中、小学、文盲及半文盲、高中或中专、大专及大专以上。其中文盲及半文盲占 23.7%。

3. 主要慢性病分布

1) 高血压

上海市 15 岁以上人群高血压患病率为 23.6%,本次调查对象患有高血压的有 588 人,占调查人口的 16.60%,调查对象平均血压为 132/82 mmHg,抽样调查显示,我区的高血压患病率较全市水平低,也可能有部分高血压病人尚不知晓自身患有高血压疾病,平均血压正常,包括调查时季节原因及采集到高血压病人服药后血压(见表 16-18)。

表 16-18　2013 年金泽镇高血压患病情况

年龄组/岁	患病数	构成比/%
35~44	16	0.2
45~54	1 170	15.56
55~64	2 237	29.76
65~74	1 985	26.4
75~84	1 519	20.2
>85	417	5.55
合计	7 518	100

2) 糖尿病

上海市 15 岁以上人群糖尿病患病率为 8.6%,本次调查对象患有糖尿病者 83 人,占调查人口的 2.34%。2013 年全镇糖尿病患者 1 216 人,新发现糖尿病患者占糖尿病患者总人数的比例为 9.03%;糖尿病管理率为 97.39%,规范管理率为 97.39%(见表 16-19)。

表 16-19　2013 年金泽镇糖尿病患病率及其年龄构成

年龄组/岁	男性患病数	构成比/岁	女性患病数	构成比/%
45~55	125	62.19	76	37.81
55~65	190	42.89	253	57.1
65~75	152	46.34	176	53.66
75~85	63	33.33	126	66.67
>85	5	17.24	24	82.76
合计	535	44.36	671	55.64

3）肿瘤

本次调查中报告肿瘤病人 69 人,其中男性 38 人,女性 31 人,患病人数占调查总数的 1.95%。2013 年金泽镇肿瘤病人 1 029 人(见表 16 - 20)。

表 16 - 20　2013 年金泽镇肿瘤患病情况

性别	患病数	构成比/%
男性	494	43.75
女性	635	56.25

4）疾病年龄及性别分布(见表 16 - 21 和表 16 - 22)。

表 16 - 21　不同性别人群主要慢性病患病情况[n/%]

性别	高血压	糖尿病	肿瘤
男	292(16.06)	33(2.29)	42(2.39)
女	296(17.14)	50(2.39)	27(1.51)
合计	588(16.60)	83(2.34)	69(1.95)

表 16 - 22　不同年龄人群主要慢性病患病情况[n/%]

年龄(岁)	高血压	糖尿病	肿瘤
20～	256(8.24)	24(1.75)	25(1.05)
50～	432(40.89)	59(8.43)	44(2.09)
合计	588(21.11)	83(2.34)	69(1.95)

5）居民健康危险因素

居民的吸烟率为 23.88%,经常饮酒率为 5.28%,高盐饮食 24.17%,不运动 48.78%。男性吸烟、饮酒不良行为明显高于女性,高盐及不运动无性别区别(见表 16 - 23)。

表 16 - 23　不同性别人群行为危险因素暴露率[n/%]

危险因素	吸烟	饮酒	高盐	不运动
男	842(41.58)	134(10.59)	424(23.96)	852(47.05)
女	3(2.02)	53(0.53)	432(24.39)	878(50.70)
合计	845(23.88)	187(5.28)	856(24.17)	1 730(48.87)

四、金泽镇社区人群的主要健康问题

(一) 人口老龄化

金泽镇 2013 年 60 岁以上人口占全镇人口的 25.89%,老龄化程度高,慢性非传染病的发病率随之升高,一些不良生活习惯积习已久,相对较难改变,增加了疾病防控的成本和难度。

（二）死亡情况

近两年居民死因前两位的均为慢性非传染性疾病,说明慢病已经是严重影响我区居民健康和生命质量的健康问题。2013年呼吸系统＞恶性肿瘤＞神经系统＞消化系统＞循环系统;2014年恶性肿瘤＞循环系统＞呼吸系统＞损伤和中毒＞消化系统。

（三）影响健康的危险因素

1. 人口老龄化

老龄化人群的增加,加重了老年疾病的负担,心血管疾病、糖尿病、代谢性疾病的患病率。

2. 不良生活方式

其中吸烟、饮酒、高盐饮食为主要不良生活方式。社区主要常见病和慢性病主要是不良生活行为方式引起的,缺乏锻炼、不良饮食习惯,不良生活方式是疾病的起源。

3. 缺乏健康保健意识

社区中主动要求改变生活方式的对象较少,健康教育的参与率较低,居民对改变不良生活方式的主动性较差。

五、金泽镇社区卫生服务中心资源特征

（一）社区卫生总资源特征

社区内有一所综合性、非营利性一级甲等医院——金泽镇社区社区卫生服务中心,2011年评为上海市示范社区卫生服务中心、上海市中医药特色示范社区卫生服务中心,2012年评为全国示范社区卫生服务中心。

中心下设金泽镇社区卫生服务中心商榻分中心(金泽镇卫生院商榻分院)以及金泽镇社区卫生服务中心西岑分中心(金泽镇卫生院西岑分院)两个分中心。下辖41家村卫生室,均完成了上海市标准化中心卫生室的达标建设。中心占地面积21 313平方米、建筑面积10 067平方米。中心现有核定床位90张,每千人口床位数为1.3。

（二）金泽镇社区卫生服务中心资源

中心共有职工189名,在编职工158人;卫生专业技术人员160人,其中医师68名,护士52人;高级职称1人,中级职称50人。硕士学历1人,本科学历64人,大专学历47人。配备68名乡村医生(其中16名为经过三年定向培养社区医生)。

中心有全科医师38名,每万人口有全科医师人数为5.9;中心有中医医生7人,其中硕士1人,本科6人,主治医师5人,每万人口有中医医生1.1人。同时特聘上海市三级医院针推伤科、中医皮肤科、中医神经科、中医外科等科室专家教授和上海市第一人民医院专家定期来中心开设门诊。

设有全科、中医科、康复医学科、医学检验科、医学影像科、预防保健部等，2012 年建立了家庭医生工作室。

中医科总面积 280 平方米，设置了独立的中医药综合服务区即中医堂，其中中心本部约 150 平方米，配有中医草药诗集挂于走廊旁，充分体现了中医药文化特色，同时增加了健康教育室、康复室，每个中医诊室的面积均超过了 8 平方米。中医科配备有电脑颈腰椎牵引床、神灯、火罐、电针治疗仪、针灸治疗床、推拿治疗床、推拿治疗凳、针灸器具、刮痧板、艾灸、耳模、针灸挂图、中药熏蒸仪等设备。

金泽镇社区中医卫生诊断报告

一、本社区健康问题分析

(一) 老年人慢性病分布

从人群性别分布和年龄分布可知，调查人群中高血压疾病在不同性别中的患病无差别，冠心病糖尿病的患病率女性高于男性，肿瘤疾病男性患病率高于女性，60 岁以上老年人高血压、糖尿病、肿瘤的患病率明显高于 60 岁以下人群。

(二) 体检参与率

虽然社区组织老年人体检、妇女病普查等体检活动，但仍然有 70% 的居民没有做过体检。抽样调查显示，糖尿病患病率较全市水平低，也可能是有部分糖尿病病人尚不知晓自身患有糖尿病。

(三) 行为与生活方式

居民的吸烟率为 23.88%，经常饮酒率为 5.28%，高盐饮食 24.17%，不运动 48.78%。男性吸烟、饮酒不良行为明显高于女性。

二、金泽镇社区中医药资源分析

(一) 社区卫生服务中心中医卫生资源

1. 硬件设置

中心创建成为上海市中医药特色示范社区卫生服务中心，注册登记中医科，设立中医内科、针灸、推拿、康复、健康教育室、治未病工作室等六个中医诊室，中药房提供饮片 460 种，为居民免费送药上门，如居民有代煎需求的提供免费代煎服务。

中心门诊二楼设置独立中医综合服务区域，面积达 280 平方米，服务区诊室内外装修风格富于古韵，烘托出浓郁的中医氛围，中医各诊室面积均大于 8 平方米。治疗室配备了针灸治疗床、推拿治疗床、针灸器具、火罐、TDP 神灯、刮痧板、电针仪、颈腰椎牵引设备、中药熏蒸床、针灸挂图、耳模等设备。均有遮隔帘,能充分保护病人隐私。

中心下设的 14 家中心村卫生室,其中 9 家以中医药服务为主,均设置中医诊室,布局合理。能够开展社区中医药基本医疗、预防和养生保健等卫生服务。均配置常用的针灸治疗床、针灸器具、火罐、TDP 神灯、刮痧板等诊疗设备,配备有简易康复设备便于社区居民在社区内康复。

2. 开展中医适宜技术

中心积极开展上海市常见病多发病中医药技术推广项目的推广,运用中医药方法开展各项社区中医药适宜技术服务,目前能够运用中医药方法 15 种:中药、电针、针刺、梅花针、刺络拔罐、灸法、推拿、火罐、穴位敷贴、刮痧、隔物灸、熏洗、耳穴、温针、神灯。

中心能够提供上海市 12 项中医适宜技术,其中 4 项开展的病例较多:电针治疗腰椎间盘突出症、温针治疗老年膝骨关节炎、推拿治疗落枕、推拿治疗急性腰扭伤,后续又开展了"项八针"防治颈椎病,浅刺治疗面瘫,腕踝针 3 项。

3. 中医文化环境

在中医药服务区悬挂古代中医人物画像,并通过文字、图片、实物、塑像、宣传版面、电子屏等多种形式介绍中医药养生保健、中医药适宜技术等中医药基本知识和古代健康养生诗词。

(二) 中医药人力资源分析

中心目前实际在岗人数 189 人,其中专业技术人员 160 人,占在岗总人数 78%。其中,副主任医师 1 人,中级职称 50 人,中医医师 7 人,中医主治医师 5 名,硕士 1 名,本科生 6 名;每个中心村卫生室均配备 1 名中医类别执业医师,每周至少提供 2 个工作日以上的中医药服务,使中医药服务下沉到社区。

(三) 社区中医药服务资源需求分析

1. 医疗卫生服务的需求

1) 社区残疾人康复需求

通过和民政、残联组织合作,对康复对象的康复需求进行调查,综合利用社区资源,联合民政、残联等部门在本社区开设的康复场地和设备等相关资源,为康复对象提供中医康复服务;成立了由全科医生、社区护士、防保人员组成的社区卫生服务工作团队,按照每个团队服务区域,根据社区提供的残疾人本底,为残疾人逐一建立社区居民健康档案和康复档案,了解康复需求,针对个体制订不同的康复训练计划和方案。

开展中医康复咨询服务,为残疾人提供身体、心理、精神、社会行为等方面的健康和医疗康复帮助,指导康复训练。指导康复协调员利用社区简易康复设施或康复站内康复器械对患者进行康复训练。

开展中医康复知识健康教育。利用各种卫生宣传日、残疾主题日、节假日,组织中医康复专家进入社区进行义诊和中医康复知识的宣传工作,三年累计为社区居民现场诊疗和讲解中医康复的各种知识近 20 场次,加大了中医康复工作在社区的普及度。

此外,和民政、残联组织合作开展中医康复知识与技能培训,内容主要包括中医康复的基本思路、方法、心理康复等。

2）社区儿童康复需求

在儿童保健门诊中，专项培训的儿保医师通过询问儿童近期发育和健康情况，小儿的饮食、大便、活动等，对不能言语的幼儿以望面色、望形态、察舌、察指纹等，判断是否有五迟五软等生长发育障碍，判别指引有需求的幼儿进行专业的康复锻炼。

3）社区慢病康复需求

对行动不便的人群提供上门康复服务。上门康复服务包括由医师在家庭中应用针灸、推拿、中药等技术方法开展康复服务。对患者及其家庭传授简单、安全、有效、易学的中医康复手段，进行康复训练指导，出借康复用具100余人次，并及时进行效果评估，调整康复方案。

4）社区中风肢残康复需求

对中风后致残患者提供康复服务，主要包括针灸、推拿、残肢功能锻炼等康复服务，康复医师教授患者及其家属简单、有效的中医康复手段，让病人把康复带回家，以早日恢复肢体功能、自理生活起居。

综合以上分析，社区存在较大的康复需求，社区卫生服务中心应当承担起康复责任，给病人能提供便捷、有效的康复服务。

2. 中医"治未病"需求

1）儿童保健

在儿童保健门诊中，中医"五病（缺铁性贫血、佝偻病、生长迟缓、单纯性肥胖、营养不良）"都有相应的干预指导方案。经过了专项培训的儿保医师通过询问儿童近期发育和健康情况，小儿的饮食、大便、活动等，对不能言语的幼儿以望面色、望形态、察舌、察指纹等，判断是否有五迟五软等生长发育障碍，并给予健康咨询，判别指引有需求的幼儿进行专业的康复锻炼。

2）妇女保健

运用中医药知识开展孕期、产褥期、哺乳期保健服务，如饮食起居指导、常见病食疗、康复训练指导、产后心理辅导等，通过中心内妇女计划生育咨询室、孕产妇随访及妇联开展中医指导工作。

3）老年人保健

中心根据老年居民的健康需要提供家庭诊疗护理、家庭病床、高血压、糖尿病等慢性病中医随访服务。

4）高血压患者保健

制订了中医高血压菜单式服务和一体化干预方案，印制了高血压中医健康处方，通过全科医生团队与社区高血压俱乐部共同推进中医药参与高血压防治工作。

5）糖尿病患者

制订了中医糖尿病菜单式服务和一体化干预方案，印制了糖尿病中医健康处方，通过全科医生团队推进中医药参与糖尿病防治工作。

6) 易感疾病和易感人群

针对季节性易感疾病和传染性疾病的易感人群,开展四季中医药养生健康教育,并采取中医药干预措施,如在流感易发期,发放艾叶燃熏,板蓝根等中药煎水服用;在过敏性疾病易发期,采用中药熏鼻喷喉等方法延缓发作;在节假日前后进行脾胃调理等;在伏天开展冬病夏治,在冬季宣传中医膏方调养。

同时,对于中医家庭医生签约居民,针对患慢性病需连续治疗的卧床或高龄老人以及有特殊需求的患者,上门提供针灸、推拿、刮痧、拔罐、敷贴、熏洗、穴位注射、耳压、送药上门等多种中医药治疗服务。

三、金泽镇社区中医卫生诊断结果

(一)主要健康问题名称

(1) 人口老龄化;

(2) 肿瘤成为居民首位死亡原因;

(3) 高血压、糖尿病居慢性病前列;

(4) 不良行为习惯居慢性病因素首位。

(二)重点疾病名

(1) 高血压;

(2) 糖尿病;

(3) 肿瘤。

(三)重点危险因素

(1) 人口老龄化:老龄化人群的增加,加重了老年疾病的负担,增加心血管疾病、糖尿病、代谢性疾病的患病率。

(2) 不良生活方式:其中吸烟、饮酒、高盐饮食为主要不良生活方式。社区主要常见病和慢性病主要是不良生活行为方式引起的,缺乏锻炼、不良饮食习惯,不良生活方式是疾病的起源。

(3) 缺乏健康保健意识:社区中主动要求改变生活方式的对象较少,健康教育的参与率较低,居民对改变不良生活方式的主动性较差。

(四)金泽镇社区居民自我保健与中医药素养知识水平指标

1. 一般资料

共调查120人,其中男性60人,女性60人;年龄分布:35～59岁32人(26.67%),60岁以上68人(56.67%),80岁以上20人(16.67%);文化程度:文盲22人(18.33%),小学20人(16.67%),中学65人(54.17%),大学13人(10.83%);职业情况:干部3人(2.50%),技术工人65人(54.17%),服务人员15人(12.50%),工人6人(5.00%),农民13人(10.83%),其他8人(6.67%);居住情况:独居18人(15.00%)夫妇同住67人(55.83%),

子女合住 18 人(15.00%),其他 17 人(14.17%)。对身高、体重、血压自我知晓率达到了90.2%。

2. 居民自我评价健康状况

自我感觉健康状况:很好 34 人(28.33%),较好 65 人(54.17%),一般 20 人(16.67%),很差 1 人(0.83%);生活自理状况:完全自理 120 人(100%);与去年相比:变好 4 人(3.33%),基本不变 112 人(93.33%),变差 3 人(2.50%),时好时坏 1 人(0.83%)。

3. 居民患病情况

调查 120 人,两周内患病例数 27 人,两周患病率 22.50%;调查前半年患慢性病 25 人,比例占 20.83%;一年内住院人数 3 人,住院率 2.50%。糖尿病 7 人,对相关知识的知晓率达到了 94.8%,高血压 21 人,对相关知识的知晓率达到了 98.4%。

4. 居民就医意向

西医 44 人(36.67%),中医 20 人(16.67%),西医诊断中医治疗 11 人(9.17%),先西医后中医 45 人(37.50%)。

(1) 中医医疗意向原因分析。中医能标本兼治 15 人(12.50%),中医对慢性病效果好 18 人(15.00%),中药副作用少而小 30 人(25.00%),中医药具有调节、养生和保护作用 57 人(47.50%)。

(2) 居民选择中医医疗形式意向。中医专科 90 人(75.00%)。中医全科 26 人(21.67%),中医家庭医生 4 人(3.33%)。

5. 居民中医适宜技术意向

中药饮片 34 人(28.33%),中成药 45 人(37.50%),针灸 21 人(17.50%),推拿 9 人(7.50%),火罐 4 人(3.33%),服贴 0 人(0.00%),刮痧 6 人(5.00%),熏洗 0 人(0.00%),穴位注射 0 人(0.00%),其他 1 人(0.83%)。

6. 居民对中医药基本术语和常识的了解情况

(1) 中医药基本术语了解情况。阴阳五行 70 人(58.33%),五运六气 16 人(13.33%),地道药材 16 人(13.33%),辨证施治 18 人(15.00%)。

(2) 对药材知识掌握情况。甘草属于西药 3 人(2.50%),甘草属于中药 117 人(97.50%)。

(3) 对煎药中药容器知识掌握情况。铝制容器 1 人(0.83%),铁制容器 1 人(0.83%),砂锅容器 118 人(98.33%)。

7. 对中医药基本观点掌握情况

整体观念和辨证施治 32 人(26.67%)。阴阳五行和气血津液 77 人(64.17%),五劳所伤和百病皆生于气 11 人(9.17%),三部九候和寸关尺 0 人(0.00%)。

8. 对中药文化知识的兴趣分析

(1) 对中医药名著的知晓度。本草纲目 89 人(74.17%),黄帝内经 17 人(14.74%),伤寒杂病论 3 人(2.50%),神农本草经 11 人(9.17%);中医药名家知晓度:张仲景 7 人(5.83%),李时珍 10 人(8.33%),华佗 101 人(84.17%),扁鹊 2 人(1.67%);中医药文化知识的主要渠道:电视广播 66 人(55.00%),报纸和杂志 43 人(35.83%),亲友谈话 4

(3.33%),专业人士咨询和讲座 7 人(5.83%)。

(2) 对中医药普及的意见分析。对中医药健康教育喜欢的形式:电视 81 人(67.50%),广播 12 人(10.00%),报刊 17 人(14.17%),网络 10 人(8.33%);对中医药科普教育形式状况:语言 49 人(40.83%),文字 43 人(35.83%),实物 28 人(23.33%);居民喜欢的中医药健康教育(文字类)方式:调查 43 人,宣传画 1 人(2.33%),宣传册 32 人(74.42%),标语 0 人(0.00%),健康教育处方 10 人(23.26%)。居民喜欢的中医药健康教育(实物类)形式:调查 28 人,图片 19 人(67.86%),照片 3 人(10.71%),模型 1 人(3.57%),中药标本 5 人(17.86%)。

(3) 对居民感兴趣的中医药知识讲座情况。常见病诊治 29 人(24.17%),四时养生和食疗药膳 80 人(66.67%),中药的常用方式 3 人(2.50%),疑难杂症治疗和预防 8 人(6.67%);调查居民半年参加中医药健康知识讲座:听过 85 人(70.83%),未听过 35 人(29.17%),参加 1 次 48 人(56.47%),参加 2 次 25 人(29.41%),参加 3 次以上 12 人(14.12%)。

(4) 居民对中医药的认识程度。认为中药是天然植物 31 人(25.83%),中医药是中国的国粹 71 人(59.17%),中医药有别于西医药 11 人(9.17%);居民对高血压中医药的态度:和西药一样能发挥治疗作用 14 人(11.67%),不如西药有效 8 人(6.67%),不能发挥重大作用 3 人(2.50%),中医药结合能发挥叠加效应 95 人(79.17%)。

(五) 65 岁以上社区老年人体质辨识指标

1. 65 岁及以上老年人基本情况

2013 年金泽镇 65 岁及以上老人共 11 326 人,占全镇人口的 18.01%,其中男性 5 164 人,女性 6 162 人。

2. 社区老年人体质辨识分型及构成

为了贯彻落实中医治未病工作,多年来中心中医科通过中医健康档案的建立和治未病门诊的体质辨识建立了整个社区人群体质数据库。

判定标准:中医体质分型按照中华中医药学会发布的《中医体质分类与判定》标准中的分类,体质共分为九型,分别是平和质、气虚质、阳虚质、阴虚质、痰湿质、湿热质、血瘀质、气郁质、特禀质,平和质为正常体质,其他八种体质为偏颇体质。判定标准见下表。

采用 KY3H 体质辨识系统对金泽镇居民进行中医体检,了解居民中医体质分型情况:平和质最为多见,比例为 23.08%,其次分别为:气虚质、阴虚质、阳虚质、气郁质、特禀质,痰湿质,湿热质,瘀血质(见表 16 - 24)。

表 16 - 24　2013 年金泽镇中医体质辨识情况汇总

体质类型	人数	百分比
平和质	1 119	23.08%
气虚质	1 038	21.41%
阴虚质	390	8.04%

（续表）

体质类型	人数	百分比
阳虚质	895	18.46%
气郁质	402	8.29%
特禀质	303	6.25%
湿热质	236	4.87%
淤血质	232	4.78%

（六）金泽社区卫生服务中心供给与效率

1. 中医药目标人群管理（见表16-25）。

表16-25　中医药目标人群管理人次及管理率

项目	0～6岁儿童	65周岁以上	孕产妇	高血压	糖尿病
总人口	1 883	12 670	596	7 509	1 206
中医管理人次	1 794	10 946	580	6 548	1 039
管理率	95.2%	86.4%	97.3%	87.2%	86.1%

2. 中医基本医疗

2014年全年，中医门诊人次76 083；中医处方数占门诊处方数202 565，占门诊的54.7%；中药饮片数37 709；非药物中药治疗人次数54 881；中医门诊均次费用79.8元。

3. 中医药服务知晓率和满意率

2013年10月中心根据简单随机抽样的方法，利用标准调查表采取入户调查的方式进行了中医药服务知晓率和满意度等调查。共调查120人，其中男性60人，女性60人；年龄分布：35～59岁32人（26.67%），60岁以上68人（56.67%），80岁以上20人（16.67%）；文化程度：文盲22人（18.33%），小学20人（16.67%），中学65人（54.17%），大学13人（10.83%）；职业情况：干部3人（2.50%），技术工人65人（54.17%），服务人员15人（12.50%），工人6人（5.00%），农民13人（10.83%），其他8人（6.67%）（见表16-26）。

表16-26　中医药服务知晓率、满意度

项目	2011年	2012年	2013年	2014年
居民中医药服务内容知晓率（%）	95.7	95.4	98.5	97.8
居民中医药服务综合满意率（%）	95.2	98.5	98.6	98.5
中医药人员中医药政策知晓率（%）	96.1	95.4	96.5	95.8

四、确定优先干预项目

（一）优先干预重点人群

（1）65 岁及以上老年人群；

（2）高血压人群；

（3）糖尿病人群。

（二）优先干预的重点危险因素

（1）人口老龄化；

（2）不良生活方式：其中吸烟、饮酒、高盐饮食为主要不良生活方式。

五、干预措施

（一）老年人群

本辖区内 65 岁以上老人每年可行免费体检及中医体质辨识。可根据老人健康需求提供家庭诊疗护理、家庭病床等中医药服务。针对老年人普遍存在的吸烟、食盐摄入过多及不运动等因素，以村（居委会）为单位，镇政府、社区卫生服务中心、社会团体共同配合，充分利用社区的体育设施、组织举办文体活动，发动老年人参加适量的体育运动。加强健康宣教，利用健康教育宣传栏、健康知识讲座、公众健康咨询、发放健康教育处方等活动扩大宣传覆盖面，同时拓宽健教形式，提高教育效果。通过发放盐勺等措施改变不良的生活方式，同时加强高血压、糖尿病患者的规范管理，减少高血压、糖尿病等生活方式疾病的发生、发展，防治并发症，降低死亡率。

（二）高血压人群

2011 年起金泽镇试点的高血压减免工作在实行 1 年左右的时间里，高血压病人管理人数、高血压的控制率、管理率明显提高，并发症发生率、药物费用降低，以高血压按人头预付的支付方式改革成效明显。按照上级单位的要求，加强慢性病规范管理，使高血压病人管理率达 39％，规范管理率达到 60％以上，控制率达到 40％以上。制订中医高血压菜单式服务和一体化干预方案，印制了高血压中医健康处方，并通过全科医生团队与社区高血压俱乐部共同推进中医药参与高血压防治工作。

（三）糖尿病人群

制订中医糖尿病菜单式服务和一体化干预方案，印制了糖尿病中医健康处方，并通过全科医生团队推进中医药参与糖尿病防治工作。使糖尿病病人管理率达到 20％，规范管理率达到 60％以上，控制率达到 40％以上，降低糖尿病致残的比例。

（四）家庭医生管理

加强辖区内家庭医生的宣传，使更多的社区居民同家庭医生签约，参与家庭医生的管理服务。同时加强家庭医生工作组的能力建设,提高服务水平。研究制定签约居民诊疗便捷政策以及费用减免政策,吸引更多的居民参与家庭医生管理。

(五) 加强健康宣教

辖区主要健康问题为慢性非传染性疾病发病率高,高血压、心脑血管疾病、糖尿病等慢性非传染疾病除遗传因素外多与不良生活习惯有关,加强生活方式干预增强防控效果,有效的健康教育和健康促进可以提高公众的健康知识知晓率和健康行为形成率。鉴于辖区居民文化水平不高,可提高健康教育讲座的数量和质量,提高宣教效果。

（曹　红）

附　录

附录一　部分指标解释

一、人口学指标

1. 年平均人口数

年平均人口数能综合反映全年的人口规模,属于时期人口指标之一。多种卫生信息指标(如患病率、发病率、死亡率等)常将其作为分母。年平均人口数的计算方法如下:

$$年平均人口数 = (年初人口数 + 年末人口数) \div 2$$

2. 人口年龄构成

可按照5岁或10岁为组距将人口进行分组统计。也可以按照:0岁~(婴儿组)、3岁~(学龄前儿童组)、7岁(未成年学龄儿童)、18岁~(成年)等分组进行统计。

$$年龄构成比(\%) = 某年龄组人数 / 同年总人口数 \times 100\%$$

二、死亡指标

1. 总死亡率

总死亡率是指某时期内(通常是一年)死亡人数与总人口之比,一般用千分率表示。

$$总死亡率(‰) = 年死亡总数 / 同年平均人口数 \times 1\,000‰$$

2. 婴儿死亡率

婴儿出生后不满周岁死亡人数同出生人数的比率。一般以年度为计算单位,用千分率表示。

$$婴儿死亡率(‰) = 本年内不满周岁死亡人数 / 同年出生人数 \times 1\,000‰$$

3. 孕产妇死亡率

从妊娠开始到产后 42 天内,因各种原因(除意外事故外)造成的孕产妇死亡均计在内,一般分母多以万或十万计。

$$孕产妇死亡率(/10\ 万) = 全年孕产妇死亡率 / 同年活产数 \times 10\ 000/10\ 万$$

三、疾病指标

1. 发病率

发病率是指在一定期间内,一定人群中某病新发病例出现的频率,一般以年为单位。发病率也可按照不同特征,如年龄、性别、职业、民族、种族、病因等分别计算,称之为发病专率。

发病率＝某时期内某人群中某病新病例人数/同时期内暴露人口数×K

式中 K 为比例,基数可以是 100%、1 000‰、10 000/万或 100 000/10 万等。

2. 患病率

患病率是指某一时期(或时间点)某人群中现有某病的病例数。对居民慢性病进行现况调查时,最适宜计算的指标为患病率。患病率可按观察时间的不同分为期间患病率和时点患病率两种。

时点患病率＝某一时点一定人群中现患某病新旧病例数/该时点人口数(被观察人数)×K

期间患病率＝某观察期间一定人群中现患某病新旧病例数/同期的平均人口数(被观察人数)×K

式中 K 为比例,基数可以是 100%、1 000‰、10 000/万或 100 000/10 万等。

四、健康影响因素指标

1. 肥胖指标(18 岁及以上人群)

体质指数又称为体重指数(BMI)是用体重公斤数除以身高米数平方得出的数字,是国际上常用的衡量人体胖瘦程度的一个标准。

体质指数(BMI)＝体重(kg)/身高(m²)

	WHO 标准	亚洲标准	中国标准
偏瘦	<18.5	<18.5	<18.5
正常	18.5~24.9	18.5~22.9	18.5~23.9
超重	≥25	≥23	≥24
偏胖	25.0~29.9	23.0~24.9	24.0~27.9
肥胖	≥30	≥25	≥28

2. 吸烟指标

1997 年 WHO 将"一生中连续或累积吸烟 6 个月或以上者"定义为吸烟者;现在吸烟者:符合上述"吸烟者"的条件,在调查前 30 天内吸过烟的人。

吸烟率=现在吸烟者/总人群(被调查人数)×100%

吸烟指数(SI)=每日吸烟支数×吸烟年数

吸烟指数≤200 为轻度吸烟,200—400 为中度吸烟,≥400 为重度吸烟。

3. 饮酒指标

饮酒情况可以分为:很少饮酒(偶尔聚会时饮酒)、偶尔饮酒(每周饮酒次数小于 3 次,没有形成习惯)、经常饮酒(每周饮酒次数 3 次以上,并形成饮酒习惯)。

酗酒者:指过去 1 个月内有过一次及以上饮酒,一次喝 5 瓶或 5 瓶以上啤酒,或者血液中的酒精含量达到或高于 0.08。

$$酗酒率(100\%) = 酗酒人数 / 被调查总人数 × 100\%$$

五、居民中医药知识知晓指标

居民中医药知识知晓率(%)=答对问题数/调查问题总数×100%

居民中医药知识知晓合格率(%)=调查问卷及格人数/被调查人数×100%

六、服务对象满意度指标

居民满意度是指把所有到过社区卫生服务中心(站)接受过服务的居民视为调查的对象,询问其满意度。

$$居民满意度(\%) = 满意问题数 / 调查问题总数 × 100\%$$

附录二 统计表与统计图制作要求

一、统计表

统计表是表达统计分析结果中的数据和统计指标的表格形式。统计表用简明扼要的表格形式,罗列数据和统计量,有利于阅读、理解、分析和比较。

1. 统计表制作原则

(1) 重点突出,一张表格只有一个中心内容,不要把过多的内容罗列在一个表格里面。

(2) 主谓层次分明,项目排列要合理整齐,使之一目了然。

(3) 表现形式简单明了,数字、文字、线条等尽量从简,用少的形式表达丰富的内容。

2. 统计表的结构

（1）标题：统计表的名称，包括研究的时间、地点和研究的主要内容，一般放在统计表的上方。

（2）标目：分为横标目和纵标目。横标目位于表的左侧，用于表明每行数字的意义，一般为研究的对象；纵标目位于表的上方偏右侧，用于表明每列数字的意义，一般为研究对象的指标，指标有单位的要注明单位。

（3）线条：医学统计表通常采用三线表，由顶线、底线、横线组成。顶线和底线是将表格和文章的其他内容隔开，横线是将标目的文字区和数字区分隔开来，但是有时在合计行和表身之间有一条横线，统计表中不能有竖线和斜线。

3. 统计表的种类

统计表包括简单表、组合表、频数分布表等等，我们常用到的是前两种统计表。

（1）简单表：主语只有一个层次，按照一个标志分组的统计表，如附表1所示。

附表1 某年某社区全科医师的性别构成情况

性别	人数	比例（％）
男	12	30.0
女	28	70.0
合计	40	100.0

（2）组合表：主语有两个或两个以上层次，按照两个或两个以上标志分组的统计表，如附表2所示。

附表2 2014—2015年AB两个社区全科医师比例

	A 社区			B 社区		
	总医师数	全科医师数	比例（％）	总医师数	全科医师数	比例（％）
2014 年	56	30	53.57	53	33	62.26
2015 年	60	42	70.00	52	36	69.23

二、统计图

统计图是用直条的长短、线条的升降、图像面积的大小来表达统计分析的结果，将统计数据形象化，给读者留下深刻的印象。统计图比统计表更容易理解和比较，但是统计图只能提供概略的情况，不能代替统计表。

1. 统计图制作原则

（1）根据研究资料性质和分析目的正确选用统计图的类型。

（2）统计图要有标题，标题简明扼要。

2. 统计图的结构

(1)标题：统计图的名称，包括研究的时间、地点和研究的主要内容，一般放在统计图的下方正中。

(2)纵横轴：分别用横标目和纵标目说明横轴和纵轴代表的指标，并注明指标的单位。两轴的交点处一般定义为0，纵横轴的比例一般以5∶7或7∶5较为适宜(圆图除外)。

(3)图例：统计图用不同线条或颜色表达不同事物或对象，需要用图例来进行说明，图例一般放在统计图的右上方空隙处。

3. 常用统计图种类

统计图包括直条图、直方图、圆图、线图等，我们常用到的是直条图、圆图和线图。

(1)直条图

直条图是指用相同宽度直条的长短来表示相互独立的指标值的大小，如附图1所示。

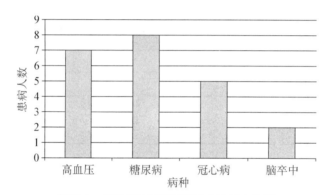

附图1 某年某社区医师慢性病的患病情况

(2)圆图

圆图是以圆形总面积作为100%，适用于构成比资料，如附图2所示。

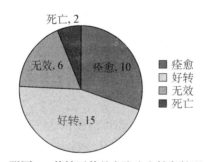

附图2 某社区某月出院病人转归情况

(3)线图

线图是用线段的升降表示数值的变化，表达某统计量随另连续性统计量变化而变化的趋势，如附图3所示。

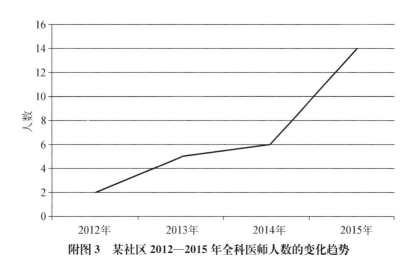

附图 3　某社区 2012—2015 年全科医师人数的变化趋势

（陈文文　孙春霞）

参考文献

［1］温义涛.社区卫生服务的现状与对策探讨［J］.基层医学论坛,2015,19(3) 352－353.

［2］张雪,田文华.家庭医生制度的"守门人"作用及对我国的启示［J］.中国社会医学杂志,2013,30(2) 115－117.

［3］徐国平,李东华,牛丽娟,等.美国家庭医学对中国全科(家庭)医学发展的展望和建议［J］.中国全科医学,2014,17(16) 1811－1816.

［4］李慧娟,季正明.社区卫生服务使用手册［M］.上海:复旦大学出版社,2002.

［5］潘毅慧,达庆东,施永兴.社区卫生服务政策法律知识手册(第三版)［M］.上海:复旦大学出版社,2015.

［6］董燕敏,陈博文.社区卫生诊断技术手册(试用)［M］.北京:北京大学医学出版社,2008.

［7］施永兴,陈继根.社区中医药服务贡献率应用与评价［M］.上海:上海科技教育出版社,2010.

［8］鲍勇.社区卫生服务系列讲座［J］.中国全科医学,2001,4(4) 334－336.

［9］中华中医药学会.中医体质分类与判定(ZYYXH/T157－2009)［J］.世界中西医结合杂志,2009,4(4) 303－304.

［10］朱燕波.生命质量(QOL)测量与评价［M］.北京:人民军医出版社.2010 5－15,187－200,203－206.

［11］方积乾.生存质量测定方法及应用［M］.北京:北京医科大学出版社.2000 3－5,24－26,33－35,269, 161,166,304,314.

［12］万崇华.生命质量测量与评价方法［M］.昆明:云南大学出版社.1999 51－53.

［13］中华人民共和国国家卫生和计划生育委员会.关于做好2013年国家基本公共卫生服务项目工作的通知［S］.

［14］曲相艳,潘志峰,杨广伟.基本公共社区卫生服务项目界定原则的研究［J］.中国卫生事业管理,2006, (9) 569－570.

［15］周勇,张亮,罗乐宣,等.城市社区公共卫生服务特征与项目界定原则［J］.医学与社会,2006,19(7) 8－9.

［16］刘激扬,田勇泉.论公共卫生资源公平配置的政府责任［J］.求索,2008,2 74－76.

［17］张丹,程锦泉.社区公共卫生医师工作指南［M］.北京:人民卫生出版社,2012.

［18］李燕茹,刘移民.社区卫生诊断的研究现状［J］.中国全科医学,2011,1(14) 15－17.

［19］孙秀云,郭爱民.社区卫生诊断开展现状及其在社区卫生工作中的作用探讨［J］.中国初级卫生保健, 2012,1(26) 32－35.

［20］迟阿鲁,王芳,孟庆秀,等.对社区卫生诊断有关技术的探讨［J］.中国全科医学,2007,10 (17) 1476－1478.

［21］刘民,常艺,沈励,等.社区卫生诊断的设计与实施［J］.中国全科医学,2011,1(14) 18－22.

［22］张静,施永兴,王峥.上海市闸北区全国社区卫生服务示范区诊断报告［J］.上海预防医学杂志,2007, (19) 643－645.

［23］顾怡勤,施永兴,陆超娣.上海市社区卫生服务中心中医专题社区卫生诊断项目现状调查分析［J］.中

医全科医学,2014,17(8)907-910.

[24] 董燕敏,陈博文.社区卫生诊断技术手册[M].北京:北京大学医学出版社,2008 7-8.

[25] 詹绍康.现场调查技术[M].上海:复旦大学出版社,2003.

[26] 顾竞春.上海市中医药服务社区示范点建设单位机构资源现状调查与分析[J].中国全科医学,2006,9(19)1589-1591.

[27] 施永兴,贺金仙,章亚萍,等.关于关于上海市民对中医药社区卫生服务的调查[J].中医药管理杂志,2000,10(4)42-44.

[28] 国家中医药管理局.社区中医药服务工作指南(试行)[S].[EB/OL].http //www. satcm. gov. cn/e/action/ShowInfo. php? classid=24&id=10015.

[29] 李亮,孙晓.基于PLS的广东社区中医药服务公众满意度研究[J].南京医科大学学报(社会科学版),2012(4).

[30] 王光荣,施永兴,潘毅慧.社区中医预防保健服务实践[M].上海:上海交通大学出版社,2011.

[31] 潘毅慧,陆庆荣.社区中医预防保健服务理论与实践[M].上海:复旦大学出版社,2015.